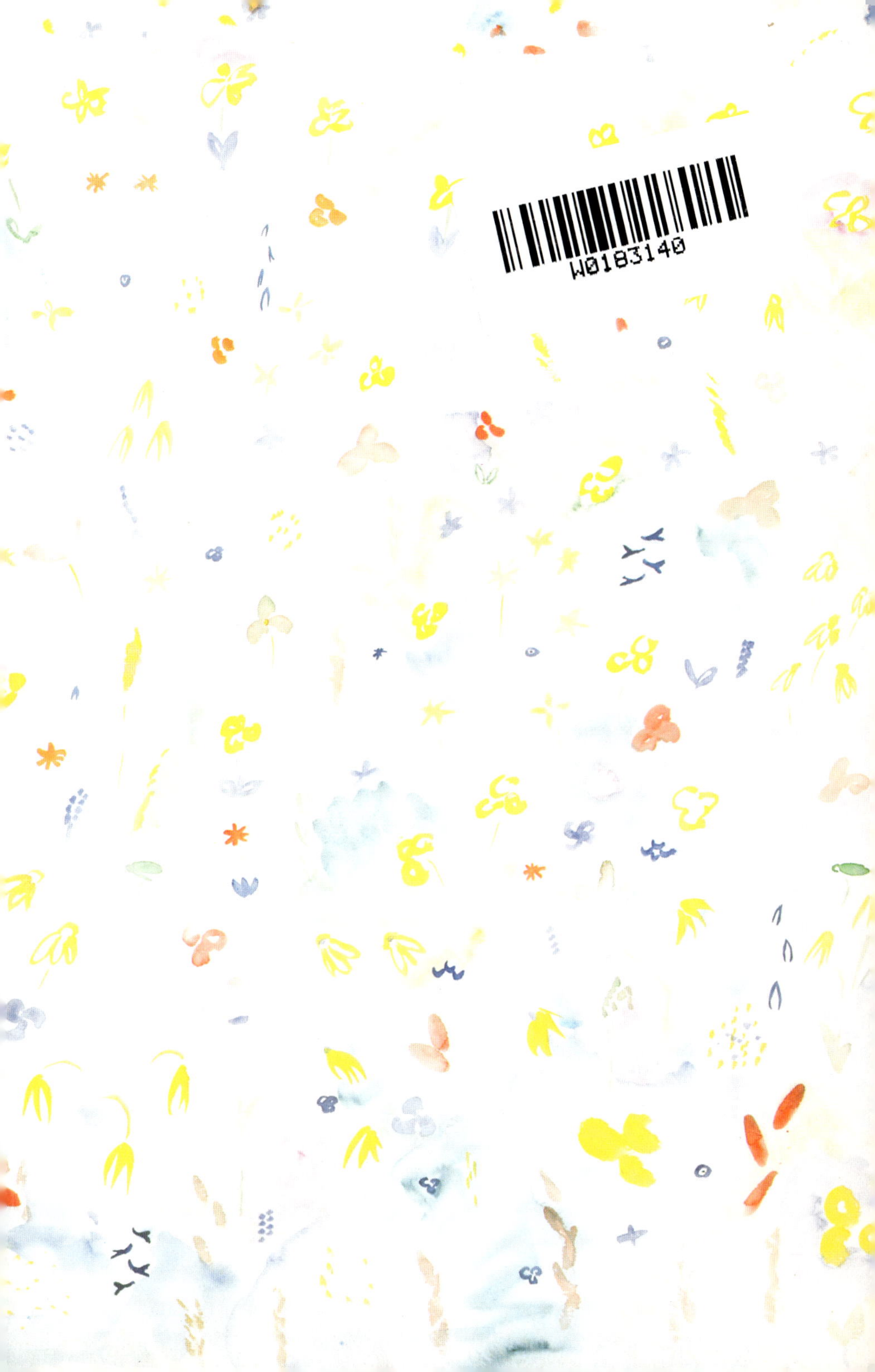

Jürg Reinhard und Adolf Baumann

Unerhörtes aus der Medizin

Gespräche eines Anthroposophen
mit dem Physiker, Naturheilarzt und
Bergführer Dr. med. Jürg Reinhard

Hallwag Verlag Bern und Stuttgart

(Deckelinnenseite vorne)

Sommerwiese
Blüten schweben über der Wiese wie die Schmetterlinge im wogenden Licht- und Sonnenmeer. Die Blüten sind die sichtbar gewordenen Stimmungen einer Wiese. Wird eine Pflanze vom Seelischen berührt, beginnt sie zu blühen.

(Deckelinnenseite hinten)

Fledermausstimmung in der Dämmerung
Dunkelheit und Nacht durchs geistige Licht der Sterne erhellt. Es sind die Augen der geistigen Wesenheiten, die auf unsere Erde schauen.

Illustrationen: Jürg Reinhard
Buchgestaltung: Alfred Aenis

3. Auflage, 1992

Satz: Utesch Satztechnik GmbH, Hamburg
Fotolithos: Hallwag AG, Bern
Druck: Hallwag AG, Bern
Bindung: Schumacher AG, Schmitten

ISBN 3-444-10360-3

Hallwag

Inhalt

Vorwort

Der Zustand eines Menschen, der Bücher schreibt, ist nicht so sehr erhaben. Drucken heißt festnageln, fixieren, wogegen das Leben sich in stetem Wandel befindet. Kaum ist etwas gedruckt, gehört es der Vergangenheit an und ist damit dem Lebendigen bereits entfallen. Bücher lesen und schreiben möchte ich als Schritt auf einem möglichen Weg betrachten, der dann richtig ist, wenn sich der Schreibende wie auch der Lesende im Moment im Buch spiegeln kann. In diesem Sinne soll das Buch mit den dargelegten Ideen und Gedanken niemals fixierend sein, niemandem soll damit ein Gedankengut aufgezwungen werden.

Wichtig ist mir, daß der Leser immer im Gefühl verbleibt, ihm werde sein freier Wille nicht streitig gemacht. Sollte dies in den Formulierungen nicht immer eindeutig zum Ausdruck kommen, dann bitte ich um Entschuldigung; denn die Absicht besteht darin, mit diesen Gedankengängen nicht bestimmend, sondern befreiend zu wirken. Die Art des dargelegten Denkens entspricht nicht immer dem heutigen Denken mit dem physischen Gehirn, sondern es wurde bewußt ätherisches Denken vorgezogen, mit dem das nur kausale Denken überwunden werden soll. Es wird daher zeitweise besonders für den kausal denkenden heutigen Wissenschaftler schwierig sein, seinen Ätherleib aus dem physischen Gehirn zu lockern, um das Fließende darin mitzubekommen. Viel leichter wird es ein einfacher Mensch haben, der lebendig zu denken gewohnt ist. Für den wird es auch nicht schwierig sein, nach ungewohnten Passagen wieder den Faden aufzunehmen.

Nicht alle Gedanken sind eigene. Da die Quelle der Gedanken sowieso außerhalb des Menschen liegt, habe ich darauf verzichtet, immer gleich Quellen anzugeben. Mir ist es auch nicht wichtig, wenn Sie den einen oder anderen Gedanken von mir aufschnappen, daß Sie die Herkunft mitteilen. Denn die Tatsache, daß etwas einleuchtend wirkt, heißt ja eigentlich, daß ich selber kurz vor dieser Erkenntnis gestanden bin. Mit anderen Worten: es gibt kein geistiges Eigentum. Meinerseits möchte ich aber all denen, durch die ich etwas erfahren konnte herzlich danken.

Die Gedanken sind frei, heißt ein Sprichwort. Mir geht es darum, diese Befreiung im Denken ins Leben hineinzutragen, so daß aus dem Kapieren mit dem Kopf ein Begreifen mit den Händen und ein Verstehen bis hinunter zu den Füßen erreicht wird. Dies bedeutet, daß in der Erkenntnis zum Beispiel in der Himmelskunde von der Astronomie, die erst mit dem Kopf festhält und mißt, zur Astrologie, die bis ins Gefühl hinunter die Gesetze zu erahnen beginnt, fortgeschritten wird und weiter bis zur Astrosophie, wo der Mensch mit seinem vollen Verstand als Wesen aktiv mitten in der Wesenswelt der Sterne zu stehen beginnt. Astronomie, Astrologie, Astrosophie bedeutet immer tieferes Fortschreiten in der Erkenntnis der Welt und des Menschen, und derjenige, der mit seinem ganzen Wesen am Leben teilnimmt, der ist nahe an der Sophia.

Wer in der Schule nicht begriffen hat, wie ein Kreisumfang durch den Radius dividiert werden kann, dessen inneres Wesen hat sich gesträubt, diesen Prozeß mitzumachen, und er ist daher der Wirklichkeit viel näher als der nicht fühlende Mathematiker, der nicht bemerkt, daß man das Leben nicht durch den Tod dividieren kann; dies kann niemals aufgehen, und der entwickelte Mensch sträubt sich dagegen, so etwas zu tun. Daher finden sich besonders unter Menschen, die nicht hohe Schulen besuchten, weil sie zu gescheit waren, solche, die Heilkräfte und Liebe in sich entwikkelt haben.

Und es wird eine Zeit kommen, wo man einsehen wird, daß durch einen Arzt, der in Anbetracht des Menschen als einem durchaus geistigen Wesen Materialist bleibt, vorwiegend Krankheit auf der Welt verbreitet wird. Denn Krankheit im Menschen und in der Wirtschaft entsteht dadurch, daß die Verbindung zwischen dem irdischen Körper, dem materiellen Teil und dem Geistigen gerissen ist. Dieses wieder zusammenfügen zu helfen, soll die Aufgabe dieses Buches sein.

Jürg Reinhard

Ein richtiger Arzt macht sich selber entbehrlich

•

Herr Dr. Reinhard, Sie sind Arzt, Sie sind aber auch Bergführer, und Sie sind Physiker. Wie kommt es, daß Sie drei ganz verschiedene Berufe gelernt haben?

Mein erster Beruf ist Bergführer, mein zweiter Physiker, und als Physiker habe ich versucht, die Mineralien und Steine, welche ich vorher als Bergführer erlebt habe, zu verstehen. Weiter wollte ich dann aber wissen, welches die Gesetze des Lebendigen sind. Das hat mich dazu geführt, nach dem Physikstudium, das ein Studium der toten Materie ist, weiterzufragen und den Medizinberuf zu ergreifen.

Ein Beruf hat sich demnach aus dem andern entwickelt . . .

. . . zusammen mit der Entwicklung der Ehrlichkeit.

Wie verstehen Sie das?

Der ganze Lebensweg, den ich zurücklege, ist eigentlich ein Ehrlichwerden in mir selber. Ich habe gesehen, daß ich gar nicht anders kann, als Steine suchen, Mineralien suchen, als «strahlen», wie man sagt, als in der Natur leben, unter den Sternen biwakieren oder an die Sterne denken. Was ich jetzt als Naturheilarzt tue, ist im Grunde das gleiche, was ich in meiner Jugend gemacht habe, als ich in den Ferien Geißen hütete und den Mineralien nachgegangen bin. Ich habe in den Felsen Kristalle gesucht; ich habe einen materiellen Schatz erhofft und nie ganz gefunden. Der große Fund ist ausgeblieben.

In mir haben sich aber Kristalle ausgebildet, immaterielle Kristalle, und mit diesen immateriellen Kristallen heile ich jetzt, indem ich nichtmaterielle Medikamente aus Mineralien, aus Pflanzen, in die die Sterne hineinwirken, gebrauche, um den Leuten zu helfen.

Der Schlüssel zu ihrem Wirken ist also das Mineral?

Im Tiefsten schon. Es gab bei mir Episoden, in denen ich mich mehr für die Pflanzenwelt und auch für die Tiere interessierte. Wenn ich jedoch zuinnerst zurückforsche, kristallisieren sich die Mineralien, die Kristalle heraus, genauso wie sich die nackten Bergspitzen aus den Gebirgen herauskristallisieren ...

... an denen Sie sich als Kletterer geübt haben!

Im Italienischen nennt man eine glatte Kletterwand «spigolo», was mich an Spiegel denken läßt; an ihr hat sich mein Geist zurückgespiegelt, und dort, an der Felswand, habe ich meine Freiheit empfunden.

In welcher zeitlichen Abfolge haben sich Ihre drei Berufe aneinandergereiht?

Während des Physikstudiums habe ich mich auf das Bergführerexamen vorbereitet, und ein Jahr vor meiner Diplomierung als Physiker habe ich es bestanden. Als Bergführer habe ich mir später teilweise das Medizinstudium verdient.

An der ETH Zürich haben Sie Physik studiert?

... Theoretische Physik, ja ...

... und sich zugleich zum Bergführer ausgebildet, und dann sind Sie umgestiegen?

Ja. In Bern habe ich dann das Medizinstudium ergriffen. Mit knapp zwanzig Jahren habe ich die Matura absolviert und darauf ohne Bedenkpause das Physikstudium in Angriff genommen. Danach, nach einem halben Jahr praktischer Arbeit und einer Expedition, habe ich das Medizinstudium begonnen.

Und seit wann sind Sie Arzt?

1981 habe ich mich von der Schulmedizin und den Spitälern gelöst und seither bin ich in meiner eigenen Praxis in Bern tätiger Arzt.

Sie haben sich zuerst als Allgemeinpraktiker bezeichnet und nennen sich jetzt, auch am Schild Ihrer Praxis, Naturheilarzt. Warum diese Änderung Ihrer Berufsbezeichnung?

Je präziser ich mein ärztliches Arbeitsgebiet formulieren kann, desto eher komme ich in Kontakt mit Patienten, die mit meiner medizinischen Auffassung übereinstimmen. Schreibe ich mich als Allgemeinmediziner an, konsultieren mich Leute, die von mir eine Routineuntersuchung haben wollen. Wenn ich aber sage, ich sei Naturheilmediziner, sehen die Leute: Er will mit Natur heilen. Ich selber kann gar nicht anders.

Sie behandeln jedoch nicht nur mit Umschlägen, mit Kräutertees und anderen grobmateriellen mineralischen, pflanzlichen und tierischen Heilmitteln, sondern Sie haben sich auch auf die Seite der Homöopathie entwickelt?

Wenn Sie sagen «Homöopathie», ist das nur bedingt richtig. Was man heute unter Homöopathie versteht, ist eine Behandlungsmethode nach dem Simile-Prinzip, wie es schon von Hahnemann[1] vertreten worden ist: Gleiches heilt Gleiches. Ich habe mich davon entfernt, weil ich mich nicht nach einem Rezept richten kann, nach Lexikonsymptomen.

Ich muß nach selbst gewonnenen Erkenntnissen arbeiten. Aus diesem Grunde gebrauche ich die homöopathischen Mittel in völlig anderer Weise, als das die Homöopathen im allgemeinen tun.

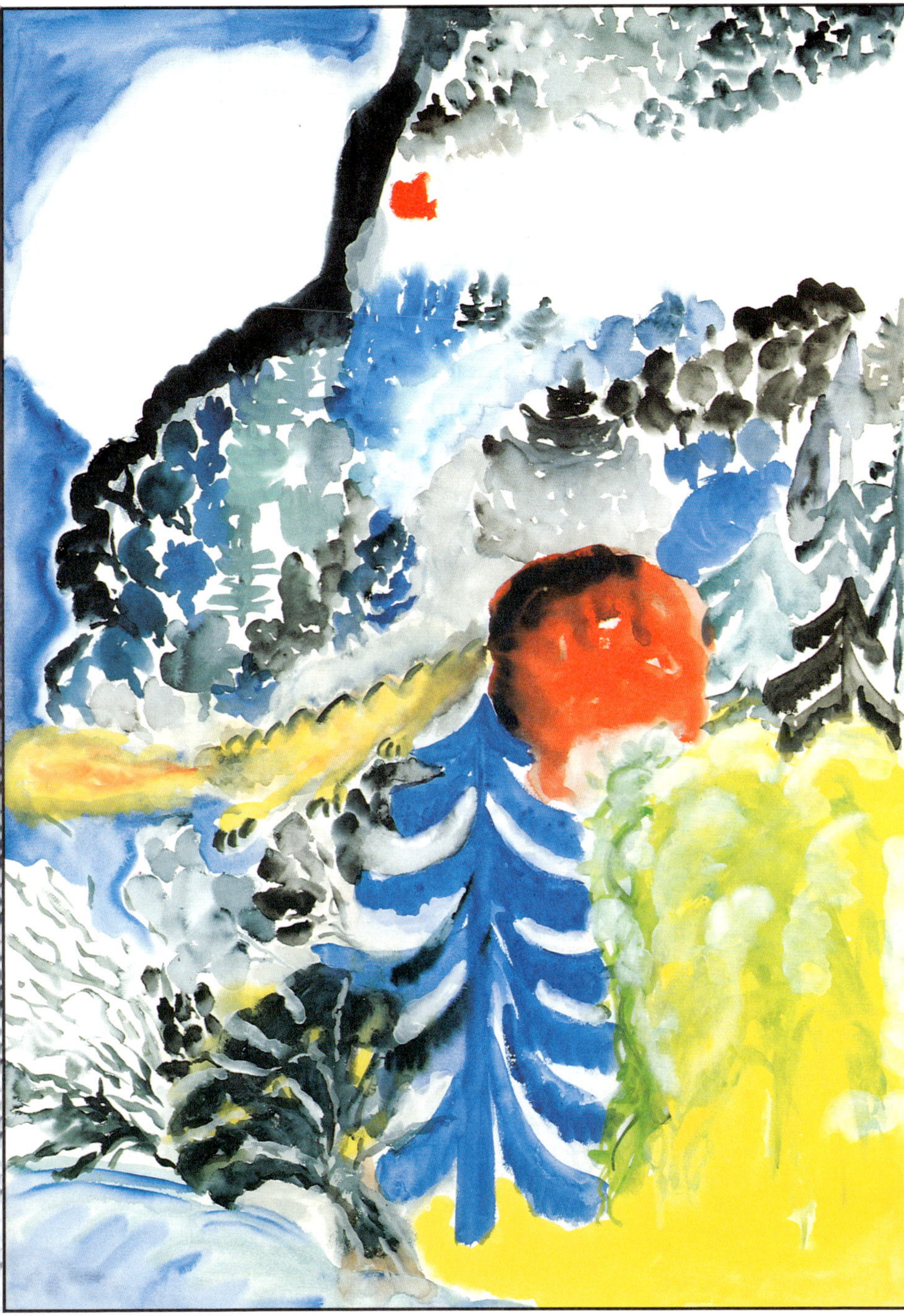

Beatushöhlen mit Drachen

Das eiserne Schwert des Michael, mit dem der Drache besiegt wird, ist das Eisen des Himmels und der Erde: das Meteoreisen (Ferrum siderum), der Bluteisenstein (Hämatit), der Siderit (Ferrum carbonicum), der Vivianit (Ferrum phosphoricum naturale), und viele andere Eisenmineralien. Sie sind das Schwert der Heilkunst. Mit ihnen lassen sich alle chronisch flammenden Entzündungen besiegen.

Um einen Augenblick zurückzufragen: Es gibt auch eine allopathische Naturheilkunde. Wenn ich Hustentee gegen den Husten trinke, so ist das wohl eine Behandlung mit einem Naturheilmittel, aber noch keine Homöopathie. Statt eines chemischen Heilmittels benütze ich einfach ein pflanzliches mit der gleichen Vorstellung: die Krankheit wie einen Feind mit einer Gegenwaffe zu bekämpfen.

Das ist richtig. Als Naturheilarzt brauche ich beides: substanzielle Heilmittel aus der Natur *und* nichtkörperliche Medikamente, wie sie klassische homöopathische oder viele anthroposophische Medikamente sind.

Unter substanziellen Heilmitteln verstehen Sie herkömmliche Naturheilmittel, unter homöopathischen Medikamenten solche, bei denen die mineralische, die pflanzliche, die tierische Ausgangssubstanz – nach der Hahnemannschen Methode immerhin – verarbeitet ist.

Diese Ausgangssubstanz ist so verdünnt und durch Schütteln in ihrer Wirkung auch so verstärkt, vergeistigt worden, daß der aus der Natur befreite Geist auf das Krankheitsgeschehen einwirken kann. Ist das richtig verstanden?

Der Mensch besteht nicht nur aus einem physischen Leib, sondern auch aus Leben, aus einem Lebensleib, aus seiner Seele, in der der Geist haust. In der Natur findet man damit verwandte Elemente und kann diese in den verschiedenen Gliedern des Menschen zur Wirkung, zur Heilwirkung bringen. Damit das möglich wird, ist es darum eben wichtig, daß man vom Stofflichen wegkommt in die nichtstofflichen Bereiche, in die nichtmateriellen Bereiche, in die Bereiche der nichtsichtbaren, nichtsinnlichen Welt, in der sich der Mensch beispielsweise auch nach dem Tode aufhält.

Sie machen eine ähnliche oder die gleiche Unterscheidung, wie sie Rudolf Steiner[2] in seiner Menschenkunde trifft. Der Mensch hat nach seiner Lehre einen physischen Leib wie auch die Mineralien, einen Ätherleib oder Lebensleib wie auch die Pflanzen, einen Astralleib wie auch die Tiere und schließlich, als sein Eigentliches, sein Ich.[3] Sie möchten nun durch die Behandlung mit homöopathischen Heilmitteln auch in diese oberen Wesensglieder und ihr Zusammenspiel hineinwirken können?

Ja. Ich möchte den Menschen in seiner größten Erscheinung erfassen. Ich möchte ihn in seinen verschiedenen Wesensgliedern – vielleicht gibt es auch noch mehr als die genannten –, soweit ich sie erkennen kann und sie mir bewußt geworden sind, behandeln. Wenn ich in der Natur einen Prozeß auffinden kann, der mit dem Prozeß in einem dieser Glieder übereinstimmt, kann ich logisch die Verbindung schaffen zwischen der äußeren Natur und der Krankheit im Menschen. Diesen sonst im Äußeren wirksamen Prozeß kann ich für eine Aufgabe im Innern beiziehen; ich kann mit ihm den inneren Prozeß verstärken oder abschwächen. Das bedingt eben, daß ich den Menschen möglichst auch in seinen nichtmateriellen Bereichen verstehe. In den exakten Wissenschaften habe ich keine befriedigende Beschreibung des Menschen gefunden; überall ergeben sich Widersprüche. Nur die erwähnte Gliederung ermöglicht ein logisch einwandfreies Verständnis. Nicht daß ich diese Gliederung einfach annehme, sie ergibt sich immer wieder von selbst.

Aus der eigenen Erfahrung?

Das sind einfach die Bereiche der Natur, die mir vor Augen stehen und in denen ich mich wohlfühle: in der mineralischen Welt, in der Pflanzenwelt, in der Tierwelt und natürlich unter den Menschen.

Sie sagten, in den Naturreichen könnten Sie erkennen, welche Kräfte von außen den in Unordnung geratenen Wesensgliedern zugeführt werden müßten. Wie verläuft dieser Erkenntnisprozeß bei Ihnen?

Vielleicht kann ich Ihnen ein Beispiel dafür geben, wie ich zu meinen Erkenntnissen komme. Wenn Sie jemals auf einer Alpweide gewesen sind, haben Sie bemerkt, daß rings um die Alphütten, wo die meisten Kuhfladen liegen und der Boden am meisten von Harnsäure verschlickt ist, *eine* Pflanze kräftig wächst: die Brennessel. Sie kann den verschlickten Boden wieder zu Humus umwandeln; sie verarbeitet den gichtig-rheumatischen Boden zu einem Humusboden, auf dem wieder Leben entstehen kann. Genau dasselbe tut die Brennessel, wenn sie als Tee oder in feinerer, homöopathischer Form eingenommen wird, im Menschen. Sie ist nämlich ein Mittel gegen Rheuma und Gicht, das die Harnsäure aus dem Körper ausscheidet.

Was tut die Brennessel in der Natur weiter? Sie reguliert den Eisenhaushalt in der Natur. Wenn der Boden eisenarm ist, bringt die Brennessel Eisen hinein; wenn er zu eisenhaltig ist, vermindert sie das Eisen im Boden. Dieses Regulieren des Eisenhaushalts kann sie uns zeigen. Sie ist der Lehrmeister der Eisenverarbeitung im Körper.

Diese Betrachtungsweise widerspricht meiner Meinung nach der üblichen Auffassung, daß eine Pflanze die für sie lebensnotwendigen Stoffe aus der Erde bezieht: Sind sie nicht da, kann sie nicht wachsen.

Nun vertreten Sie eine andere Auffassung: Die Brennessel besitzt ihr eigenes Eisen und kann den eisenarmen Boden sogar damit anreichern. Wie kommt denn eine Brennessel auf eisenarmer Erde zu Eisen?

Das ist eine grundlegende Frage. In der physikalischen Welt, der Welt der toten Materie, gibt es keine Umwandlung von Elementen. Es müßte schon eine Atombombe oder eine Wasserstoffbombe explodieren, damit solche Prozesse stattfänden. Im Leben aber verhält es sich völlig anders. Was in der toten Materie nur mit Krach, mit Urknall und Gewalt möglich ist, geht im Lebendigen ganz still vor sich, aber es braucht seine Zeit.

Die Brennessel kann also selber Eisen bilden?

Sie kann.

Eine Atomumwandlung bewerkstelligen?

Nicht nur das. Sie kann sogar Materie selbst erzeugen. Als Licht-Sinnesorgan, das in Beziehung zu den nichtmateriellen Lichtwelten steht – wobei Licht etwas Unsichtbares ist, das sich aber an der Materie sichtbar machen läßt – kann sie Unsichtbares, Nichtmaterielles in die Stoffeswelt inkarnieren. So stellen wir fest, daß im Tabak Lithium enthalten ist, während der Boden, worauf er wächst, kein Lithium enthält. In den Pilzen gibt es sehr viele Schwermetalle. Diese haben sich nicht alle aus der vergifteten Luft abgelagert, sondern sie sind in der Pflanze neu entstanden.

Irgendwo erwähnt Albert Steffen[4] auch, in Äpfeln, die auf absolut goldfreiem Boden gewachsen seien, habe man Spuren von Gold entdeckt.

In den Früchten von Rosenblütlern also? Das ist ja wunderbar! Die Familie der Rosenblütler gehört in die mittlere Zone des ganzen Pflanzenreichs, in der die Pflanzenwelt am meisten ausgeglichen ist. Wurzeln und Blüten haben in diesen Gewächsen den gleich starken Anteil. Dieses Gleichgewicht in den Rosengewächsen und ihren Blüten, den Rosen, entspricht ja der Funktion des Herzens.

Dann müßte auch im Weißdorn, der ebenfalls ein Rosenblütler ist und der nach neuesten japanischen Studien als wirksamstes Alters-Herzmittel gelten darf – ich würde sagen: als Haferbrei für das Herz – ganz logisch auch Gold zu finden sein ...

... was nachzuprüfen wäre. – Nach Ihrer Auffassung ist die Pflanze demnach eine Art Demiurg, ein schöpferisches Wesen. Sie macht im stofflichen Bereich die Grenze zwischen Geist und Materie durchlässig. Sie bildet aus dem Geist gewisse Stoffe und kann auch gewisse Stoffe zu Geist auflösen.

Genau so ist es. Die Pflanze ist ein Wahrnehmungsorgan für die Sterne und für die Sonne, die ja auch ein Stern ist, und für Frühling, Sommer, Herbst und Winter. Sie inkarniert die aufgenommenen Lichtkräfte, in den verschiedenen Jahreszeiten mit verschiedener Intensität, bis zur Materie, und umgekehrt kann sie sich wieder zu Blütenstaub und Duft auflösen, bis sie das Materielle überschreitet und in den Gegenraum, zu den Sternen hinein, verwelkt.

Woher haben Sie solche Einsichten? Haben Sie diese Dinge gelesen, oder kommen sie Ihnen selber zu? Ist das Ihre eigene Forschungsarbeit?

Das ist schwer zu sagen. Wenn ich ganz ehrlich bin, weiß ich nicht mehr genau, was ich gelesen und was ich selber erarbeitet habe. Ich habe sicher viel darüber durch Lektüre aufgenommen, aber es hat auch etwas in mir angeklungen, was ich als Wahrheit empfunden habe und was vielleicht schon viele tausend Leute auch als eine bestehende Wahrheit zurückempfunden haben. Wichtig ist mir vor allem, daß ich die Erscheinungen und Vorgänge in der Natur beobachten kann.

Wie tun Sie das?

Ich setze mich zu einer Pflanze, die mir im Moment von Bedeutung ist. Ich habe zum Beispiel eine Woche in den Bergen allein bei den Birken verbracht, um das Geheimnis der Birken zu ergründen. Ich lasse die Pflanze zur mir sprechen. Ich versuche nicht, sie mit meinen Gedanken zu bedrängen, denn ich will ja von ihr eine Antwort. Ich beobachte sie genau, aber ich will sie nicht interpretieren.

Sie verhalten sich als Fragender, als Fragesteller und möchten zum Beispiel wissen: Birke, wer bist du? Was bist du?

Ja, und dabei erfahre ich plötzlich, was es heißt, eine Frage zu stellen. Ich muß doch eine sinnvolle Frage an die Birke richten. Nach langem bin ich dazu gekommen, was das heißt: eine Birke begreifen. Es heißt verstehen, warum die Birke eine weiße Rinde hat. Die Birke ist der «weiße Baum». Ihre Farbe ist schon für ein Kind das Auffälligste, und wenn ich an sie denke, ist ihr Weiß das erste Bild, das sich einstellt. Also muß ich logisch oder muß ich im Weltzusammenhang erklären können, warum die Birke eine weiße Rinde hat. Wenn ich das nicht begründen kann, habe ich die Birke nicht verstanden.

Die Frage nach der weißen Rinde ist eine Frage an die Natur. Sie ist der erste Teil des Erkennens. Mit dieser Frage kann ich dann die Natur wieder sprechen lassen. Bis sich die Antwort einstellt, vergeht vielleicht wieder ein halbes Jahr. Insgesamt habe ich vier Jahre an der Birke gearbeitet, bis ich jetzt sagen kann, warum der Baum eine weiße Rinde hat.

Welche Antwort gab die Birke?

Wenn ich die Rinde einschneide, so sehe ich, daß die Birke im Innern einen frühlingshaft grünen Bast unter der Rinde hat. Dieser grüne Bast wird dann zu schwarzer Rinde, die in den Rissen der aufgeborstenen weißen Korkschale zum Vorschein kommt. Was ich also sehe, ist Grün, das zu Braun, zu Schwarz und schließlich zu Weiß wird. Dies begreifen bedeutet auch, die Farben verstehen lernen.

Wie wird denn aus Schwarz Weiß? Was ist dieser weiße Staub, der gipsig auf der Rinde liegt und beim Abkratzen an der Haut haften bleibt?

Das eben war auch meine Frage. Es ist mir dann aufgegangen, daß es zu nichts führt, über das lokale Problem weiter nachzugrübeln.

Ich muß mich in der ganzen Natur umsehen, um zu bemerken, wo Schwarz und wo Weiß ist. Und da ist es mir dann aufgegangen: Die schwarze Kohle wird im Verbrennungsprozeß in weiße Asche verwandelt. Im Feuer ereignet sich der ganze Prozeß rascher: Ich nehme eine grüne Pflanze, ein grünes Stück Holz, trockne es, es wird braun, indem es abstirbt; dann treibe ich ihm die Gase aus, was der Köhler in seinem Meiler tut, und was zurückbleibt, ist schwarz ...

... rabenschwarze Holzkohle.

Zuerst treibe ich das Wasser als Träger des Lebens aus dem Holz, und dadurch verwandelt es sich vom Grünen ins Braune. Dann treibe ich das Gas, das Seelische, das Tierische, den Atem heraus, und es entsteht Schwarz. Aus dem verkohlten Holz treibe ich endlich das Licht aus, und was sich zum Schluß ergibt, ist weiße, mineralische Asche. Also macht die Birke einen Verbrennungsprozeß ihrer Rinde durch. Der weiße Rest riecht nach Gas und schmeckt nach Asche.

Die Birke ist insofern ein besonderer Baum, als sie diesen Verbrennungsprozeß, diesen Erde-werde-Prozeß, in der Rinde bis zur Asche weiterführt, während ihn alle anderen Bäume nur bis zur Kohle oder zum Braunwerden der Rinde treiben.

Was ergibt sich daraus für die ärztliche Therapie?

Daß mit Birkenkohle in potenzierter – das heißt durch homöopathische Zubereitung verstärkter – Form Sterbehilfe geleistet werden kann.

Sie verwenden den modernen Begriff «Sterbehilfe» offensichtlich anders als jene Ärzte, die ihnen sinnlos erscheinendes Leben abkürzen wollen, und als ihr Publikum, das unter Sterbehilfe eine solche Verkürzung des Leidens erwartet. Sie möchten homöopathische Birkenkohle dazu einsetzen, dem Menschen, der zu dem ihm bestimmten Zeitpunkt Abschied nimmt, die Trennung von Körper und Seele zu erleichtern?

Ja, das meine ich. Wieder hilft hier der Vergleich mit den Auflösungsvorgängen im Feuer. Das Physische verschwindet ins Dampfige, ins Gasförmige, ins Wärmeförmige, ins Nichtmaterielle. Wie sich der Mensch im Leben verbrennt und am Schluß des irdischen Daseins den Atem, die Seele, aushaucht, wird auch im Verkohlungsprozeß das Atemgas ausgehaucht. Wenn ich einem Menschen beim Sterben Birkenkohle D 30 gebe, verspürt er keine Atemnot und stirbt bei klarstem Bewußtsein. Er kann den letzten Atemzug tun, und die Seele löst sich in Ruhe, ohne Todesangst.

Das wäre im höchsten Sinn verantwortliche Sterbehilfe: Der Arzt ermöglicht dem Sterbenden, seine Seele ohne Angst, ohne Kampf und Krampf vom Körper zu lösen …

... in einem natürlichen Prozeß.

Wenn ich Ihren Umgang mit den Heilsubstanzen richtig verstehe, schaffen Sie auf Grund Ihrer Erfahrungen und Erlebnisse mit der Natur Ihre Heilmittel selber. Sie verschreiben in der Regel nicht von der Weleda, von Dr. Schwabe oder Dr. Hauschka produzierte homöopathische Medikamente – die selbstverständlich ihre Wirkung tun –, sondern Sie produzieren Ihre eigenen Heilmittel?

Je länger, je mehr tue ich das; heute ist es mir vor allem ein Anliegen, zu zeigen, wie das jeder selbst tun kann.

Wie gehen Sie dabei vor?

Ich suche die Rohstoffe selber, so daß ich genau weiß, dieses Edelweiß, diese Arnikablume habe ich bei dieser bestimmten Sonnenstimmung gepflückt, und zwar in dem Moment, als dieses und dieses Insekt sich an der Pflanze gerade gütlich tun wollte.

Dann weiß ich: Aha, dieser Augenblick ist richtig, er ist auch von der Natur gewählt. Dann möchte ich am liebsten jedes Heilmittel ganz speziell, für sich gerecht behandeln. Die einen Pflanzen brauchen mehr Raum, sie ergießen sich weiter in die Atmosphäre, die andern halten mehr an sich. Die einen vollziehen im Wachstum eine horizontale Bewegung über die Erde, die andern wachsen der Sonne, dem Himmel entgegen. Den einen sieht man die Schwere an, den andern eine Leichtigkeit, die in ihrer Wirkung auch die Seele entlastet.

Die Leichtigkeit, die man beim Anblick der Birke mit ihrem weißen Stamm und ihren zartgrünen Blättern verspürt?

Das bedeutet die Jugendkraft ...

... aber auch die Kraft zum Sterben? Zeigt diese Leichtigkeit nicht auch die Kraft der Seele, sich zu lösen, leicht zu werden, nicht für das Leben, sondern in den jenseitigen Raum hinein?

In den Birkenblättern steckt der Lebensprozeß, dort ist der Jungbrunnen. In den Birkenblättern gibt es junges Eiweiß, und das heißt: junges Leben. Die Rinde aber stirbt richtig. Wenn ich sie zu einem Medikament verarbeite, muß ich sie verbrennen und dann erst potenzieren. Es hat keinen Sinn, Birkenrinde auf D 30 zu potenzieren; ich muß sie zuerst verbrennen und dann die Kohle auf die Stärke D 30 potenzieren.[5]

So muß bei jeder Pflanze ihr spezieller Prozeß durchschaut und dann versucht werden, ihn für das Medikament nutzbar zu machen. Das hat für jede Ausgangssubstanz so spezifisch zu geschehen, daß es genau so viele Prozesse der Herstellung von Heilmitteln gibt, als Pflanzen, Tiere, geologische Phänomene existieren.

Wo stellen Sie diese Medikamente her?

Zum Teil zu Hause, in der Küche oder auf der Terrasse, zum Teil dort, wo sich die Ausgangsstoffe vorfinden. Am liebsten bereite ich Medikamente da zu, wo ich die Substanzen von den Pflanzen pflücken kann, und am liebsten gehe ich zu den Leuten, die krank sind, nach Hause, schaue mich im Garten um und bereite für sie in 15 Minuten ein Medikament von Pflanzen aus ihrem eigenen Garten zu, zum Beispiel gegen Heuschnupfen.

Ich stelle die Frage nach der Herstellung deshalb, weil ich Sie als Urheber einer homöopathischen Taschenapotheke[6] kenne, die zwölf Medikamente in Form von weißen Kügelchen enthält. Produzieren Sie diese Kügelchen in Ihrem eigenen Laboratorium?

Für die erste kleine Serie der Apotheke habe ich sie selber hergestellt. Jetzt beziehe ich sie von einer Firma. Ich bin sehr froh, daß es Unternehmen gibt, die mir diese Produktion abnehmen. Am liebsten habe ich auch für die Taschenapotheke handgeschüttelte Medikamente; aber das bringt einen Arbeitsaufwand mit sich, den ich nicht zu leisten vermag. Ich verwende in meiner Praxis auch Ampullen. Immer mehr gehe ich aber dazu über, auch Spritz-Ampullen selber zuzubereiten.

Für Ihre unmittelbare ärztliche Tätigkeit im Umgang mit den Patienten stellen Sie, wie erwähnt, eigene Heilmittel her. Sie benützen dazu ein homöopathisches Verfahren, setzen sich jedoch durch die individuelle Weise der Zubereitung und mit Ihren Überlegungen über die Wirkungsweise in einen gewissen Gegensatz zur herkömmlichen Homöopathie. Ist da der Ausdruck «homöopathisch» für Ihre Medikamente und Ihre ärztliche Arbeit noch ganz richtig am Platz?

Ich würde am liebsten von individuellen alchemistischen Medikamenten sprechen, wenn dieser Ausdruck nicht zu anspruchsvoll klänge, denn in der Alchemie versucht man ja, die Werde-Prozesse der Natur nachzuahmen.

Beispielsweise werden geologische Vorgänge, die sich bei der Entstehung der Erde abspielten, reproduziert und weitergeführt. Sie werden wieder ins Geistige erhoben, aus dem die Erde entstanden ist und in das hinein sie wieder vergehen wird.

Mit einer moderneren Bedeutung des Wortes würden Sie sich als Alchemisten bezeichnen?

Vielleicht – wobei ich die sehr aufwendigen Prozeduren, die alchemistische Medikamente erfordern, nicht immer durchführen kann. Mir ist aber auch ganz wichtig, unter welchen Sternen ich meine Medikamente zubereite.

Ist Ihr Laboratorium die Erde unter dem offenen Sternenhimmel?

Ich habe in erster Linie die Sternenkonstellation gemeint. Aber wenn irgend möglich arbeite ich auch im Freien, unter offenem Himmel, damit die Sternenkräfte einen möglichst starken Anteil nehmen können.

Sie erwähnten schon, daß die Sterne und die Sonne in die Pflanzen hineinwirken, daß zwischen Pflanzenwelt und Sternenhimmel ein gegenseitiger Prozeß stattfindet.

Diese Wirkung des Kosmos auf die Erde läßt sich ganz logisch nachvollziehen. Eine Flüssigkeit, die in Bewegung kommt, nimmt die Erdrotation in sich auf. Wenn Sie das Wasser in der Badewanne abfließen lassen, bildet sich ein Wirbel, der durch die Erdbewegung verursacht wird …

… und sich darum immer auf dieselbe Seite dreht.

Versetzt man Materie in gasförmigen Zustand, wirkt die Sonne hinein. Die Sonne bewirkt schönes und schlechtes Wetter, sie verursacht Aufwinde, sie schafft unser Klima.

In den gasförmigen Zustand wirken auch die übrigen Sterne hinein. Durch einen noch feineren Aggregatzustand als es das Gasige ist, durch den wärmeförmigen Zustand, greifen noch weitere Kräfte aus dem Weltall ins irdische Geschehen ein. Es sind die Wärmekräfte des Saturns. Saturn ist ja, und das scheint mir besonders wichtig, der letzte mit bloßem Auge sichtbare Planet unseres Sonnensystems.

Sie sprechen die Wärmekräfte dem Saturn, nicht der Sonne zu?

Ja. Aber im Saturn herrscht sicherlich eine qualitativ völlig andere Wärme. Sie wird durch die anderen, näheren Planeten dann ins Zeitliche, ins Räumliche hineininkarniert.

Schwierig zu verstehen!

Das Problem entsteht dadurch, daß man unseren eigenen Raum in den Weltraum hinausprojiziert. Das ist ein Gedankenfehler der Astrophysik, die im Weltraum ähnliche räumliche Verhältnisse annimmt, wie sie auf der Erde herrschen.

Sie denken an qualitative, nicht an raum-zeitliche Wirkungen?

Das Feste, das Wässerige, das Gasförmige, die Wärme, das Licht sind auf dem Weg zur Bildung unserer Erde nicht gleichzeitig entstanden; sie haben ein verschiedenes Alter.

Verschiedene Weltzeitalter wirken demnach vom Sternenhimmel auf die Erde hinunter. Die Vorstellung, daß der Erde frühere «Inkarnations»-Zustände dieses heutigen Planeten vorangegangen sind, die sich in anderen Aggregatzuständen abspielten, findet sich auch in der Weltentstehungstheorie von Rudolf Steiner[7]. Unser Planet hat den festen Zustand erst in der heutigen Erde gefunden. In einem früheren, «alter Mond» genannten Zustand, war der Planet wässerig, auf der noch früheren «alten Sonne» gas- und lichtartig, im frühesten Zustand, auf dem «alten Saturn», wärmehaft.

Habe ich Sie richtig verstanden, wenn Sie sagen, daß diese alten Kräfte – so wie sie sich einmal in früheren Zuständen der Erde dargestellt haben – vom Sternenhimmel auf die Erde herabwirken und vor allem auch in die Produktion homöopathisch-alchemistischer Heilmittel eingreifen?

Ich glaube, das ist eine richtige Formulierung.

Können Sie Beispiele anführen?

Ich denke an den Rosmarin und im weiteren an die Nadelbäume; der Rosmarin ist ja auch ein nadeliges Gewächs.

Gewöhnliche Nadelbäume dienen als Brennholz. Wenn Holz verbrannt wird, entsteht Wärme. Diese Wärme ist nichts anderes als in der Entstehung des Nadelbaumes wiederholte Erdentwicklung.

Die Tanne braucht rund dreißig Jahre, bis sie zum erstenmal zum Blühen kommt. Dreißig Jahre dauert die Umlaufzeit des Saturns. Wenn wir also ein sehr warmes Holz haben wollen, ein Holz, das eine stark heilende Wärme abgibt, müssen wir die Nadelbäume im Rhythmus mit dem Saturn pflanzen. Geschieht das nicht, ist die Wärme des Baumes nicht heilend, und er ist selber anfällig für Schädlinge wie Borkenkäfer, die sich heute breit machen.

Rosmarin ist die Pflanze mit dem leichtesten ätherischen Öl. Das Öl enthält am meisten Wasserstoff. Wasserstoff ist Feuerstoff, ist das, was explodiert, ist aber auch das, was die Erde am stärksten verlassen möchte, ist das leichteste Element. Wasserstoff will immer fliehen und dann im Weltall verschwinden, ebenso das ätherische Öl, insbesondere das Rosmarinöl.

Der Rosmarin ist eine Pflanze, die sich über die Welt hinaus ins Weltall ausbreitet. Im Weltall finden wir Rosmarin. Sein ätherisches Öl ist reine Wärme; Öl ist in der Öllampe brennbar. Diese Wärme wirkt heilend, wenn die Pflanze richtig im Saturnrhythmus angepflanzt und geerntet und richtig alchemistisch unter der Wirkung des Saturns verarbeitet wurde. Dann kann Rosmarin, äußerlich aufgetragen, innerlich verarbeitet oder ins rhythmische System eingespritzt, die Wärmekräfte im Menschen entwickeln und ihm helfen, Kältekrankheiten, rheumatische Krankheiten, zu überwinden.

Richtiges alchemistisches Verarbeiten hat auch hier mit dem Einbezug der Sternenkräfte zu tun?

Die Bedeutung des Wortes ist vielschichtig. Die oberflächlichste ist wohl die, daß die äußerlich wahrnehmbaren Sternenrhythmen bei der Herstellung der Präparate berücksichtigt werden.

Ich strebe es an, die Pflanze im Augenblick, da der Saturn allein am Himmel glänzt, unter diesem Stern zu verarbeiten. Ich destilliere den Extrakt, und in der Wärme, im Gasförmigen haben die Sternenbewegungen ihren besonderen Einfluß. Ich kühle dann ab; die Sternenkraft ist nun inkarniert in die Flüssigkeit, die ich als Heilmittel verabreichen kann.

Beim Saturn bereitet diese Verarbeitung einige Schwierigkeiten. Wenn ich für mein Medikament eine Wirkung des in seiner Bahn aufsteigenden Saturns wünsche, muß ich im ungünstigsten Falle 15 Jahre lang warten.

Behalten die Medikamente ihre Wirksamkeit danach so lange, bis nach rund dreißig Jahren, beim gleichen Stand, neue Präparate hergestellt werden können?

Es handelt sich um immaterielle prozessuale Kräfte, und diese welken langsam.

Sie sind sozusagen im Heilmittel, dem aus der Pflanze gewonnenen Medikament, gefangen.

Ja, und der Beweis für die Wirksamkeit höherer Kräfte liegt unter anderem auch darin, daß ein flüssiges Heilmittel, auch wenn es ohne Alkohol angesetzt wurde, bei richtiger alchemistischer Verarbeitung unter dem Sternenhimmel nicht so schnell vom Pilz und von Bakterien befallen wird.

Sie potenzieren ihre homöopathischen Substanzen nicht in Alkohol, sondern in Wasser?

Das ist möglich, und das wurde auch schon praktiziert. Für meine eigenen Mittel bereite ich jedoch alkoholische Lösungen mit recht niedrigem Alkoholgehalt zu. Mikroorganismen könnten sich auf ihnen ansetzen. Ich stelle jedoch fest, daß Heilmittel, die ich so hergestellt habe, bakteriell viel weniger anfällig sind als solche, die nicht in der gleichen Weise zubereitet wurden.

Sind Medikamente, wie sie von Ihnen beschrieben wurden, objektiv, absolut, wirksam, oder braucht es den Glauben beziehungsweise eine positive Einstellung des Patienten, damit sie ihre Heilkraft entfalten?

Es ist absolut nicht nötig, daß der Patient an die Heilmittel glaubt. Sie wirken auch bei kleinen Kindern und bei Tieren. Man kann sogar Pflanzen damit zum Keimen und zu besserem Wachstum verhelfen. Das Präparat wirkt objektiv.

Die Grundlage dieser Heilkunde und der Herstellung ihrer Medikamente kann einem im ersten Augenblick befremdlich vorkommen, weil wir anders zu denken gewohnt sind. Stellt man sich jedoch auf Ihre anders laufenden Überlegungen ein, werden sie so menschengemäß und einleuchtend, daß der Patient für Ihre homöopathisch-alchemistischen Medikamente eigentlich offener sein müßte als für irgendwelche chemischen Mittel.

Ich glaube, der Weg führt vom einfachen Konsumieren des Medikamentcs zum Bewußtwerden dessen, was damit geschieht, bis zur Aufnahme in die Lebensprozesse. Bis in die Lebensvorgänge des Menschen hinein kann dieses Wissen von den nichtmateriellen, wesentlichen Welten aufgenommen werden. Dieser Heilprozeß müßte eigentlich vom Arzt immer im Auge behalten werden.

Mit der Berufsbezeichnung «Naturheilarzt» zeigen Sie an, daß Sie sich Patienten wünschen, die Verständnis haben für diese Art der Naturbetrachtung.

Ja, ich wünsche mir Leute, mit denen ich den Weg machen kann vom Medikament bis zur Übernahme der Heilung ins eigene Bewußtsein, was das Medikament schließlich überflüssig macht, weil die gesundmachenden Vorgänge der äußeren Natur innerlich durch den Menschen nachvollzogen werden können.

Sie wollen den Arzt für den Menschen entbehrlich machen, indem Sie den Patienten so weit bringen, daß er durch den Bewußtseinswandel sein eigener innerer Arzt wird?

Ja.

Die Liebe ist das *Heilmittel*

Da ich täglich mit homöopathischen Heilmitteln zu arbeiten habe, nimmt mich sehr wunder, welches die Fragestellungen in Bezug auf die homöopathischen Heilmittel und Heilmethoden sind. Welche Zweifel hegen die Leute, was wird nicht verstanden? Darf ich Sie fragen, Herr Baumann, was Sie beschäftigt, wenn Sie mit Homöopathie konfrontiert werden?

Sie ist für mich, wie wohl für die meisten Leute, darum etwas Ungewohntes, weil sie mit ganz großen Verdünnungen arbeitet, Verdünnungen, die so enorm sind, daß in einem Fläschchen, einem Arzneikügelchen eines homöopathischen Heilmittels oft kaum mehr etwas von der Ursubstanz enthalten ist. Daß da etwas wirken soll, widerspricht unseren Denkgewohnheiten und unserer Erfahrung. Für eine kräftige Wirkung benötigen wir eine kräftige Ursache, und die scheint in den verdünnten, den schwachen Mitteln der Homöopathie gerade zu fehlen.

Wirken also homöopathische Heilmittel überhaupt? Warum wirken sie; wie wirken sie? Und warum wirken sie, wie die Homöopathen behaupten, in verschiedenen Potenzen ganz verschieden?

Warum ein Heilmittel wirken kann, ohne daß sich Moleküle oder Atome der Wirksubstanz darin nachweisen lassen, ist eine grundlegende Frage, über die auch die heutige Medizin stolpert. Der Grund für dieses Nichtverstehen ist darin zu sehen, daß die heutige Physik nicht in der Lage ist, solche Phänomene zu erklären. Ihr Gedankengebäude reicht nicht dazu aus, die Gesetze des Lebendigen zu begreifen. Das Atommodell der Materie wird durch die Homöopathie widerlegt.

Ausgangssubstanz eines homöopathischen Heilmittels kann zum Beispiel Bergkristall sein; das ist Kieselsäure. Der Physiker nimmt an, daß der Kristall aus Atomen bestehe. Um die Annahme zu beweisen, röntgt er ihn. Auf dem Röntgenbild erscheint eine Art Muster von Punkten, also ein Kristallgitter, das als Atomgitter gedeutet wird. Der Fehlschluß besteht nur darin, daß der Experimentator annimmt, das Gitter in dem Kristall habe auch schon bestanden, bevor er mit Röntgenstrahlen untersucht wurde.

Warum ist das ein Fehlschluß?

Mit dem Experiment wirke ich auf die Materie ein und verändere sie. Wenn ich einen Kristall röntge, erzeuge ich Atome, erzeuge ich eine Art Keime, und die sind dann photographierbar, was überhaupt nicht heißt, daß diese Atome vorher schon vorhanden waren. Die Elementarteilchen-Physik sagt ja, daß sie die Teilchen immer selber herstelle. Im entscheidenden Moment vergißt sie das aber und behauptet dann, die Materie bestehe aus Atomen.

Das ist nicht so. Die Atome dieser Physik sind Wirkungen, Wirkungen von Experimenten, wie auch Elementarteilchen Wirkungen von Experimenten sind. Die heutige Wissenschaft experimentiert, und sie mißt. Messen heißt ja quantitative Wirkungen eines Experimentes feststellen, mathematisch erklärbare Veränderungen durch ein Experiment konstatieren.

Ich will aber wissen, was die Materie vor dem Experiment schon war. Ich will zum Wesen der Materie vorstoßen und nicht im Wirkungsbereich steckenbleiben. Die heutige Physik, die sich alle Substanz nur materiell vorstellen kann, bleibt in den Wirkungen befangen; sie dringt nicht zum Wesen der Materie vor, weil sie mißt. Es gibt andere, ebenso zuverlässige Methoden der Forschung, die sich nicht aufs Messen stützen, vor allem die anthroposophische Geistesforschung.

Im Bergkristall sind nicht so selbstverständlich Atome vorhanden, wie die Physik glaubt; er ist etwas Geistiges, das zu antastbarer Materie gerinnt, im Wesen aber etwas durchaus Geistiges bleibt. Wenn ich einen Kristall zertrümmere, verarbeite ich nicht Atome, sondern ein geistiges Medium, das im

Ätherischen immer mehr dem Geist aufgeschlossen wird. Die Antwort auf die Frage «Warum kann ein homöopathisches Mittel, in dem keine Atome der Ausgangssubstanz mehr nachweisbar sind, wirken?», kann nur lauten: Atome, in der Art, wie sie sich die Physik vorstellt, haben in dieser Substanz gar nie existiert. Kein Mensch kann mir in einem Kristall oder in einer andersgearteten Substanz Atome nachweisen! Elementarteilchen sind die Gedanken der Physiker, die durch das Experiment physische Existenz annehmen. Der Physiker untersucht statt des betreffenden Stoffes seine eigenen Gedanken. Das ist in gewaltigen Dimensionen eine Art Narzißmus.

Demnach habe ich mir den Vorgang der homöopathischen Verarbeitung so vorzustellen, daß durch sie die geistigen Kräfte in den Stoffen freigelegt werden, damit diese ihre Wirksamkeit entfalten können?

Was durch die homöopathische Zubereitung geschieht, veranschaulicht man am besten durch das Essen – bei dem auch Kräfte, die Aufbaukräfte der Lebensmittel, freigelegt werden, die dann in den Menschen übergehen und ihn neu beleben.

Wir können hier den Vorgang der Verfeinerung von Materie zu ihrem Lebensinhalt hin, deutlicher gesagt, der Trennung von Lebensinhalt und physischem Inhalt, genau beobachten. Ich zerkaue einen Bissen Brot im Mund, Mundspeichelflüssigkeit kommt dazu, es wird gekaut, geschüttelt, verdünnt, geschüttelt, verdünnt. Im Mund geschieht das ein erstes Mal. Dann schlucke ich den Brei herunter, er kommt in den Bereich der Magensäfte, wo die Speise wieder geschüttelt, verdünnt, geschüttelt, verdünnt wird, zum zweitenmal. Die Nahrung wird weiterbefördert in den Zwölffingerdarm, in dem die Säfte dieses Organs hinzukommen; es wird geschüttelt, verdünnt, geschüttelt, ein drittes Mal. Dann werden die Gallensäfte zugefügt, es wird geschüttelt, verdünnt; die Bauchspeichelsäfte mischen sich dazu, es wird geschüttelt, verdünnt, und das Lebensmittel rutscht weiter in den Dünndarm, wo es zum sechstenmal geschüttelt und verdünnt wird.

Nach sechs Verdünnungs- und Schüttelungsschritten ist jetzt die Speise, wenn ich nicht nachesse und immer nur ein Zehntel weiterbefördert wird, in einer Zubereitung von ungefähr D 6, was etwa einem Verdünnungsverhältnis von $1:10^6$ gleich 1 : 1 Million entspricht. In diesem Moment ist das Lebensmittel ganz von toter Materie befreit. Diese stirbt dann den Darm hinunter, so daß mit dem Tod – der ja ein Kunstgriff der Natur ist, das Leben freizumachen – auf der andern, polaren, Seite das Leben so ätherisch herausgeholt wird, daß es dann in die Leber übergehen kann, die durch das so verarbeitete Lebensmittel stimuliert wird.

Die Natur macht es mir vor: Wenn ich auf den Stoffwechsel einwirken will, nehme ich D 6, wenn ich auf den Magen einwirken will, nehme ich D 2 oder D 3, wenn ich den Mund beeinflussen will, nehme ich D 1. Mein Trick besteht darin, daß ich den Verdauungsprozeß im Labor vorwegnehme. Im Labor schüttle und verdünne ich. Dann gebe ich einen Tropfen oder ein Kügelchen, das mit dieser Flüssigkeit imprägniert ist, auf die Zunge und kann mit diesem ätherischen Heilmittel direkt mit den Organen in Kontakt treten, und zwar in jenem Gegenraum[8], auf jener Stufe, die dem Grad der vom Körper selber durchgeführten Potenzierung entspricht.[9]

Und wenn die Potenzierungen, zum Beispiel D 10, D 20, D 30, die von den Verdauungsorganen hervorgebrachten Verstärkungen übersteigen?

Der Potenzierungsprozeß wird von der Leber weitergeführt. Es gehen wieder etliche Schüttelungs- und Verdünnungsprozesse vor sich, und die so hervorgebrachten gegenräumlichen, ätherischen Substanzen werden dann in den großen Kreislauf des Blutes und der Atmung aufgenommen. Mit Heilmitteln der Potenzen D 10 bis D 15 gelangen wir ins rhythmische System des Blutes und der Atmung, in den Gegenraum des Atmungs- und Kreislaufsystems, der Lymphe und des Gewebes.

Was bewirken noch höhere Potenzen?

Durch weiteres Schütteln und Verdünnen erhalten wir Medikamente, die in die anderen wässerigen Kompartimente des Körpers hineinwirken. Durch Potenzierungen in der Größenordnung von D 20 bis D 30 erreichen wir die Gehirnflüssigkeit und können direkt die Nervensubstanzen behandeln. Geeignet zur Beeinflussung hirnorganischer Störungen ist beispielsweise Arnika D 20 oder D 30.

Es gibt Homöopathen, die Potenzen von D 100 bis D 1000 verschreiben. Was versprechen sie sich davon?

Von D 30 an, eigentlich schon ab etwa D 20, sind wir weg von dem, was sich die Physik als Körperliches vorstellen kann. Die genaue Grenze liegt nach ihren Vorstellungen bei der Potenz D 23, welches die Loschmidtsche Zahl[10] ist; sie gibt in unserem Fall an, daß in höherer Verdünnung das atomare Denkbild nicht mehr ausreicht, um Wirkungen zu erklären, und doch sind sie da!

Interessant ist in diesem Zusammenhang beizufügen, daß nach einer die heutige Astronomie und Astrophysik betreffenden Theorie meines Wissens mit einem Durchmesser des Weltraums von 10^{23} km gerechnet wird. Das heißt, die wissenschaftlich angenommene Größe des Weltalls ist in der äußeren Ausdehnung ungefähr gleich weit, wie man durch homöopathische Potenzierung gleichsam nach innen gelangt, bis die Grenze der durch die Sinnesorgane erfahrbaren Welt erreicht ist.

Mit anderen Worten: Der Mensch ist im makrokosmischen Bereich des Stofflichen ungefähr gleich limitiert wie im mikrokosmischen.

Was haben wir bei Potenzierungen jenseits der Loschmidtschen Zahl zu erwarten?

Wenn ich mit höheren Verdünnungen arbeite, enthält das Präparat nichts mit den Sinnen Erfaßbares mehr. Ich wirke mit einem Medikament, das ein körperloses Medikament ist, in jene Teile des Menschen hinein, die sich im Zeitablauf noch weniger verändern als die Nervenzellen, also zum Beispiel in die Knochensubstanz oder in andere Regionen des Körpers hinein, die kaum mehr stoffwechseln, bei denen viel Zeit vergeht, bis sie sich umgebaut haben. Je höhere Potenzen ich zubereite, desto mehr füge ich einem Medikament Zeit zu, weil Potenzieren heißt: Zeit zufügen.

Gleichsam zur Probe, ob ich Sie völlig richtig verstanden habe, möchte ich die von Ihnen in unser Gespräch eingeführten homöopathischen Begriffe zusammenfassend noch einmal selber zu formulieren versuchen.

«Potenzieren», das sagt das Wort, meint: in mathematischen Größenordnungen verstärken. Durch wiederholte Zufügung von Wasser oder einer andern Flüssigkeit wird aber die Ausgangssubstanz in den gleichen mathematischen Schritten auf ein Verhältnis von 1 : 10, 1 : 100, 1 : 1000, 1 : 10 000 usw. verdünnt. Geschähe dabei nichts weiter, so würde die Wirksubstanz im Ozean des Verdünnungsmediums allmählich verschwinden. Aber bei jedem Verdünnungsschritt wird die Flüssigkeit geschüttelt.

Damit wird ihr die Dimension der Zeit – die ja auch eine rhythmische Qualität ist – einverleibt, und dabei verstärken sich die heilsamen Kräfte im gleichen Maße, wie sich die Ausgangssubstanz verdünnt.

Ja, durch Verdünnen, kombiniert mit Schütteln, wird eine Dynamisierung der Wirkung erreicht. Aber nicht überall benötigen wir die homöopathisch stark intensivierten und durch die Potenzierung auch qualitativ veränderten Kräfte. Akute Störungen zum Beispiel können mit pflanzlichen Präparaten tiefer Potenzen behandelt werden, während bei chronischen Leiden normalerweise eher die höheren Potenzen des gleichen Medikaments wirksam sind.

«Chronisch» hängt mit «Chronos», «Zeit» zusammen. Chronische Leiden sind solche, die sich durch die Zeit dahinziehen, mit der Zeit verstärken. Bei ihnen, lege ich mir zurecht, müssen zeitwirksame, also hohe Potenzen eingesetzt werden.

In einem chronischen Krankheitsprozeß ändert sich eben während längerer Zeit von selbst kaum etwas. Ich muß daher viel Zeit zufügen. Bei Behandlung mit einem Medikament der Potenz D 30 läuft der Heilungsprozeß ungefähr in einem Dreißigstel der Zeit ab, die er ohne Mittel, bei Selbstheilung des Körpers, benötigen würde. Bei einer Krankheit, die etwa dreißig Tage dauern würde, bis sie der Mensch allmählich überwinden könnte, wird bei einem gutgewählten Medikament der Stärke D 30 das Leiden in einem Tag bereits nachlassen. Damit der Naturarzt in die Nerven hineinwirkt, deren aufbauender Stoffwechsel dem Mond unterliegt, benötigt er auch die Potenz D 30.

Auch bei Wetterstörungen, die sich mit dem Mond verändern und die sich über die Haut oder die Nerven auswirken – die Haut gehört ja auch dem Nervensystem an –, erzielt man mit D 30 den gewünschten Erfolg.

Störungen, die sich im Zyklus von etwa 200 Tagen verändern, müssen eventuell mit der Potenz D 200 angegangen werden, vorausgesetzt, daß schnelle Heilungen überhaupt angestrebt werden.

Und um noch ein extremes Beispiel zu wählen: Wollte ich eine ältere Person behandeln, bei der sich im Zeitraum von dreißig Jahren ein chronisches Knochenrheuma niedergeschlagen hat, so müßte ich bis in die Knochenablagerungen hineinwirken. Knochenbildung und Knochenmineralisierung unterliegen dem Saturn mit seiner dreißigjährigen Umlaufszeit. Ich müßte also eine Potenz von 30mal 365 (d. h. mal die Tage jedes Jahres), also D XM (= D 10 000), einsetzen, damit sich der physische Körper des Patienten in kurzer Zeit bis in die Knochen hinein reinigen könnte.

Dabei wäre aber sehr darauf zu achten, daß die mobilisierten Substanzen auch ausgeschieden werden könnten. Die Anwendung so hoher Potenzen wäre geradezu gefährlich, wenn nicht voraus die Ausscheidungs- und Lymphorgane mit Homöopathika gereinigt und gestärkt würden, weil sonst durch die zur Ausscheidung mobilisierten Substanzen Erstverschlimmerungen auftreten könnten.

Ich schließe daraus, daß Sie nur selten mit so enorm hohen Potenzen arbeiten.

Ja, ich bin mit solchen Höchstpotenzen sehr zurückhaltend. Die Möglichkeit einer schnellen und bis in die starrsten Körpergebiete reichenden Heilung könnte leicht zum Gebrauch dieser Heilmittel verführen. Ein weiteres Problem entsteht noch dadurch, daß sich in so kurzer Heilungszeit die Seele nicht rasch genug unter der Regie des Geistes entwickeln kann. Sie wird wohl aus dem Körper befreit, aber zu ihrer Weiterbildung muß der Mensch selber durch schöpferische und künstlerische Tätigkeit beitragen.

Mit Homöopathika wirkt man in die Zukunft hinein. Das bedeutet, daß mit ihnen vererbte Krankheiten so vorangetrieben werden können, daß sie noch zu Lebzeiten überwunden werden. Wenn zum Beispiel ein Organ in der Entwicklung zurückgeblieben ist, kann dieser spezifische Prozeß der Organentwicklung durch den zugehörigen Naturprozeß bis auf den Entwicklungsstand der anderen Organe gebracht werden, und der Mensch kann sich wieder harmonisch entwickeln. Mit Tiefpotenzen erreicht man das Stoffwechselgebiet, in dem starke Aktivitäten im Gang sind, wo sich die Zellen fast stündlich erneuern; Hochpotenzen beeinflussen, wie gesagt, das erstarrte Gebiet des Menschen, wo sich wenig mehr ändert, wo er nahezu schon tot ist, zum Beispiel die Knochen.

Wie kommt es überhaupt, daß eine Krankheit sich so tief im Menschen festsetzen kann, daß sie sogar seine härteste Substanz durchdringt?

Solche chronischen Krankheiten haben ihren Grund darin, daß sich im Seelischen Leiden über lange Zeit stauen, weil sie nicht bewältigt werden können. Rheuma ist ein körperlich gewordener seelischer Schmerz. Das Unvermögen der Seele sich mitzuteilen, wird zur körperlichen Unbeweglichkeit und Starre. Dauert diese Wirkung von der Seele auf den Körper über dreißig Jahre, dann sitzt die Krankheit tief im Körper. Muskel-, Bindegewebe- und Gelenkrheuma sind Vorstadien auf diesem Inkarnationsweg zum Knochenrheuma.

Körperliche Schmerzen haben ihren Ursprung im Nichtkörperlichen, im Seelischen.

Ja, und wir müssen, mit Hochpotenzen, tief in den physischen Körper hineinwirken, damit sich die dort verhakte Seele lösen kann und wieder frei wird. Darauf stellt sich auch eine Besserung des psychischen Befindens ein.

Der Ursprung jeder tiefen körperlichen Krankheit liegt im Seelischen. Andererseits ist der Ursprung psychischer Krankheiten wie der Schizophrenie und anderer Leiden im Stoffwechsel des Körpers zu suchen. Solche Leiden müssen daher als erstes eher mit Tiefpotenzen angegangen werden.

Das sind höchst überraschende, wohl noch selten erkannte Zusammenhänge.

Bei Organpräparaten, also homöopathisch verarbeiten Organen, verhält es sich nochmals anders.

Organpräparate – sind das homöopathisch aufgeschlossene Organsubstanzen von Tieren und eventuell Menschen?

Ja. Damit lassen sich im organischen Bereich des Menschen sehr schnelle Wirkungen erzielen. Organpräparate werden genau gleich zubereitet wie mineralische und pflanzliche Homöopathika.

Wenn ich das erkrankte Organ eines Menschen mit einem Organpräparat der dreißigsten Potenz behandle, spreche ich den Nerven-/Sinnespol in diesem kranken Organ an, ich vermittle ihm somit Formkräfte und kann so zum Beispiel Entzündungen eindämmen. Fast jedes Organ hat ja einen Nervenpol, einen Stoffwechselpol und dazwischen einen rhythmischen Teil, das heißt es steht in einem Gleichgewicht zwischen Aufbau und Abbau.

Der Nerven-/Sinnespol wird durch eine Potenz D 30 geläutert, so daß durch die Organnerven wieder Seelen- und Geistkräfte eindringen können. Sinnesorgane sind eben Eintrittspforten des Geistes, sie müssen daher rein gehalten werden.

Wenn ich umgekehrt ein Organ mit einem Organpräparat niedriger Potenz beeinflusse, aktiviere ich die Stoffwechselseite dieses Organs, und die Entzündungsfähigkeit wird größer. Das ist eine geeignete Methode, um chronisch eingeschlafene Prozesse neu zu erwecken, damit sich der Körper wieder fegt und eine Umgestaltung des Organs erreicht werden kann.

Können Sie das an einem Beispiel veranschaulichen?

Ich denke an Netzhautentzündungen. Sie sind sehr gefährlich. Werden sie akut, ist man blind. Im Auge erträgt der Mensch keine Entzündung; er erblindet, obwohl die Entzündung vielleicht der Versuch, der sinnvolle Versuch des Körpers ist, das erkrankte Gewebe zu regenerieren, den Stoffwechsel anzuregen, die Ablagerungen zu verbrennen.

Wenn ich bei einer solchen Erkrankung der Netzhaut Retina D 30 verabreiche, spreche ich den Formpol, die Formkräfte in der Netzhaut an. Die akute Entzündung kann so sehr schnell eingedämmt werden.

Aber aufgepaßt! Wenn ich Retina in einer tiefen Potenz gäbe, würde der Patient sofort blind, weil der Stoffwechsel zu aktiv würde, weil die Retina, die Netzhaut, sich zu schnell umgestalten und damit vorübergehend ein Sehverlust eintreten würde.

Wird für das Medikament Retina eine menschliche Netzhaut als Ausgangsstoff verarbeitet?

Organpräparate können aus menschlichen Organen hergestellt sein, doch ist das lange nicht immer der Fall. In den Naturreichen ist ja der ganze Mensch ausgebreitet. Ideal wäre es bei unserem Beispiel darum, ein Tier auszuwählen, dessen Auge sein Hauptorgan ist.

Sie meinen den Adler?

Die Netzhaut eines Adlers oder das Auge eines Tintenfisches müßte ich verarbeiten. Diese beiden Tiere besitzen höchstentwickelte Augen. Möchte ich aber mit einem Organpräparat aufs Herz wirken, dann müßte ich es aus einem Löwenherz zubereiten.

Ein solches Präparat hätte mit absoluter Sicherheit die phantastischsten Heilwirkungen auf das menschliche Herz.

Damit läßt sich sagen, daß mineralische Heilmittel homöopathischer Art – es geht immer um Homöopathie – pflanzliche Heilmittel, tierische Heilmittel und Organpräparate je ihre spezifische Anwendungs- und Wirkungsweise haben.

Das einzusehen, ist sehr wichtig. Mineralische Heilmittel wirken auf das Geistige im Menschen, weil die Materie eigentlich kondensierten Geist darstellt. Mit pflanzlichen Heilmitteln kann in den Ätherleib des Menschen hineingewirkt werden, und Organpräparate – die immer aus den Organen höherer Tiere oder des Menschen hergestellt sind – eignen sich am besten dazu, den Physischen Leib zu beeinflussen, wobei die Organe der höheren Tierwelt auch noch indirekt über den Ätherleib in den Physischen Leib wirken.

Da spielt ein Gesetz der Umkehr, der Spiegelung in der Vertikalen. Das Oberste heilt das Unterste, das Unterste heilt das Oberste.

Das verhält sich einerseits genau so, denn die Heilung geschieht durch Überwindung. Das Mineral muß durch den Wärme-Menschen, durch den Wärme-Organismus des Menschen, also durch seinen Geist, überwunden werden, die Pflanze, das pflanzliche Heilmittel, durch das Tier im Menschen, durch die Seele. Und das durch das Heilmittel eingeführte tierische Element muß durch das Pflanzliche im Menschen, seinen Ätherleib, aufgefangen und aufgehalten werden.

Die Vorgänge sind eigentlich dieselben wie in der Natur. Die Vegetation reguliert den Tierbestand, und die Tiere ihrerseits regulieren den Pflanzenbestand. Und die Wüste reguliert wieder das Geistige im Menschen; in der Steinwüste wird der

Mensch wieder auf seinen Geist zurückgeworfen. Wer drei Tage allein in der Bergwelt über der Baumgrenze zubringt, wird das bestätigen.

Umgekehrt kann man aber auch sagen, daß ich mit tierischen Heilmitteln in das Tierische des Menschen, in seinen Seelenbereich, hineinwirke, daß ich mit einem pflanzlichen Präparat die pflanzlichen Strukturen, die Leber, den Ätherleib, beeinflusse, und daß ich mit Medikamenten mineralischer Art die Knochen, den Physischen Leib, beeinflussen kann.

Das ist alles sehr kompliziert.

Mit einem Organpräparat, zum Beispiel Prostata D 3, wirke ich direkt auf die Prostata. Verallgemeinert heißt das: Mit einem Element der Natur übe ich auf das entsprechende Element im Menschen eine Wirkung aus. Überwunden aber wird es durch sein Gegenteiliges, durch das Element, welches polar zu ihm steht. Es besteht ein Unterschied zwischen Anregen und Überwinden, zwischen Mobilisieren und Heilen. Mit Reflexzonentherapien, wie sie heute in Mode gekommen sind, wird sehr gut mobilisiert, werden aber erst die Voraussetzungen für eine wirkliche Heilung geschaffen.

Mit allopathischen Medikamenten, wie sie die Schulmedizin einsetzt, wird, wie ich es sehe, eine Art Kampf gegen den bösen Feind, die Krankheit, geführt. Homöopathische Heilmittel aber geben die Chance, die Ursache der Krankheit zu beheben.

Wenn sie der Patient nutzt! Genau hier liegt auch eine wesentliche Gefahr der homöopathischen Methode. Ich kann dem Körper mit dem Naturprozeß meinen Krankheitsprozeß abnehmen.

Das Heilmittel erledigt für mich mein Problem – für eine gewisse Zeit. Die Potenz D30 wirkt ungefähr einen Monat,

D 200 etwa 200 Tage lang. Die Aufgabe wäre nun, daß sich der Mensch während der Zeit, in der ihm die Natur die Krankheit abnimmt, auf seinem menschlichen Niveau weiterentwickelt. Er sollte dazu Sorge tragen, daß sich seine Seele unter der Regie seines Geistes neu gestaltet, sich in seinem Körper auf neue Weise wirksam macht. Geschieht das nicht, muß er nach einem Monat oder nach 200 Tagen wieder ein Kügelchen schlucken. Er müßte ständig die Naturprozesse der Heilmittel konsumieren und käme als Mensch selber nicht weiter. Daher ist es so wichtig, durch eigene Aktivitäten, wie sie die Eurythmie[11], die künstlerischen Therapien zur Verfügung stellen, diese Zeit zu nutzen, um das eigene Menschsein zu stärken, damit später die homöopathischen Mittel überhaupt nicht mehr notwendig sind.

Der Mensch ist ein Geschöpf und sollte daher, wenn er gesund sein will, selber auch schöpferisch tätig sein, aus diesem Grunde sind künstlerische Therapien so wichtig.

Was geht denn eigentlich bei der Bewältigung eines Krankheitsprozesses im Menschen vor sich?

Im Grunde genommen geht jede Heilung von der Seele, genauer gesprochen vom Astralleib, aus. Der Astralleib, der den Trieben des Menschen unterworfen ist, verkrallt sich in irgendein Organ, beispielsweise ins Urogenital-, ins Nierensystem. Diese Verkrallung des Astralleibes führt zur Krankheit. Als Naturarzt suche ich in der Natur nach einer Erscheinung, die der Natur dieser Krankheit entspricht.

Eine solche Entsprechung ist die Schlange. Die Schlange stellt in der Natur den Urogenitaltrakt dar. Wenn ich nun Schlangensubstanz in einem homöopathischen Mittel verabreiche, hat der Astralleib die Möglichkeit, sich aus dem Urogenitalsystem zu entkrallen, weil ihm diese Verhakung durch das Tier, die Schlange, abgenommen wird. Der Astralleib wird wieder frei, so wie sich's für den Menschen gehört. Er kann sich erholen, wenn der Geist wieder die Leitung der Triebe in der Seele übernehmen kann, und dieses richtige Verhältnis der Wesensglieder zueinander kann ich nach oder mit der medikamentösen Behandlung konsolidieren, wenn ich zum Beispiel Eurythmie treibe.

Das betrifft natürlich nicht nur die Schlange als Heilmittel, das gilt auch für Medikamente mineralischer, pflanzlicher und metallischer Herkunft. Indem ich der Krankheit mit einer in der Natur vorkommenden, in ihrer Absolutheit gewissermaßen pathologischen Erscheinung begegne, veranlasse ich die Natur, dem Menschen das Leiden abzunehmen.

Haben wir damit den ganzen Kreis der homöopathischen Heilmittel durchschritten?

Nicht zu vergessen sind die Nosoden. Das sind aus Krankheitsstoffen, Viren, Bakterien und Giften zur Potenzierung gewonnene Medikamente.

Sofort stellt sich natürlich die grundsätzliche Frage, ob es sinnvoll sei, einem kranken oder gesunden Menschen Krankheitsstoffe zu verabreichen. Unwillkürlich denkt man an die heute so verbreiteten Impfprozeduren. Schon den Kindern werden immer wieder Krankheitsstoffe eingeimpft. Man macht sie also unterschwellig krank. Als Arzt überlegt man sich natürlich: Ist das richtig, oder sollte man die Krankheitskeime nicht potenziert abgeben?

Liegt nicht in dem Impfen eine der homöopathischen Vorstellungen – wenn man sich an den genauen Sinn des Wortes Homöopathie hält – vergleichbare Heilweise zugrunde? Ich begegne, wenn auch nicht in potenzierter Form Gleichem mit Gleichem oder mindestens mit Ähnlichem, Pocken beispielsweise mit Kuhpocken.

Im Unterschied zur Homöopathie wird beim Impfen der Krankheitsprozeß nicht abgenommen, sondern in den gesunden Körper eingeführt. Man ruft die körpereigenen Kräfte auf, die eingeimpfte Krankheit zu überwinden, was diese Kräfte aber auch konsumiert.

Homöopathische Heilmittel nehmen dem Menschen den Krankheitsprozeß ab, und der Astralleib kann sich erholen. Behandelt wird also der kranke Mensch – darin besteht die große Verschiedenheit.

Und mit Nosoden ist es möglich . . .

. . . Impfschäden auszugleichen!

Impfschäden auszugleichen?

Ja wirklich. Die Erfahrung zeigt nämlich, daß viele Krankheiten mit homöopathischen Heilmitteln aus den vier Naturreichen Mineralreich, Pflanzenreich, Tierreich, Menschenreich nicht mehr anzugehen sind. Meistens rührt das von einer Impfbarriere her, einer Barriere, die eben zeigt, daß der Körper, genauer gesprochen der Ätherleib, durch künstlich eingepflanzte Krankheiten verbraucht wurde. Es wurden ihm Lebenskräfte abgezwackt, gegen eine dem Körper aufgeladene Krankheit wurden Lebenskräfte mobilisiert. Die fehlen aber dem wachsenden Kinde für seine Organentwicklung, auch wenn das nicht ohne weiteres festzustellen ist.

Als Beweis dafür, daß Impfen krank machen kann, mag die Tatsache gelten, daß viele Krankheiten erst durch die Verabreichung einer Impfschäden ausgleichenden Nosode abheilen.

Die konsequente Überlegung würde demnach heißen: Weg vom landläufigen Impfen, dafür im Falle einer Erkrankung homöopathische Mittel anwenden?

Man kann sehr gut all die Krankheiten, gegen die sonst geimpft wird, im Augenblick, da sie im Menschen Fuß gefaßt haben, homöopathisch behandeln.

Auch mit Nosoden?

Dazu kann man Nosoden benützen, vielleicht aber erst in einer Spätphase, dann, wenn die Krankheit nicht richtig überwunden worden ist.

In der akuten Phase würde ich pflanzliche Präparate vorziehen, um mit ihnen beispielsweise Kinderkrankheiten zu überwinden.

Gibt es weitere Ausgangsstoffe für Nosoden?

Die Tuberkulosenosode, die Trippernosode, die Syphilisnosode und das Psorinum, die Krätzennosode, sind die vier wichtigsten Nosoden für die vier Temperamente. Aus jedem Krankheitsstoff lassen sich Nosoden herstellen.

Wie werden diese weiteren Nosoden medizinisch eingesetzt?

Die Krankheiten, aus denen die erwähnten vier Präparate gewonnen werden, können sich über Generationen nachteilig auswirken. In den Nachkommen treten oft den ursprünglichen Leiden ähnliche Krankheitsbilder auf, ohne daß die in der Generationenreihe anfänglich durchgemachte Krankheit akut ausbräche. In diesen Fällen ist es oft angezeigt, die entsprechende Nosode einzusetzen.

Mit den Erregern der Tuberkulose, des Trippers, der Syphilis usw. wird man übrigens nicht in der Weise angesteckt, wie man sich das im allgemeinen vorstellt, sondern sie keimen nur auf Grund einer diskrepanten Situation im Menschen.

Die Vorstellung ist mir neu. Im Menschen bildet sich eine unharmonische Situation, er lebt in Spannungen, die ja nur nichtkörperlicher Art sein können, und daraus bilden sich Krankheitserreger, die den physischen Körper schädigen?

Wir können die Situation mit dem Befall eines Baumes mit Pilzen vergleichen. Wenn ein Baum gesund ist, setzt sich kein Pilz auf ihm fest; wird er krank, profitieren aber die parasitären Lebewesen von seiner Krankheit und entwickeln sich zu einer kräftigen Kultur. Was dem Baum den Tod bringt, ist für den Baumpilz die Gelegenheit zur Entfaltung, zur Ausbreitung, zum Leben.

Beim Menschen ist das ebenso. Wenn sein Geist, seine Seele und sein Leben, die Lebenskräfte, richtig im Körper stecken, zeigen sich keine Lücken, keine Zwischenräume, in denen Parasitäres entstehen und gedeihen kann. Stimmen die Wesensglieder in ihren Verhältnissen jedoch nicht überein, dann entstehen Diskrepanzen, und Krankheiten treten auf. Ein Kind bekommt, um ein Beispiel zu nennen, von den Eltern Vererbungskräfte mit ins Leben. In seinem von ihnen erhaltenen Leib muß es aber sein eigenes Ich entfalten, es muß ihn für sein Ich bewohnbar machen. Im Kind bilden sich bei diesem Aneignungsprozeß Diskrepanzen, Lücken, und darin entstehen Kinderkrankheiten. Diese haben den Zweck, die fremden Kräfte aus dem vererbten, dem mitbekommenen Leib herauszutreiben, ihn zu reinigen, damit er für den jungen Menschen zum Tempel des Geistes werden kann.

Des eigenen Geistes?

Ja, des eigenen Geistes. Und überall dort, wo das nicht geschehen kann, ist der Boden vorhanden, auf dem sich Parasitäres einnisten kann, eben Typhuskrankheiten oder die Geschlechtskrankheiten. Die Disposition für letztere kann sich zum Beispiel aus einer Völkervermischung ergeben. Diese kann zur Folge haben, daß Seele und Körper nicht mehr zusammenspielen.

Ein Virus, ein Bakterium ist das Produkt eines Diskrepanzzustandes im Menschen. Wenn ich die Krankheitssubstanz homöopathisch verarbeite und sie dann dem Menschen zuführe, kann der Astralleib, der sich in dieser bestimmten Hinsicht zu falscher Tätigkeit hat bewegen lassen und eine Geschlechtskrankheit, eine Masernkrankheit bewirkt hat, seine Verkrallung lösen. Der Astralleib wird wieder für seine ihm im Menschen zugewiesene Funktion frei.

Sehen Sie mit dieser Auffassung der Krankheit auch eine Möglichkeit, etwas gegen Aids zu tun?

Aids ist ein Virusgeschehen. Viren sind halbkristalline Bildungen, die sich an dem im Menschen sich gleichsam auskristallisierenden Nervensystem festsetzen. Solche Viren entstehen dort, wo gestreßte Nerven normales menschliches Tun verhindern.

Durch die Hektik der Kommunikation im heutigen Computerzeitalter wird der Mensch zum Reflexsystem, durch das Auto zum Reflexmechanismus. Alles, was entzündlich im Körper ist, was erwärmend in Körper und Seele wirkt, wird durch die verhärtenden Tendenzen der Medizin, womit ich zum Beispiel die Abgabe von Antibiotika und Vitamin D und die Fluorisierung meine, zurückgedämmt. Das bewirkt eine Sklerotisierung, eine Kristallisierung im Körper. Auch durch die modernen Röntgen- und Spinresonanzmethoden (Untersuchungen im starken Magnetfeld) wird der Mensch gleichsam in einen Kristall verwandelt.

Ein so behandelter Körper kann nicht mehr richtiger Tempel der menschlichen Seele, des menschlichen Geistes sein. Folgerichtig, zwangsläufig muß sich darum so etwas wie ein Aids-

Virus, eben auch eine Art kristalliner Bildung einstellen, wobei gerade Menschen befallen werden können, die sich bemühen diese Tendenzen nicht mitzumachen, die sehr feinfühlig sind und ihren eigenen Weg zu gehen versuchen.

Glauben Sie, daß die Homöopathie auch hier helfend eingreifen kann?

Gerade mit den Nosoden kann man das Immunsystem, das heißt eigentlich: den Ätherleib, beispielsweise von den durch die Impfung eingepflanzten Krankheiten reinigen; man kann das Leben, die Lebenskräfte, aus der entstandenen Verhärtung freimachen, damit sie die Immunkrankheiten, die Schwächen im Immunsystem, wieder beseitigen können. Damit erhält man eine günstigere Ausgangslage, um dem Virus selber zu begegnen. Die im Körper immer noch vorhandene Diskrepanz, die zu den Parasiten führt, muß jedoch mit pflanzlichen, metallischen und tierischen homöopathischen Mitteln angegangen werden.

So wäre Aids mit Ihrer Heilmethode also zu lindern oder gar zu heilen?

Aids ist sicher in jedem Stadium zu lindern. Aber das wirkliche Heilmittel, die Krankheit zu überwinden, besteht darin, einen sozialen Organismus zu schaffen, der den Menschen als denkendes, fühlendes und wollendes Wesen ernstnimmt und nicht nur seinen Denkpol beansprucht. Der wichtigste Schritt besteht darin, Schulen zu gründen, in denen dem Kind, wie es Rudolf Steiner gemeint hat, ermöglicht wird, seine Seele zu entwickeln; wo es nicht auf ein materielles Ziel hin getrimmt wird, wo ihm vielmehr menschliche Ziele gesetzt werden.

Sie sehen Aids also als eine Art Sozialkrankheit an?

Unbedingt.

Eine andere die Homöopathie betreffende Frage scheint mir noch wichtig zu sein. Nosoden wie andere aus giftigen Ausgangssubstanzen zubereitete Heilmittel sind in der Verdünnung so wirksam wie Homöopathika aus harmlosen Substanzen, aber sie wirken nicht mehr als Gifte, sondern eben heilend. Wie kommt das?

Die Homöopathen pflegen gern zu sagen, die Wirkung des Giftes kehre sich um; sie sprechen vom Umkehreffekt der Medikamente. Man müßte das meines Erachtens präziser formulieren. Nicht die Substanz wirkt von einer gewissen Verdünnung an gegenteilig, sondern der Körper reagiert gegenteilig auf sie. Statt überwältigt zu werden von ihr kann der Körper im Sinne der Gesundung reagieren.

Homöopathika wirken ja nur im lebendigen Körper. Wenn ich einem Leichnam Homöopathika eingebe, geschieht gar nichts. Der Umkehreffekt stammt vom Lebewesen, in dem sie ihre Wirksamkeit entfalten.

Die Antwort des Körpers – oder der Körper – auf das Medikament ist ganz verschieden. Eine Substanz ist krankheitserregend oder giftig, je nachdem der Mensch beschaffen ist. Gift ist nichts anderes als Geistiges oder Seelisches, das an einem Ort zu stark inkarniert ist, der nicht dazu gestaltet ist, es aufzunehmen. Eine Pflanze ist dann giftig, wenn sie eine Art Seelisches hat, denn für eine Pflanze gehört sich nur Lebendiges. Ein Tier ist dann giftig, wenn es Geistiges enthält, weil sich für ein Tier nur Seelisches gehört. Geistiges steht nur dem Menschenreich zu.

Für einen Menschen ist eine Substanz nur dann giftig, wenn sein Körper nicht mehr Tempel für diese Art Seelisches oder Geistiges sein kann.

«Für diese Art» – heißt das: für die mit der Substanz verwandte Art von Seelischem und Geistigem?

So meine ich es. Es gibt zum Beispiel Leute, die den Fliegenpilz vertragen; für sie ist er nicht giftig. Das sind Menschen, die sich meditativ sehr stark geschult haben, so daß zwischen dem Kopf und dem Körper praktisch kein Widerspruch mehr vorhanden ist. Beim normalen Menschen besteht in der Regel ein solcher Widerspruch, und der Fliegenpilz wirkt giftig.

Aus dem gleichen Grund verträgt der eine Mensch die Radioaktivität bei Bestrahlung, zum Beispiel gegen Krebs, ohne daß sich Schäden wie Haarausfall einstellen, der andere reagiert stark auf die gleiche Behandlung, weil jeder Körper Tempel seiner individuell gestalteten Seele und seines bis zu einem gewissen Grad inkarnierten Geistes ist.

Und je mehr diese individuelle Seele, dieser eigene Geist in den Körper hineinwirken können, desto mehr gelingt es, die Giftstoffe zu überwinden?

Ich kann das Gesagte an einem weiteren Beispiel verdeutlichen: der Wirkung von Blei. Für hagere, lebensschwache Leute mit bleigrauer Gesichtsfarbe ist Blei so unverträglich, daß es auf sie noch in der sechsten Potenz als Gift wirkt. Andere Leute, die von sprudelnder Lebenskraft überschäumen, die wie Berner Rosenäpfel aussehen, benötigen geradezu Blei, und zwar in tieferer Potenz.

Der Geist des Bleis ist für den Menschen dann giftig, wenn sein eigener Körper zu schwach ist, um den fremden Geist zu überwinden.

Bei solchen homöopathisch verarbeiteten Giftstoffen muß man sich also vorstellen, daß sie weiterhin mit ihrem Gift, wenn auch in feiner Art, wirken, dann aber von einem bestimmten Moment an ihre feindliche Wirkung verlieren und im Menschen die Gegenkräfte aktivieren. Wo liegt dieser Umkehrpunkt?

Was im Menschen die Umkehrung bestimmt, ist im Grunde genommen seine tiefe Liebesfähigkeit, denn Liebe verbindet, und Gift läßt den Menschen in seine Elemente zerfallen. Im Tod zerfällt der Mensch, in der Liebe verbindet er sich. Und die Liebe ist das wichtigste Mittel zur Überwindung von Giften.

Die herkömmliche Wissenschaft würde fragen: Was hat denn Liebe mit Medizin zu tun? Sie sehen in der Liebe eine Substanz, eine Art Wirkstoff, nicht einfach ein Gefühl, ein Hingezogensein, sondern eine Kraft, die im Heilungsgeschehen eine Wirkung ausübt?

Liebe ist *das* Heilmittel. Man kann zum Beispiel das Experiment veranstalten, daß man jemanden eine radioaktive Flüssigkeit schütteln läßt. Wird sie in Liebe geschüttelt, ist sie weniger radioaktiv als zuvor, weil die Liebe verbindet und gegen den Zerfall, in diesem Fall den Zerfall der Materie, wirkt.

Von hellsichtigen Leuten, nicht von mir, wurde beobachtet, daß bei Menschen, die durch die Katastrophe von Tschernobyl radioaktiv verseucht worden sind, sich vor allem um den Hals eine braune Aura gebildet hat. Ganz wenige Menschen haben diese Aura nicht getragen. Das waren solche, die innerlich eine große Liebesfähigkeit entwickelt haben.

Man sollte wissen, daß dasjenige Mittel, welches uns schützen kann und uns in der Zukunft vor aller Giftigkeit, vor allen Arten von Giften schützen wird, die Liebe ist.

Metalle sind Fremdlinge auf unserer Erde

In unseren Gesprächen ist einmal auch der Begriff «metallische Heilmittel» gefallen, ohne daß wir uns näher damit beschäftigt hätten. Welche Bedeutung haben die metallischen Heilmittel in der Hand des Arztes? Eignen sie sich unter Umständen für eine besondere Art der Therapie?

Es gibt verschiedene mögliche Anwendungsweisen: Metallische Heilmittel können wie andere Homöopathika angewendet werden. Metallische Substanzen können aber auch einer Salbe beigemischt werden, und schließlich ist es möglich, reine Metalle direkt aufzulegen.

Wie unterscheiden sich Metalle in ihrem spezifischen Charakter von nichtmetallischen Heilmitteln?

Metalle sind auf der Erde wirklich etwas sehr Eigenartiges, nicht zu vergleichen mit Mineralien, mit Salzen. Metalle fallen dadurch auf, daß sie glänzen, daß sie schmelzbar sind, daß sie formbar sind, sich schmieden und gießen lassen. Sie können vorzüglich als Material dienen, womit sich Werke der Kunst und der Technik ausführen lassen.

So lassen sich die irdischen Substanzen in zwei große Gruppen einteilen: Einerseits haben wir mineralische, erdige Stoffe; sie zeigen sich in ihrer edelsten «Selbstdarstellung» gerne in Kristallform. Andererseits gibt es Metalle, die als reine Substanzen diese Eigenschaften nicht haben, dafür aber, wie Sie sagten, bieg- und formbar sind und glänzen, auch Wärme und Elektrizität leiten.

Metalle kommen wirklich auf der Erde in ganz besonderer Art vor als mineralische Substanzen, nicht unbedingt in Kristallform, sondern in Adern, die die Erdkruste durchziehen. Sie zeigen etwas Fließendes; schon in den Lagerstätten ist ihre Beweglichkeit zu bemerken.

Was läßt sich daraus schließen?

Ich spreche von den gewissermaßen «klassischen» sieben Metallen Gold, Silber, Quecksilber, Kupfer, Eisen, Zinn und Blei; alle andern Metalle und Halbmetalle verkörpern sozusagen Zwischenwerte.

Diese Metalle sind Fremdlinge auf der Erde. Sie ziehen sich nicht nur hier durch die Erdenstoffe hindurch. Auch im Periodischen System der Elemente schlängeln sie sich, ebenfalls als Fremdlinge, durch alle Arten verschiedener Elemente und können im System nirgends ordentlich plaziert werden.

Ein Fremdling ist da, wo er sich aufhält, nicht zu Hause; seine Heimat liegt anderswo. Wenn die Metalle also nicht von der Erde stammen, woher kommen sie denn?

Die Metalle sind alle in der uns umgebenden Luft nachweisbar. Sie kommen vom Himmel. Sie glänzen, wie gesagt, sie glitzern und spiegeln.

Wenn wir uns in der Natur umschauen, finden wir die Parallele am Sternenhimmel. Die Sterne glitzern und funkeln, und durch die Planeten wird das Licht der Sonne auf die Erde gespiegelt. Die Planeten sind die beweglichen, wandernden Sterne, genauso wie auch die Metalle eine innere Beweglichkeit zeigen.

Darf man so weit gehen und sagen, daß durch die Metalle ein Stück Planetenwelt auf die Erde kommt, daß sie das Bewegliche, vielleicht sogar das Lebendige, auf die Erde bringen? Daß die Erde ohne diese Zugabe, dieses Geschenk von außen, tot sein müßte?

Die Lichterwelt der Planeten ist in den Metallen zur Materie geronnen.

Demnach wäre das Metallische eine Art auf die Erde zugewandertes Planetenwesen?

Ja. Wenn wir nachforschen, was eigentlich Leben ist, kommen wir zur Einsicht: Zum Leben gehört Bewegung; wo Leben ist, ist Bewegung; diese Bewegung, diese Beweglichkeit muß mit Licht zusammenkommen, denn ohne Licht gibt es kein Leben. Wo Licht und Bewegung zusammentreffen, kann Leben sein.

Eine ganz neue Deutung des Lebens dünkt mich das. Die herkömmliche Wissenschaft sucht das Leben in der Materie, in der faßbaren Substanz, im Toten. Sie dringt mit Mikroskopen und andern Hilfsmitteln wie chemischen Substanzen und unsichtbaren Strahlen, in die Mikrowelt ein, in der immer wieder enttäuschten Absicht, irgendwo aus dem Toten das Leben hervorgehen zu sehen.

Ihrer ärztlichen Auffassung nach aber ist der Erdenanteil, der Materieanteil an einem Lebewesen das Tote, und erst durch die Wirkung der Planeten wird dieses Tote zum Leben erweckt.

Es wird gar nichts zum Leben erweckt. Ich darf hier auf den immer wieder erwähnten Versuch des Biophysikers Stanley Lloyd Miller[12] hinweisen, der, auf der Suche nach der Entstehung des Lebens, ein Gasgemisch, das seiner Meinung nach der Uratmosphäre entsprach, von künstlichen Blitzen durchzucken ließ. Auf diese Weise entstanden Eiweiße, die Grundbestandteile des Lebens. Nur sind diese Eiweiße mausetot; sie geben nicht die geringste Antwort auf die Frage: Wie entsteht Leben?

Bereits die Fragestellung ist einseitig. Ich muß nicht nur fragen: Wie entsteht das Leben aus dem Toten? Sondern auch: Wie entsteht der Tod aus dem Leben? Dafür habe ich auf der Erde genügend Beispiele. Ich bemerke, wie die Bäume sterben, wie sie im Herbst ihr Laub fallen lassen und nur in den Blättern sterben. Ich sehe, wie überall aus Lebendigem Totes ausgeschieden wird.

Das geschieht immer dann, wenn die Erdenschwere stärker wird als die Wirkung der Planeten?

Wenn die Berührung durch die kosmischen Kräfte, durch die planetarische Lichterwelt aufhört . . .

. . . erhält die Erde die Oberhand und manifestiert sich als Sterben.

Wenn ich die Welt um mich herum rein registrierend wie ein Experiment beobachte, so stelle ich immer wieder fest, daß der Tod aus dem Leben entsteht.

Wenn das Leben andererseits durch planetarische Einflüsse, die sich in den Metallen spiegeln, auf der Erde möglich wird, so gilt es doch auch zu differenzieren. Wir haben es nicht einfach mit der Substanz Metall zu tun, sondern mit sieben Metallen verschiedenen Charakters. Es gibt auf der anderen Seite die sieben «alten», das heißt schon zum antiken Weltbild gehörenden, Planeten: Sonne, Mond, Merkur, Venus, Mars, Jupiter, Saturn, denen seit alter Zeit diese Metalle zugeordnet werden. Von jedem Planeten müßte, was auch die Astrologie behauptet, eine andere Lebenswirkung auf die Erde kommen.

Ich möchte als erstes die Wirkung der Sonne, die uns den Tag und die Wärme bringt, von allen anderen Planeten unterscheiden, die Nachtgestirne sind und dann erst richtig scheinen, wenn die Sonne untergegangen ist. Die Sonne weckt uns am Morgen und läßt uns aufstehen.

Und sie begleitet uns den ganzen Tag.

Sie begleitet uns, und wenn sie sich am Abend «zur Ruhe legt», hat auch der Mensch das Bedürfnis, sich in die Horizontale auszustrecken.

Die anderen sichtbaren Planeten, Mond, Merkur, Venus, Mars, Jupiter, Saturn – von den unsichtbaren drei weiteren ist später noch zu sprechen – sind wohl ein Geschenk an den Menschen. Sie sollen dafür sorgen, daß er nachtsüber die Verbindung mit den Sonnenkräften, mit den Kräften des Geistes, die von der Sonne auf die Erde niederströmen, nicht verliert. Das Licht der Sonne, das uns von den Planeten zugespiegelt wird, ist ein Geschenk des Schöpfers. Es sagt dem Menschen, der sich in die Dunkelheit begeben hat, daß er sich in der Dunkelheit nicht verloren fühlen muß, daß er den Anschluß an den Geist doch noch fühlen und erleben kann.

Der jeden Tag symbolisch mit der Sonne zurückkehrt!

Ja. – In der Tat spiegelt jeder Planet den Geist, den er vom Licht der Sonne erhält, in seiner eigenen Art und in seinem eigenen Rhythmus auf die Erde nieder, wo er in ganz spezieller Art in die Lebensprozesse verwoben ist, die wir beobachten können.

Wie sich die Sonne am Morgen früh am Horizont von der Erde loslöst, löst sich die Pflanze im Frühjahr in ihrem Stengelwachstum vom Boden in Richtung Sonne dem Himmel zu. Um diesen Stengel gruppieren sich die Blätter, die Blüten und alle andern Lebensprozesse, wie die Planeten um die Sonne.

Der Stengel ist, wenn ich diese symbolische – das heißt die kleine und die große Wirklichkeit umfassende – Betrachtungsweise weiterführe, das Hauptorgan, ist der von der Sonne gebildete Teil jeder Pflanze?

Im Stengel kommt die Sehnsucht der Pflanze zum Ausdruck, sich zu Höherem zu erheben, in die geistige Welt zurückzufinden, so wie im Menschen das Bedürfnis, am Morgen aufzustehen, der innere Antrieb ist, der Sonne entgegenzugehen. Es ist auch das Verlangen des Bergsteigers, am Morgen früh die Berge zu erklimmen, sich der Sonne hinzugeben.

Die Sonne weckt die Aufrichte- und Aufstrebungskräfte des Menschen und der Pflanze. Wie äußert sich diese Wirkung in seinem Verhältnis zum Metallischen?

Das Bedürfnis, das Herzenslicht dem Sonnenlicht entgegenzutragen, ist das Bedürfnis, das Herzensgold mit dem Sonnengold zu vereinen.

In welcher Weise hat das seine medizinischen Konsequenzen?

Mit Gold in feiner Verdünnung, beispielsweise in der Potenz D 30 eingenommen, wird es licht ums Herz. Der Mensch spürt diese Lichtes-, die Geisteskräfte in sich, und er kann sich von einer Depression, von einer Dunkelheit, einer Umnachtung im Herzen erholen.

Das Gold erweist sich als die universellste Substanz für die Behandlung einer Depression. Wir können das selber auf andere Weise erlebbar machen, indem wir in den Ferien in den Süden fahren, in ein sonniges Land, wo es uns licht ums Herz wird und die Lebensfreude wieder überhand nimmt.

Damit ist die hohe Schätzung, die wir dem Gold entgegenbringen, von dieser Seite her begründet. Das Sonnenmetall Gold zieht uns als materielles Gut wie als geistige Kraft an. Wie aber ist es beispielsweise mit dem Silber bestellt, das man auch als Edelmetall schätzt und verarbeitet?

Der Mond löst sich in der Nacht am Horizont von der Erde in die Dunkelheit ab. Ebenso wächst die Wurzel der Pflanze in der von der Sonne wegstrebenden Richtung ins Dunkel der Erde hinein. Der Vollmond, in Gegenstellung zur Sonne, zeigt sein Wesen am prächtigsten.

Bei der Pflanze ist demnach die Wurzel das vom Mond regierte Organ. Sie wächst in gleicher Linie wie der Stengel, nur auf die andere Seite, nicht von der Erde weg in die Höhe, sondern in die Erde hinein. Also sind Sonne und Mond, nicht nur am Himmel, sondern auch in den Organen der Pflanze, als eine Art Antipoden zu verstehen?

Ich wiederhole hier das in Bezug auf die Sterne Gesagte für den Mond ganz speziell. Es ist das Geschenk des Schöpfers, daß der Mond das Sonnenlicht in die Nacht, in die Finsternis, in die Erde hineinträgt.

Es ist das gleiche Licht – Sonnenlicht!

Es ist Sonnenlicht, aber gespiegeltes, und das bewirkt eine Qualitätsänderung, der das Silber entspricht.

Gespiegeltes, auch kalt gewordenes Sonnenlicht. Was ergibt sich daraus für die Kunst des Asklepios?

Das Silber baut das Wurzelsystem im Menschen, sein Hirn und Nervengeflecht, auf. Die Eigenschaften des Silbers werden uns klar, wenn wir die Wirkungen des Mondes betrachten. Der Mond ist verantwortlich für Ebbe und Flut. Er hat eine starke Beziehung zum Wässerigen. Mit zunehmendem Mond beginnt sich das Wasser auszudehnen, zu beleben, zu wachsen; bei abnehmendem Mond zieht es sich zusammen. Das läßt sich beim Wein schön beobachten. Der Winzer stellt ja fest, daß sich der Wein gegen die Zeit des Vollmondes ausdehnt. Da muß er sehr aufpassen, wenn er verkorkt.

Das Mondmetall Silber ist die Substanz, welche zum Photographieren benützt wird, weil Silber lichtempfindlich ist. Diese Eigenschaft der Lichtempfindlichkeit in seinen Salzen ist die Fähigkeit des Mondes, Licht in den Erdboden hineinzubringen und in der Dunkelheit auch der Pflanze zum Wachstum zu verhelfen – und im Menschen den Wasserorganismus zu durchlichten und demzufolge zu beleben.

Sie können sich daher sehr gut vorstellen, daß man zum Beispiel bei Kindern, die ihren Wasserorganismus noch nicht beherrschen, zum Beispiel die Blase mit Silber durchlichten und beleben kann, so daß eine nächtliche Inkontinenz gut zu behandeln ist.

Man kann Bettnässer mit Silber von ihrer Insuffizienz befreien. Solche Wirkungen, vor allem auch die Möglichkeit zur Behandlung des Nervensystems, zeigt uns das Wurzelwerk der Pflanzen an?

Wurzeln und Pflanzen der Wurzelregion wirken auf das Nervensystem. Pflanzen, die ihr Leben vor allem in der Wurzelregion führen, sind Pilze. Sie sind ganz besonders mondabhängig.

Pilzpräparate werden in der Medizin als Antibiotika, wörtlich genommen als Mittel «gegen das Leben», gebraucht. Wie ist das zu verstehen?

Pilze als Parasiten entziehen der dunklen Erde, dem Wurzelboden der dunklen Tannenwälder, das Licht. Indem sie es in sich einsaugen, werden sie zu diesen Wurzelblüten, den sichtbaren Pilzpflanzen. Ein vom Pilz befallenes Stück Holz gibt beim Verbrennen weder Wärme noch Licht ab.

Nehme ich als Mensch ein Antibiotikum zu mir, so raubt mir die Pilzsubstanz darin das Licht; sie raubt es sowohl den Bakterien, die zugrunde gehen, aber leider auch der Schleimhaut, auf der diese wachsen. Antibiotika töten den Lichtorganismus des Menschen, so daß er nach einer solchen Behandlung in seinen tiefsten Lebenskräften geschwächt ist. Auch künstliche Antibiotika sind Ausschnitte aus dem Pilzstoffwechsel.

Antibiotika rauben dem Menschen das Licht in seinem Wurzelgebiet. So kommt es, daß heute viele Kinder im Nervensystem unterentwickelt sind, daß sie zurückbleiben. Aus unserer Darstellung ergibt sich auch die wirkungsvollste Therapie, um das Wachstum der Nerven zu begünstigen, um wieder Aufbaukräfte in den Lebensorganismus, den Ätherleib zu tragen: Die Therapie ist Silber!

Wie äußert sich diese durch Antibiotika verursachte nervliche Schwäche der Kinder?

Zur Erklärung möchte ich zwei andere Erscheinungen beiziehen: Ein Hund, der Angst hat, bellt entweder übermäßig oder zieht den Schwanz ein; ein schwacher, nervöser Magen produziert im falschen Moment zu viel Säure und im richtigen zu wenig.

Diese überschießenden und dann unterschießenden Organprozesse sind ein Zeichen der Schwäche. Das gilt auch für Kinder, deren Lebenskräfte durch Antibiotika geschwächt sind, und zeigt sich so, daß sie überintelligent und dann schnell erschöpfbar sind, weil der Aufbauprozeß in ihnen zu früh abgestoppt wird und an seiner Stelle ein zu früh eintretender Abbauprozeß Bewußtsein ermöglicht[13]. Der Schaden wirkt sich zwei, drei Jahre später aus.

Anders gesagt: Kinder werden frühzeitig zu jungen Erwachsenen und müssen das büßen durch Erschöpfungszustände, weil sie Kräfte benützen, die einem späteren Alter vorbehalten sind.

Ich möchte das durch ein weiteres Beispiel verdeutlichen: Ein junger Mensch darf in der Lehrzeit, wenn er einen Beruf erlernt, nicht zu stark mit einer Arbeit, mit einer Leistung, die er erbringen soll, beansprucht werden. Wenn er seine Lehrzeit nicht für sich gebrauchen kann, um zu lernen, fehlen ihm nach Abschluß der Lehrzeit die Fähigkeiten, um Arbeiten leisten zu können. Wenn den Organen nicht genügend Zeit gegeben wird, damit sie sich mit dem Lebenssilberprozeß entwickeln können, werden dem Menschen zu früh Bewußtseins- und Arbeitsprozesse abgezapft. Im Augenblick zwar kann er vielleicht schon gute Leistungen vollbringen, aber später fehlen ihm die Grundfähigkeiten für ein selbständiges Tun.

Seelische Krankheiten Erwachsener rühren oft davon her, daß den Kindern in der Aufbauphase der Organe zuviel Lebenskräfte zur Bewältigung von Familienproblemen abgezwackt wurden. Daraus kann eine unvollständige Entwicklung, zum Beispiel der Nieren und des Nierenstoffwechsels, resultieren, so daß sich die Seele später darin nicht richtig verankern kann. Das kann beispielsweise zu schizoiden Zuständen führen.

Silber ist ein seltsamer Verwandter des Goldes, aber doch ein Verwandter. Läuft die Linie, die wir so gezogen haben, auch weiter zu den übrigen Metallen?

Das Silber hat, wie der Name schon sagt, eine besondere Verwandtschaft mit dem Quecksilber – mit Mercurius vivus, dem quicklebendigen Silber. Der durch das Silber eingeleitete Prozeß, Substanzen mit Lebendigem zu durchdringen, zu beleben, wird durch den Merkurprozeß weitergeführt. Er vermittelt das Leben weiter, leitet es weiter, hin zum Kosmischen, zum Geistigen und Seelischen.

Können wir auch das am Bild der Pflanze veranschaulichen?

Der Merkur, einerseits Abendstern, andererseits Morgenstern, löst sich in seiner Himmelsbahn von der Sonne und «vereinigt» sich später wieder mit ihr; löst sich dann auf die andere Seite in den Himmel ab und kehrt wieder zur Sonne zurück. Diese Bewegung macht die Pflanze in der Blattbildung nach.

Was heißt diese Vorstellung, auf den Menschen übertragen?

Das Quecksilber hat die Fähigkeit, das Leben zu ergreifen. Im menschlichen Körper bedeutet das: Es wirkt im Drüsensystem, wo durch den Silberprozeß belebte Flüssigkeit von den exokrinen (nach außen abscheidenden) Drüsen vom Blut weg nach außen und von den endokrinen (nach innen abscheidenden) Drüsen ins Blut hinein geleitet wird.

Die ins Blut – zur Sonne – führenden Sekrete, die Hormone, haben etwas Belebendes, die nach außen führenden Sekrete bewirken eine Schwächung, wenn sie dem Körper durch Krankheit verlorengehen. Hormone, an sich der Venus zugeordnet, sind Botenstoffe, sie haben merkuriale Eigenschaften und bringen wie der Götterbote Merkur kosmische Nachrichten, Kräfte und Impulse ins irdische Leben.

Der Merkur vermittelt auch den Übergang der Lymphe ins *venus*-ergriffene, ins *venöse* Blut.

Merkur also hat seine Entsprechung in den Drüsen. Welche therapeutischen Einsichten kann ein Arzt, der sich in diesen Dingen auskennt, daraus gewinnen?

Sie kommen ihm beispielsweise zugute bei der Behandlung von Diabetes als Beispiel einer endokrinen Drüsenstörung, oder von Lymphstauungen im Gebiet des Rachens, die zu einer Entzündung führen.

In letzterem Fall wähle ich Zinnober als Heilmittel, weil zinnoberrote Entzündungen eben dem Naturprozeß der Verbindung des Merkurs mit dem Schwefel entsprechen. Rot ist der Glanz des Lebendigen. Die Lebenskraft in diesem Mineral Zinnober hat prozessual in der Rötung durchs Blut im entzündeten Drüsengebiet ihre Parallele.

In der Stengelbildung wirkt die Sonne, in der Wurzelbildung der Mond, in der Blattbildung der Merkur – hat die Blüte mit der Venus zu tun?

In ihrer Bahn hebt sich die Venus über die Sonnenbahn hinaus und bewegt sich in einem Rosettenmuster um die Sonne herum. Sie ist eigentlich *der* Morgen- und Abendstern, weil sie sich weiter in die Nacht und den Morgen hinein löst als Merkur, daher ist sie glänzender und strahlender sichtbar als der Merkur, der aber auch als Morgen- und Abendstern auftreten kann.

Diese erste Bewegung eines Planeten über die Sonnenbahn hinaus hat ihre Entsprechung in den Blütenblättern der Pflanze, die sich auch über den Stengel hinaus erheben und wieder zu ihm zurückführen.

Tritt damit, verglichen mit dem bis jetzt geschilderten Pflanzenwachstum, nicht etwas ganz anderes, gewissermaßen ein neues Prinzip in Erscheinung?

Durch die Venusbewegung, durch das Blühen, schließt sich die Pflanze anderen, neuen Kräften auf. Das wird sichtbar durch die Färbung, durch die Farbe der Blüte, denn dank der Venus wird die Pflanze metamorphosiert, von der seelisch-geistigen Welt berührt, die die Pflanze zum Blühen bewegt.

Und im Menschen hat die Venus, wie schon angedeutet, ihre Wirkung auf das Blut, im Blut?

Durch den Kupferprozeß kommt der Mensch im venösen Blut zum Blühen. Die Entwicklungszeit, in der der Mensch so zum Blühen kommt, ist die Pubertät.

Sie wäre gewissermaßen die Kupferzeit?

Sie ist eine Kupferzeit, und etwas verzögert folgt, deutlich wahrnehmbar beim Manne, eine Eisenzeit, in der dieses Blühen bereits in die Phase der «Staubbeutel- und Pollenbildung», der Samenerzeugung übergeht.

Worin sich schon die Marswirkung zeigt?

Ja.

Bleiben wir noch beim Liebesstern Venus, dessen Wirkung tief ins innere Erleben eingreift. Biologische Vorgänge scheinen in ihrem Bannkreis ins seelische Eigenleben umzukippen.

Dank dem Venus-Kupferprozeß wird das Leben empfindsam für Seelisches und Geistiges. Biochemisch gesehen, wird dem Menschen durch das Kupfer der Stickstoff einverleibt, der das materielle Substrat für das Seelische ist. Die Eiweißbildung ist ohne den Kupferprozeß nicht möglich.

Unter der Wirkung des Kupfers bildet sich also, im Gegensatz zum Eiweiß, das unter dem Einfluß von künstlichen Blitzen entsteht, ein lebendiges, dem Menschen entsprechendes Eiweiß.

Kupfer ermöglicht aus dem selbstverständlich bereits lebendigen Substanzstrom die Eiweißbildung.

Im Menschen wird die durch die Leber ergriffene Nahrungssubstanz durch den Kupferprozeß zum Eiweiß, zum empfindenden Eiweiß hinaufgearbeitet. Die Leber ist das kupferreichste Organ im Menschen; in ihm entsteht eben die menschliche Substanz, das menschliche Eiweiß.

Gedanklich haben wir nun den Weg zurückgelegt von der Sonne zum Mond, zum Merkur, zur Venus und uns dabei wieder der Sonne genähert. Weiter in dieser Richtung geht es nicht mehr. Um die andern Metalle zu betrachten, müssen wir offenbar von den sonnennahen Planeten übergehen zu den äußeren Planeten jenseits der Bahn der Erde um die Sonne. Sie haben bereits angedeutet, daß in der Nachpubertätszeit der Mars seine Wirkung geltend macht.

Mars kann sich am Himmel von der Sonne lösen. Er geht seine eigene Bahn und kann darum in die tiefe Nacht hineinscheinen. Er vollzieht in Bezug auf die Erde die exzentrischste, die am meisten «atmende» Bewegung. Er ist der erste Planet, der sowohl um die Sonne wie um die Erdbahn kreist, so daß er auch um Mitternacht am Himmel sichtbar sein kann, im Gegensatz eben zu Merkur und Venus, die ja nicht um Mitternacht am Himmel leuchten, weil sie der Sonne nachfolgen und nicht zu ihr in Opposition stehen können. Mars ist nebst dem Mond der erste Planet unserer Reihe, der sich von der Sonne ganz lösen und sich wieder mit ihr vereinen kann.

Läßt sich damit Vergleichbares im Wachstumsprozeß der Pflanze aufzeigen?

Bei der Pflanze löst sich das Gebilde des Staubbeutels von der Blüte, und aus ihm lösen sich die Pollen als Feuerschifflein des Mars ab zum exzentrischen Flug in die Atmosphäre, in den Weltraum hinein, von wo sie wieder zum Blütenstempel zurückkehren und in ihm – wie der Mars im allgemeinen auf der Erde – die Befruchtung bewirken und im weiteren die Atmung in der Fruchtanlage anregen.

Wiederum stellt sich die Frage nach der medizinischen Bedeutung.

Im Menschen wird durch den Gallebildungsprozeß und den Gallekreislauf vergleichsweise das Gleiche bewirkt. Die Galle strömt vom Blut weg in den Darm, wird von der Darmwand resorbiert, wieder ins Blut aufgenommen und im Blutkreislauf dem Herzen, gleichsam wieder der Sonne, entgegengetragen. Galleverlust schwächt; wird die Galle gut rückresorbiert, erstarkt der Mensch wieder.

Dem Kreislauf des Pollenstaubs von der Blüte weg durch die Atmosphäre zur Blüte hin entspricht demnach der Weg der durch das Blut gebildeten Galle durch den Darm und die Darmwand wieder ins Blut zurück?

Ja, oder der Prozeß, der durch die Befreiung des Eisens aus dem Hämoglobin bei der Gallebildung bewirkt wird. Dieser Vorgang ermöglicht dem Menschen, seinen Willen in Bewegung umzusetzen und durch die marsische Tat zu verwirklichen. Wie Meteoriten am Himmel sprüht dabei das frei gewordene Eisen ins Blut. Das Blut wird von Eisenpollen bestäubt.

Können diese Zusammenhänge auch wieder therapeutisch genutzt werden?

Wenn der Mensch nichts mehr zu tun vermag, wenn er die Kraft nicht mehr aufbringt, etwas zu bewirken, weil ihm kein Eisen zur Verfügung steht, kann ihm der Bluteisenstein, der Hämatit, helfen.

Wir verabreichen ihn in verschiedene Potenzen erhöht, beispielsweise in den Potenzierungen D 2, D 3, D 6, D 12, um die Willenskraft des Eisens in ganz verschiedenen Bereichen des Menschen zur Geltung zu bringen. Für das Denken brauchen wir eine hohe Potenz, vielleicht sogar hochpotenziertes Meteoreisen, D 30, weil der Gedanke ja wie eine Sternschnuppe im Denken aufblitzen muß.

Im Bereich der Lunge benötigen wir vielleicht eine Eisen-Chlor-Verbindung, im Blut vor allem eben Hämatit, für die Bauchspeicheldrüse Siderit, ein Eisenkarbonat, im Bereich der Leber – bei vielen Lebererkrankungen, beispielsweise bei der Hepatitis, fällt ja eine Willensschwäche auf – ist Eisen hilfreich, das mit einer Gallenheilpflanze, zum Beispiel Schöllkraut, verbunden ist.

Unser Weg leitet uns weiter zu Jupiter.

Jupiter bewirkt in der Pflanze die Fruchtbildung. Was durch den Mars im Fruchtknoten zur Atmung angeregt wurde, wird durch den Jupiter, der seine Bewegungen in die Weiten des Raumes hineinführt, geweitet, gedehnt, zur Frucht ausgeformt.

Jupiter, ein sehr großer Planet, rundet das winzige Resultat der Befruchtung zur größeren, fertigen Frucht aus?

Bei der Traube läßt sich die Wirkung des Jupiters leicht beobachten. Die Frucht der Rebe ist ein Gebilde des Jupiters. Er läßt das Lebendige, das Beatmete, zu einem halbfesten Gel gerinnen. Dieselbe Konsistenz finden wir beim Menschen im Glaskörper innerhalb des Auges. Und die Konsistenz halbfester Organe wie etwa auch der Leber, der Nieren, der Knorpel, bedeutet, daß in ihnen die Lebensprozesse nicht ganz zum Sterben gekommen sind, sondern im gallertigen, plastischen Zustand festgehalten werden, so daß das Leben dort noch gedeihen kann. Dieser Zustand und dieser Vorgang werden durch den Jupiter und das Zinn bewirkt.

Zinn ist das Metall des Jupiters?

Der Zinnbecher ist das Gefäß, um Wein zu trinken, wie das Kupferkessi das Behältnis ist, in dem das Eiweiß des Käses verarbeitet wird.

Ein sehr schönes Bild! Man trinkt den Wein aus dem Becher Jupiters. In den Pflanzen ermöglicht die Jupiterkraft die Bildung der selbständigen Frucht. Ohne Zweifel hat auch ein Jupiter-Zinn-Medikament seine ganz besondere Wirkung?

Durch das Zinn wird die Anlage eines Organs zum Organ geweitet und geformt. Es stoppt den Abbauprozeß im Menschen in der lebendigen, plastischen Phase. Es bewirkt, daß sich der musikalisch schwingende Ätherleib zum harmonisch gebauten Körper gliedert und verdichtet, so daß sich zum Beispiel die Knochen in musikalischen Intervallen abteilen und ausformen: 7 Halswirbel entsprechen der normalen Tonleiter, 12 Brustwirbel stellen die Halbtöne dar, 5 Lendenwirbel die Pentatonik. Vom Brustbein bis zur Fingerspitze zählt man außerdem 7 Knochen.

Zinn hat demnach eine Art Gelenknatur?

Zinn verbindet die durch Trennung gegliederten Knochen durch Gelenke zum Ganzen.

Ist daraus zu schließen, daß bei Gelenkerkrankungen Zinnpräparate angezeigt sind?

In doppelter Hinsicht, ja. Wie der Knorpel durch die Zinnkraft aus dem Flüssigen heraus gerinnt, kann auch durch Zinnspritzen Stannum D 8 die Regeneration des Knorpels erreicht werden.

Neben dieser Neubildung kann ich mit Zinn auch Ausformung erreichen, die Ausformung eines degenerierten Organs oder beispielsweise die Entwicklung der weiblichen Brust, denn die Jupiterkräfte im Zinn wirken plastizierend.

Die Reifung und Formung aller Organe ist durch das Metall beeinflußbar. Aber auch die Reifung und Formung des Gedankens ist ein Zinnprozeß. Wie das Lötzinn die Metalle verbindet, verbindet therapeutisches Zinn die Gedanken, wenn es in der Potenz D 30 verabreicht wird.

Was bleibt in diesen Wachstums- und Lebensprozessen, die wir immer mit dem Wachsen und Gedeihen der Pflanzen verglichen haben, noch für den fernen und mächtigen Saturn zu tun?

Der Saturn führt aus dem Leben in den Tod hinein. Das heißt, er schließt die Lebensprozesse ab, er kapselt sie ab.

An der Pflanze veranschaulicht, würde das bedeuten, daß Saturn den Samen durch eine Hülle nach außen abschließt, die diesen schützt und ihn über längere Zeit hinaus haltbar macht?

Der Saturn, erhaben über alle kleineren Rhythmen des Mondes, des Erdenjahres, der übrigen Planeten, sucht sich in dreißig Jahren den Weg um die Sonne. Mit einer harten Schale schließt er auch den pflanzlichen Samen gegen diese Rhythmen ab.

Beispiele wären die Nußschale, die Hülle eines Getreidekorns oder eine Bohnenschote?

Ja. Diese Schutzkraft des Saturns erlaubt es zum Beispiel, daß ein Getreidekorn, das in einem altägyptischen Grab gefunden wird, durch den Mond-Wasserprozeß in der heutigen Zeit wieder belebt werden kann.

Auch die Bildung der Austernschale ist ein solcher Abschließungsvorgang nach außen, der durch den Saturn verursacht wird. Dabei wird noch eine weitergehende Wirkung bemerkbar. Dem ganzen Kalkbildungsprozeß der Auster liegt schon ein Bleiprozeß zugrunde. Der Saturn bewirkt die Mineralisierung aller irdischen Substanzen aus dem Lebendigen.

Gibt es auch im Menschen Organe oder Prozesse, die gleichsam wie eine Frucht von einer Schale umgeben werden müssen?

Die Schalenbildung hat sich im Menschen umgekehrt. Statt einer äußeren Schale hat er mit denselben Bildekräften im Innern sein Skelett gebaut. Mit der Einverleibung des Todes ist auch die Möglichkeit des Bewußtseins gegeben.

Wir besitzen jedoch auch ein Organ, das uns von den Rhythmen der Außenwelt abschließt, das uns ermöglicht, den eigenen Herz- und Atemrhythmus, den Rhythmus der Verdauung, gegenüber den Rhythmen der Natur und des Kosmos zu behaupten. Das Organ, dem wir verdanken, daß wir derart unser individuelles Leben haben können, ist die Milz, ein Saturnorgan.

In der Mittelschule habe ich noch gelernt, die Milz sei für die Biologie ein Rätsel, sie sei ein entbehrliches Organ, niemand wisse so recht mit ihr etwas anzufangen.

Je individueller ein Mensch wird, desto unentbehrlicher wird die Milz. In der Milz ist zum Beispiel das Immunsystem verankert. Das heißt, der Mensch reagiert allergisch, wenn er die fremden Rhythmen nicht bewältigen kann, wenn er von ihnen selber überwältigt wird. Dieses Unvermögen entspricht einem zu schwachen Saturn-Blei-Prozeß im Menschen. Als Therapie verabreichen wir Blei, natürlich in starker Verdünnung, weil das Metall sehr giftig ist. Eine Ampulle Plumbum D30, im Wasser einer Badewanne verrührt, vermag zum Beispiel stärkste Allergien zu heilen.

Die Schulmedizin erblickt in der Milz unter anderem ein Organ zur Produktion von Lymphozyten, einer besonderen Art der weißen Blutkörperchen. Sie lokalisieren in ihr auch das Immunsystem. Wie ist es aber zu verstehen, daß die Milz kein lebenswichtiges Organ wie das Herz ist, daß der Mensch ohne Milz leben kann?

Für die Entwicklung eines individuellen Denkens ist eine physische Milz nötig. Wenn die Medizin von der Milz spricht, redet sie nur von der physischen Milz, also vom physischen Leib der Milz. Wenn ich von der Milz spreche, meine ich ein vierfaches Organ: die Wärmemilz, die Astralmilz, die Äthermilz und die physisch sichtbare Milz.

Dem Organ liegt ein Wärmeorganismus zugrunde. Er enthält eine Astralorganisation der Milz, die wieder einen Ätherkörper in Form der Milz trägt und schließlich in der physischen Milz zu einem sichtbaren, materiellen Organ geronnen ist. Der Chirurg weiß in der Regel gar nichts von diesen unsichtbaren Milzen. Man kann die physische Milz beseitigen, weil eben die ätherische, die astrale und die Wärmemilz weiterfunktionieren.

Wir sind an den Grenzen des alten Sonnensystems angekommen. Durch die moderne Astronomie sind jedoch neue Planeten entdeckt worden, die außerhalb der Saturnbahn um unsere Sonne kreisen. Sind auch diese Planeten von medizinischer Bedeutung?

Dem Beobachter fällt schon die enorme Beweglichkeit des Mondes in unserem Sonnensystem auf. Er ist der beweglichste Planet. Bewegung ist auch in den sonnennahen Planeten und in der Sonne selbst. Dann stirbt die Bewegung und im biologisch Prozessualen auch das Leben gegen den Saturn hin. Der Saturn wurde zu Recht als Todesplanet empfunden, weil nämlich die vor dem Fixsternhimmel beobachtbare Bewegung am Himmel mit dem Saturn erstarrt. Der Saturn bewirkt die Mineralisierung, er ist der Verursacher der ganzen physischen, antastbaren Welt hier auf Erden, der gesamten mineralisch gewordenen Welt. Nun tauchen in dieser toten physikalischen Welt merkwürdige Erscheinungen, seltsame Kräfte auf, nämlich Elektrizität, Magnetismus und Kernenergie. Es sind nichtmaterielle Kräfte, die in der physischen Welt des Ersterbenden noch Wirkungen auszuüben vermögen.

Im Gegensatz zu den über dem Materiellen existierenden Kräften des Lebens, der Seele und des Geistes hat Rudolf Steiner diese aus Regionen unterhalb der physischen Materie stammenden Kräfte «unter-natürliche» Kräfte genannt und von einer «Unter-Natur» gesprochen.

Ja! Die nichtmateriellen, die unter-sinnlichen, die unter-natürlichen Kräfte unterhalb der Todesschwelle, unterhalb der Schwelle der materiellen Welt, sind – abgesehen vom Einfluß der Sonne – durch diese Planeten mitverursacht. Und diese Kräfte können in der toten Welt des Materiellen noch Änderungen bewirken.

Die Entdeckung dieser Kräfte ist nicht viel älter als die Entdeckung von Uranus, Neptun und Pluto.

Interessant ist die Geschichte ihrer Entdeckung. Der Planet Uranus wurde entdeckt infolge von «Zuckungen» in der Bahn des Saturn. Genau so vermag die Elektrizität im physisch erstorbenen Leib noch Zuckungen hervorzubringen. Auch der Planet Neptun wurde auf Grund von Unregelmäßigkeiten im Fluß der Bahn des Uranus gefunden, und Pluto wiederum wurde meines Wissens entdeckt, weil Neptun in seiner Bahn Merkwürdiges vollführte.

So können wir jenseits des Saturn bis zur völligen Erstarrung im Fixsternhimmel eigentlich drei Todesphasen unterschei-

Toskana

Lichtgedüngte Felder und Wälder, sonnendurchflutete Getreidefelder mit vielen Blumen, ergeben eine mit kosmischer Kraft erfüllte Nahrung.

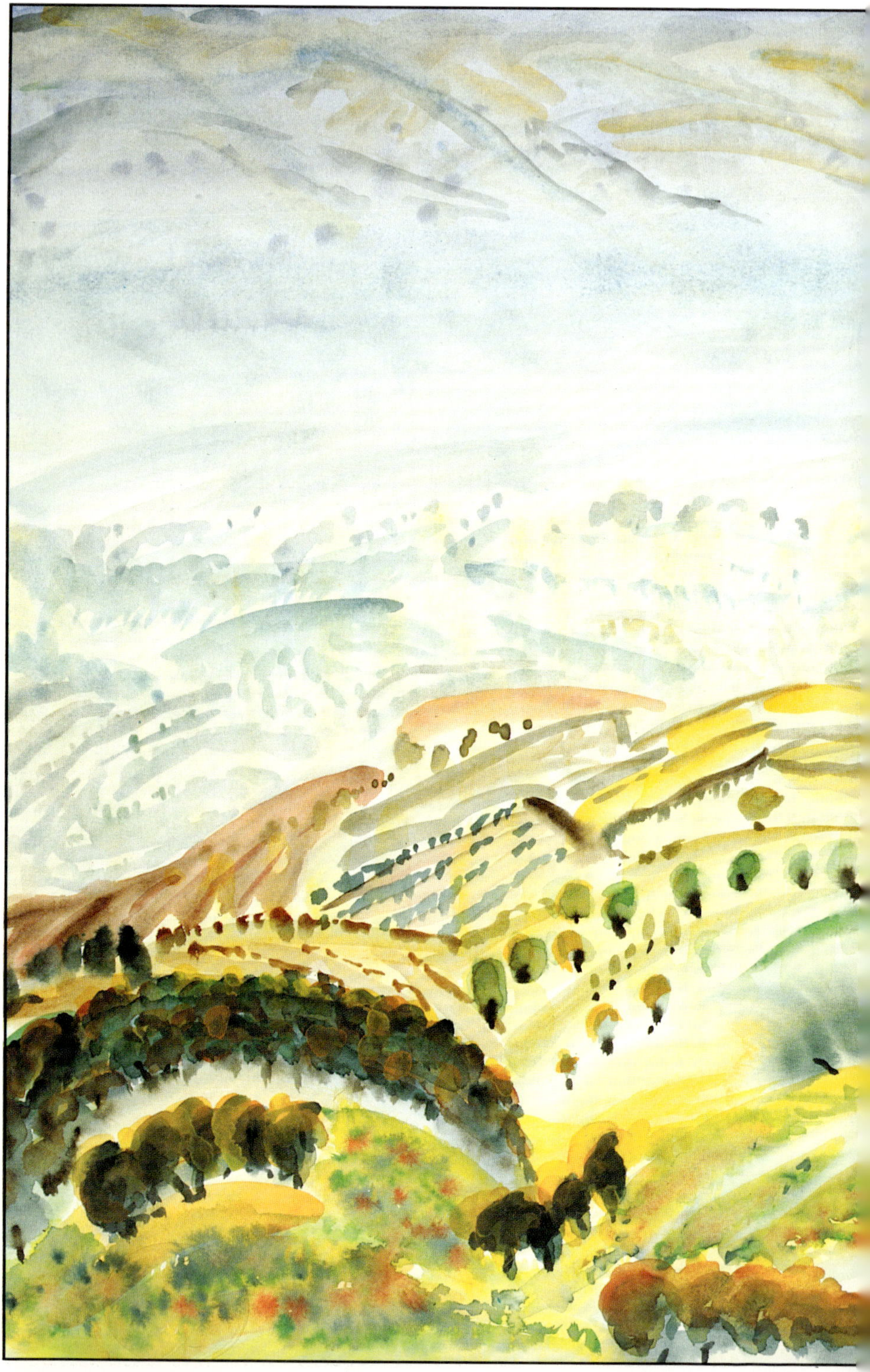

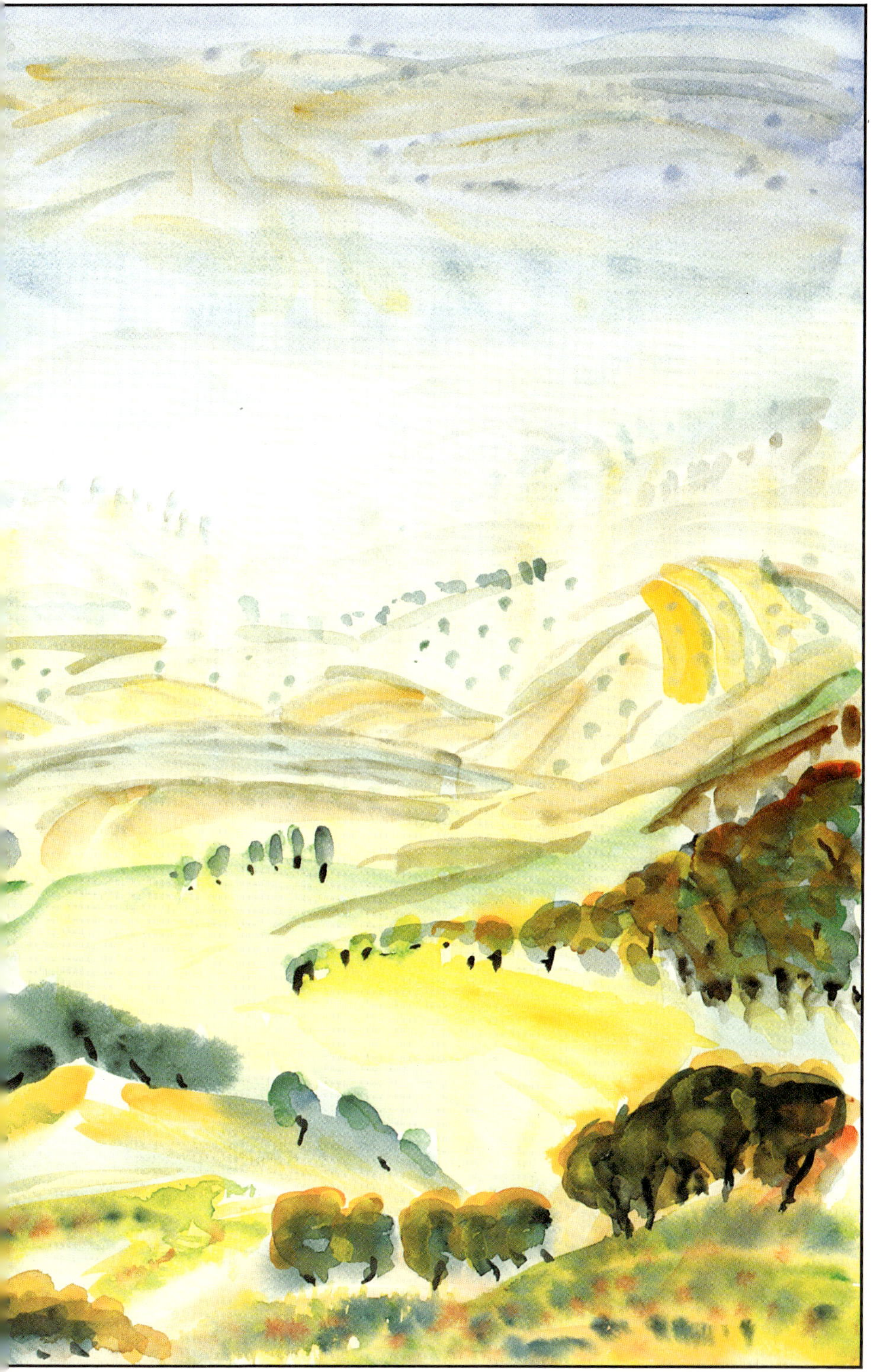

den. Ihnen entsprechen drei medizinische Prozesse. Im Körper gibt es erstarrte Zonen, die durch das Leben, die Lebensprozesse nicht mehr erreicht werden können. Daher werden heute in der Schulmedizin gerne elektrische, magnetische und sogar nukleare Methoden benützt, um im Menschen noch etwas zur Zuckung, in Bewegung zu bringen, was eigentlich schon jenseits des Todes liegt.

Was läßt sich homöopathisch damit noch erreichen? Gibt es Metalle, mit denen sich durch Potenzierung eine der Wirkungsweise dieser Planeten gemäße Wirkung erzielen ließe?

Zunächst ist zu sagen, daß es uranische Phänomene auf der Erde gibt. Zu ihnen gehört der elektrische Fisch. Er kann Hochspannung erzeugen. Entstanden ist er unter dem Einfluß des Uranus im Zusammenspiel mit den Lebensprozessen.

Oder es gibt Mineralien, die speziell magnetisieren, zum Beispiel den Magnetit. In ihm haben sich ein Eisenprozeß und ein Neptunprozeß miteinander verfestigt. Oder ich erwähne die Uranmineralien wie die Pechblende, in denen die Kräfte der äußersten Planeten durch die Saturnwirkungen zum Mineral gerinnen.

Diese Rohstoffe können auch zu homöopathischen Heilmitteln verarbeitet werden.

Wie werden sie eingesetzt?

Wenn sich im Bereich des Knochens Metastasen eines Krebses bemerkbar machen, ist der Uraninit, ein Pechblendemineral, angezeigt. Damit lassen sich noch letzte Änderungen im Sterbens-, im Fixierungsprozeß, erreichen.

Sie wollen damit sagen, mit diesem Mineral ließen sich diese Erstarrungsprozesse noch aufhalten?

Ja, das meine ich. Hierher gehören auch die Radonbäder gegen rheumatische Erkrankungen, wie sie auf der Insel Ischia angewandt werden, wo in der vulkanischen Erde recht viel Radon frei wird.

Auch Radon ist ein strahlendes Material?

Es ist ein radioaktives Edelgas. Rheumatiker empfinden unter seiner Einwirkung Erleichterung in ihrem erstarrten Körper.

Mit metallischen Präparaten scheinen sich demnach so gut wie alle Übel beeinflussen oder kurieren zu lassen. Machen sie die früher erwähnten mineralischen, pflanzlichen, tierischen, menschlichen und nosodischen Medikamente überflüssig, oder bestehen therapeutische Unterschiede?

Wie Rudolf Steiner es ausdrückt, ist der Mensch ein siebengliederiges Metall. Ich möchte das so zu erläutern versuchen: Er wird gebildet im Zufluß und im Abfluß von sieben Lebensprozessen, von sieben Planetenprozessen. Diese sieben Prozesse inkarnieren sich in den sieben Hauptorganen.[14] Durch dieselben sieben Vorgänge entstehen aber auch sämtliche Naturprozesse in der Welt – die eigentlich nur ein nach außen gekehrter Mensch ist.

Somit kann der Arzt die Lebensprozesse im Menschen direkt beeinflussen, er kann aber auch, um solche Wirkungen indirekt zu erzielen, Präparate nichtmetallischer Art einsetzen, weil diese Stoffe sich irgendwann ja auch einmal unter planetarischer Einwirkung gebildet haben. Wann sind nun die einen, wann die anderen Präparate angezeigt?

In der Natur finden wir immer spezielle Kombinationen von Planetenwirkungen. In der Muschel führt die Venus-Wirkung zum Eiweiß, die Saturn-Wirkung zum toten Kalk; die Perle vereinigt Saturn-, Mond- und Venuswirkung in sich. Die Natur ist nichts anderes als eine Sammlung aller möglichen Konstellationen planetarischer Kräfte, die sich im gegenwärtigen Zeitpunkt auf der Erde verfestigen.

So daß der Arzt also dann, wenn eine kombinierte Behandlung durch verschiedene Einwirkungen nötig ist, eher zu der Vielfalt nichtmetallischer Heilmittel greift?

Zuerst würde ich immer die den kranken Menschen umgebende Natur als Lieferantin für Heilmittel betrachten. Erst in einer späteren Behandlungsphase möchte ich unter Umständen den ursprünglichen Prozeß, den Metallprozeß, der die betreffende Pflanze und das aus ihr gewonnene Heilmittel entstehen läßt, direkt für die Behandlung einsetzen.

Wir nähern uns hier Goethe, der den Genesung suchenden Faust sich von dem übermächtigen direkten Licht der Sonne abwenden und ihn im Regenbogen eines Wasserfalls erkennen läßt, daß das zu Farben abgeschattete Licht dem Menschen zuträglicher, menschengemäßer ist: «Am farbigen Abglanz haben wir das Leben.»[15]

Ja, die Farben sind dem Menschen oft zuträglicher als das volle, direkte Licht. Und in ihnen wirken wiederum die Planetenkräfte auf eine ganz besondere Weise. Sie widerspiegeln die Kräfte der äußeren Planeten, jener Planeten, die, wie wir gesehen haben, im Menschen abbauend und Bewußtsein bildend wirken. Im Blau verraten sich die Saturnkräfte, im Gelben bis Weißen die Jupiterkräfte, im Rot der Mars, im Grün die Sonne, die die Pflanzenwelt so belebt, daß die Erde ein grünes Kleid trägt.

Die inneren Planeten, auch die «untersonnigen» genannt, schicken aufbauende Kräfte zur Erde. Sie bewirken keine

Farberscheinungen, sondern vermitteln unsichtbares Licht, das noch nicht in der Auseinandersetzung mit der Materie zum Erglänzen gekommen ist. Die Farben werden ja auch erst mit der Flamme in der Kerze sichtbar, dort, wo sie abgebaut wird, wo sie vergeht. So gehen alle Farberscheinungen in der Natur mit einem Entwerdungsprozeß einher. In den Blüten sehen wir die Flammen der entwerdenden Natur, die durch die äußeren, «obersonnigen» Planeten in den Gegenraum des Jenseits zurückgerufen werden. In den nicht farbigen Pflanzenteilen webt das noch nicht zur Farbe inkarnierte Licht der aufbauenden Planeten Mond, Merkur und Venus, wobei die Venus den Übergang in die Welt des Farbigen ermöglicht.

Eine weitreichende, in ihren Konsequenzen noch gar nicht absehbare Kosmologie der Farbe skizzieren Sie da. Wie wirken sich nun aber die Farben im Stoffwechsel des Menschen aus?

Grün vermittelt ihm harmonisierende Sonnen- und Lebenskraft, Rot abbauende, reinigende Marsdynamik und prozessuale Eisenkraft; Gelb bewirkt durch Trennung vom Flüssigen eine gelartige Substanzbildung, Blau Krustenbildung durch Mineralisierung. Eine Wunde mit Substanzverlust muß daher erst rot zum Abbau des verletzten Gewebes, dann gelb zur Gewebeneubildung durch Abscheidung aus dem Serum, dann blau für die Krusten- und Hautbildung bestrahlt werden.

Diese Farben bildet die Natur auch selber in den bei einer Verletzung ablaufenden Vorgängen: die entzündliche Rötung, die honiggelben Serumausschwitzungen, die blauviolette Phase der Krusten- und Hautbildung.

Durch Farben vermittle ich dem Menschen auch potenzierte Heilwirkungen. Eine Blutstillung wäre am ehesten mit Blaulicht zu erreichen, durch Rotlicht wird die Blutbildung angeregt, durch Gelblicht die Organ- und Leberbildung, aber auch die Knorpelbildung.

Farbiges Licht, Farben als Medikament! Mit diesem Wissen vom Wesen der Farbe ließe sich eine ganze Farbenmedizin entwickeln.

Bei Hüftarthrose trage man mit gelber Pflanzenfarbe gefärbte Unterhosen. Leberheilpflanzen sind oft gelb wie der Löwenzahn, die Benediktendistel und das Schöllkraut. Durch Blaulicht wird die Knochenbildung angeregt. Schon die Schulmedizin macht sich ja die Bestrahlung mit ultraviolettem Licht bei der Rachitis zunutze. UV respektive Blaulicht wirkt wie der Saturn am stärksten abbauend. Das ist der Grund, warum bei Neugeborenen, die gelb geworden sind, mit Blaulicht schnell Besserung erlangt wird.

Die Wirkung der Farben auf die Seele ist so, daß der Mensch im grün tingierten Licht sonnenhaft zu fühlen beginnt, im Rotlicht marsische Willensimpulse entwickelt, im Gelblicht sich zu weisheitsvollem Handeln angeregt sieht und im Blaulicht zu klarem Verstandesdenken aufgefordert wird. Im Pfirsichblüt, der Farbe der menschlichen Haut, fühlt sich die Seele geborgen.

Nur behutsam darf
sich der Arzt
dem physischen Körper nähern

Ihre Therapie geht ihre ganz eigenen Wege und setzt eine andere Art von Denken voraus. Ich vermute, daß ihr auch eine spezielle Art von Diagnose entspricht, weil Erkenntnis und Behandlung der Krankheit ja aufeinander abgestimmt sein müssen.

Eine Diagnose hat in der Tat nur einen Sinn, wenn sie zur Therapie hinlenkt. Für mich gibt es zwei verschiedene Wege. Entweder suche ich in der Natur den Prozeß aufzufinden, den ich im Menschen diagnostiziere, oder aber ich wähle den zweiten Weg und suche im Menschen selber den Prozeß auf, der zu seiner Krankheit führt.

Wie gehen Sie dabei vor? Patienten, die zu Ihnen kommen, klagen über irgendwelche Schmerzen oder Gebrechen. Sie kennen die Menschen oftmals nicht. Was tun Sie, um sich ein Krankheitsbild zu verschaffen?

Die Leute, die in meine Praxis kommen, sind meist erstaunt, daß sie sich nicht ausziehen müssen. Ich untersuche den physischen Körper vielfach nur auf Wunsch. Mich interessiert die Ursache. Wichtig ist für mich die Frage: Warum ist dieser Mensch krank? Da die Ursachen eines physischen Leidens aber nicht im Körper, sondern im Zusammenspiel von Körperlichem, Seelischem und Geistigem liegen, ist es nicht so dringend, nur den Körper zu beachten.

Manuell, durch Betasten, Beklopfen usw., untersuche ich den physischen Körper meistens erst zu einem späteren Zeitpunkt. Aber ich sehe ihn mir ganz genau an, weil er doch aus Geist und Seele gestaltet wurde, durch deren falsches Eingreifen die physischen Krankheiten ja entstehen. Zu rasches Annähern des Arztes an den physischen Körper des Patienten beeinflußt die nichtmateriellen Äußerungen des Körpers, so daß das Seelische im Körper wie zertreten wird. Die zarten seelischen Kundgebungen in Mimik, Bewegungsart, Ausdruck usw., die als eigentliche Grundlage der Diagnose dienen können, sind dann wie ausgetilgt.

Welchen diagnostischen Weg beschreiten Sie dann?

Meine sichere Voraussetzung, daß die physischen Krankheiten aus dem Seelischen stammen, hat zur Folge, daß der Mensch, der zu mir kommt, sich im Grunde die Diagnose selber stellen muß. Er muß mir erklären, wie sich seine Seele benimmt. Er muß mir die seelischen Hintergründe seines Leidens darzustellen versuchen.

Lassen Sie ihn seine Lebensgeschichte erzählen, sein Verhalten im Beruf, seine Gewohnheiten darstellen?

Ich frage: Wie und wann ist das Leiden aufgetreten? Tritt es zum erstenmal in Erscheinung? Sieht der Patient einen Zusammenhang mit seelischen Störungen, mit Streß-Situationen im Beruf, mit übermäßiger Freude, mit Begebenheiten, die sich in der Seele abspielen? Bei schwierigen Fällen ist es wirklich nötig, daß man eine Art Biographie des Patienten erstellt. Sie läßt oft erkennen, wie der Körper im Lauf der Zeit von die Seele berührenden Begebenheiten in Mitleidenschaft gezogen worden ist.

Und auf Grund der Erfahrungen und Mitteilungen, die Sie so erhalten, formen Sie sich allmählich ein Bild von der Krankheit dieses Menschen?

Betrachten wir einmal einen Knochenbruch. Ein Mensch hat sich beim Skifahren oder auf der Straße ein Bein gebrochen. Herauszufinden, was der seelische Grund für diesen Knochenbruch war, interessiert mich und gibt auch Hinweise für die Therapie.

Wie stimmen für Sie Beinbruch und Besonderheiten von biographischen Daten überein? Und wo findet sich in der Außenwelt ein Vorgang, der sich dazu in Parallele setzen läßt?

Skirennfahrer pflegen mit 120 Kilometern in der Stunde einen Abhang hinunterzusausen. Wenn sie stürzen, renken sie sich die Schulter aus, oder sie haben eine Gehirnerschütterung. Aber Knochenbrüche, wie das zu vermuten wäre, entstehen nicht. Wenn aber ein gut trainierter nordischer Langläufer auf einer alpinen Piste auch nur langsam fährt und fällt, kommt es oft schon beim ersten Mal zu einer Fraktur.

Ich kann das mit einem Beispiel belegen. Die fast unglaubliche Geschichte ist passiert, daß sich ein geübter Langläufer sozusagen im Stehen auf alpinen Skis das Bein gebrochen hat. Diesem Langläufer saß die Angst im Knochen, als er sich zum erstenmal auf Abfahrtsskis bewegte. Die Angst, nicht die körperliche Beanspruchung, war der Grund für seinen Beinbruch.

Die Angst allein?

Sie zusammen mit dem Ehrgeiz des Mannes, als guter Sportler auch auf einem ihm unvertrauten Gebiet etwas zu erreichen. Dieser Ehrgeiz hat zu übermäßigem Mut geführt, der jedoch nicht imstande war, die tiefersitzende Angst zu überwinden.

Er ist von der Angst überwältigt worden.

Dieses Phänomen ist gar nicht so sonderlich. Wir brauchen nur nach außen in die Natur zu blicken; der Arzt muß eben die Erscheinungen in der Natur gut kennen.

Ein anschaulicher Fall ist die Eidechse. Versuchen wir ein solches Tierchen zu fangen und berühren es am Schwanz, läßt es den Schwanz fallen. Und zwar bricht der Schwanz mitten durch den Wirbelknochen, nicht im Gelenk. Wenn ich aber eine Eidechse gut kenne, weil sie in meinem Haus wohnt und ich mit ihr zu sprechen beginne, so kann es doch so weit kommen, daß ich mit ihr spielen kann; ich kann sie sogar am Schwanz halten, und der Schwanz fällt nicht ab. Die Angst ist hier ebenso die Ursache für den Bruch wie beim erwähnten Skiunfall.

Das also wäre ein Beispiel für den einen Weg ihrer Diagnose: Sie suchen die Erklärung für ein menschliches Krankheitsgeschehen in einem ähnlichen Vorgang draußen in der Natur. – Kann Angst sich auch in anderen Leiden ausdrücken?

Angst führt zu Haarausfall. Die Haare brechen, auch die Nägel brechen. Angst hat etwas mit den Nieren zu tun. In der Niere spielt sich ja auch ein Stoffwechsel mit dem Vitamin D ab, das den Knochen verfestigt. Wenn ich einen Knochenbruch gut heilen will, muß ich dem Menschen die Möglichkeit vermitteln, mit seiner Angst umzugehen. Ich muß auf jeden Fall die Nieren mitbehandeln.

Mit welchem Medikament?

Nehmen wir an, ein Patient hat sich bei einem Unfall unter dem Einfluß der Angst die Wirbelsäule gebrochen. Wenn ich nun im Äußern ein Heilmittel suchen will, dann sehe ich mich nach dem Wirbelprinzip in der Natur um und finde den Katzenschwanz, den Schachtelhalm.

Der in seinem Stengel Knoten hat wie die Wirbelsäule Wirbel...

...der ähnlichen Bildekräften ausgesetzt ist wie die Wirbelsäule und für sie daher ein wunderbares Heilmittel ist.

Wie verabreichen Sie den Schachtelhalm, homöopathisch, als Tee, mit Kompressen?

Schachtelhalm ist auch ein Heilmittel für die Nieren. Immer wenn Streß und Angst meine Nierenfunktion unterdrücken, hilft er, diese Funktion wieder zu beleben und meine Ängste zu überwinden. Daher ist er ein wunderbar geeignetes Mittel. Ich verwende ihn manchmal zusammen mit Gold. Gold ist Sonne, ist Licht, ist Helligkeit; Angst ist Dunkelheit, ist Tod. So kann ich mit Gold, in einer Form, die ein inneres Aufsteigen der Sonne bewirkt, was ja der Aufsteigetendenz der Wirbelsäule entspricht, zusammen mit Schachtelhalm sehr schnelle und prompte Heilungen erreichen.

Ich verabreiche die Mittel in verschiedenen Potenzen, vielleicht als Injektion, als Pulver eingenommen oder auch als Tee und mit Umschlägen.

Die Angst steigt sozusagen aus der Niere auf, sie wird in der Erzählung des Patienten spürbar. Wird sie auch irgendwo sichtbar?

Die Angst wird sichtbar im Auge. Wenn beispielsweise der Patient mit der Wirbelsäulenfraktur den Verkehrsunfall schildert, flackert die Angst wieder im Auge auf, was der Arzt dann beobachten kann.

Wo und wie ist das im Auge wahrzunehmen?

Das Auge wird weit. Die mit Angst beladene Seele äußert sich im ungewöhnlichen Blick des Patienten. Daraus kann ich einen Hinweis auf die Ursache kriegen, weil ich eben am Auge alle Tönungen der Seele, alle ihre Gefühlsstimmungen, alle Lebensqualitäten und auch alle höheren Wesensglieder sehr gut ablesen kann.

Treiben Sie also eine Art Augendiagnostik?

Wenn ich einem Menschen in meiner Praxis gegenübersitze, schaue ich ihm in die Augen und höre auf seine Stimme. An den Augen sehe ich am meisten. Aber eigenartigerweise finde ich die Gründe der Krankheit um so besser, je weiter ich vom Patienten wegtrete.

Je größer also die Distanz ist?

Je größer die Distanz ist, desto stärker wird der Zusammenhang, in dem ich einen Menschen betrachten kann.

Sie gewinnen mit dem größeren Abstand eine ganzheitliche Betrachtung?

Ich kann das noch deutlicher machen, indem ich mein eigenes Verfahren der sogenannten Irisdiagnose gegenüberstelle. Bei dieser Diagnoseart geht man ja mit einem Vergrößerungsglas an das Auge heran, will das Auge ganz genau untersuchen, um festzustellen, wo das Leiden sitzt. Die Methode ist richtig, ich kann solche Dinge sehen. Ich kann genauen Aufschluß darüber gewinnen, daß bei einem bestimmten Patienten die Galle in Mitleidenschaft gezogen ist. Aber diese Feststellung offenbart nicht den Grund der Krankheit. Die Irisdiagnostik zeigt mir nur, welche Organe des physischen Körpers betroffen sind. Alles Wichtige aber steckt immer im Immateriellen.

Um ihm näherzukommen, brauchen Sie nicht unbedingt eine Nahbetrachtung des Auges, sondern versuchen räumlich und in Ihrem ärztlichen Empfinden Abstand vom Patienten zu gewinnen, jenen Abstand, der nötig ist, damit Sie auch das Umfeld, die geistige Hülle um einen Menschen, in den Blick bekommen?

Wenn ich das Auge mit der Lupe betrachte, kann ich die Trauer, die Freude, den Kummer, die Lebenskräfte nicht wahrnehmen. Erst wenn ich zurücktrete und die Stimmung mitzufühlen versuche, in der der Mensch sich bewegt, in der er seine Augen spielen läßt, komme ich dem Leiden auf den Grund. Wagt der Patient mich anzublicken, getraut er sich nicht? Wagt er den Grund dessen nicht anzugeben, was zu seinem Leiden führt? Kann er der Krankheit in die Augen sehen?

Solche Beobachtungen vermitteln viel genauere Hinweise auf die Ursache, obschon die Irisdiagnose beste Entscheidungshilfe ist, wenn es abzuklären gilt, was noch alles im Physischen untersucht werden sollte.

Ihre Augenbeobachtung gehört also zum zweiten Weg Ihrer Diagnosemöglichkeiten. Vorgänge im Menschen geben Ihnen Auskunft über sein Befinden. Dieser Weg der Diagnose führt über das rein Körperliche hinaus zu den Lebensvorgängen.

Am Lichtorgan des Auges kann ich feststellen, wie es mit den Lebenskräften eines Menschen steht. Wenn jemand gestorben ist, ist das Auge matt. Wenn Sie einem toten Fisch in die Augen sehen, bemerken Sie sofort, daß die Augen gebrochen sind. Wenn ein Mensch daherkommt, dessen Blick matt ist, nicht leuchtet, keinen Glanz hat, lebensschwach scheint, dann weiß ich, daß der Ätherleib, der Lebensleib, im Auge sehr schwach ist. Alle degenerativen Augenerkrankungen wie grauer Star, Glaukom, das heißt grüner Star, aber auch Netzhautdegenerationen, Netzhautablösungen, Lichtempfindlichkeit – weil ja der Ätherleib auch den Lichtäther enthält – können ihren Ursprung in diesem lebensschwachen Auge oder allgemeiner im schwachen Ätherleib haben.

Was tun Sie dagegen?

Ich muß die Leber unterstützen, damit sie die Lebenskräfte wieder ins Auge schickt. Ich muß belebend auf das Auge wirken, zum Beispiel mit dem aufbauenden Metall Silber. Silber in Salzverbindungen ist auch ein lichtempfindliches Metall …

… das in der Photographie eine große Rolle spielt.

Ich kann einem Patienten, dessen Auge eine erhöhte Lichtempfindlichkeit aufweist, Argentum nitricum oder Argentum-Augentropfen verordnen, und die degenerative Erkrankung seiner Augen wird aufgehalten. Das Auge wird allmählich auch seine Mattigkeit wieder verlieren.

Schwache Lebenskräfte sind im Auge sichtbar. Ist auch das Seelische auf diese Weise wahrnehmbar?

Die Seele bewegt sich zwischen Sympathie und Antipathie hin und her. Ich kann diese Dynamik von Sympathie, von Antipathie, von Freude und Angst, dieses diametrale Spiel der inneren Regungen im Auge beobachten. Diese Bewegung kann überschießend sein oder, wie es in der Seele eben auch möglich ist, ins Gegenteil erstarren.

Ich kann zum Beispiel auch beobachten, daß ein Mensch Stielaugen macht, weil er derart vom Seelischen ergriffen ist, daß er mit den Augen gleich zum Objekt hinwandern möchte. Kurzsichtige Menschen möchten mit den Augen zur Wandtafel gehen oder das Buch ergreifen.

Die Therapie bei einem überschießenden Seelischen, das sich im Auge bemerkbar macht, verläuft so, daß ich der Seele helfen muß, wieder richtig ins Nierensystem einzugreifen, weil die Niere der Hauptsitz der Seele ist. Um die Seele zu beruhigen und zu besänftigen, bedarf es des Geistes, der Liebe und der Wärme.

Schwäche der Ätherkräfte im Auge wird durch eine Behandlung der Leber behoben …

. . . und über die Behandlung der Niere wird ein Ausgleich des Seelischen bewirkt.

Zeigt das Auge auch an, wie sich der Geist des Menschen, sein Ich als höchstes Wesensglied, in den irdischen Menschen eingliedert?

Am Auge sehe ich auch, wie sich das Ich verhält. Eine ganz wichtige Ich-Funktion ist die Geradestellung der Augen, die es erlaubt, jemanden mit beiden Augen anzuschauen. Mit welcher Qualität sich das Ich im Menschen bemerkbar macht, sehe ich auch am warmen Blick des Auges.

Beim Schielen drückt sich also irgendeine Abnormität der Verbindung zwischen Ich und Körper aus? Und in der Wärme des Blicks äußert sich eine Ich-Qualität?

So ist es. Aus dieser Erkenntnis folgt auch die Therapie. Wenn ich schielende Kinder behandeln will, muß ich Ich-stärkende Maßnahmen einsetzen. Diese kann ich wieder in der äußeren Natur aufsuchen und finden. Ich kann zum Beispiel Phosphor verwenden, der mit seinen Lichtkräften die Ich-Kräfte ins Physische hineinfixieren kann. Ein schielendes Kind behandle ich, indem ich Phosphoröl und Schachtelhalm, der ein gradliniges, stenglig strahliges Kraut ist, mit viel Bergkristall, viel Quarz – einer Substanz, die auch zur Ich-Organisation gehört – vermische. Das Präparat lasse ich dreimal täglich in der Gegend der Augen, am besten in der Mitte zwischen den Augen, einreiben, wo das gemeinsam durch die Ich-Kräfte zu ergreifende Ziel sitzt.

Ich kann aber auch das Heilmittel im Innern des Menschen suchen. Ein Kind, das gegen außen schielt, wird auch die Füße gegen außen stellen. Ich lehre dieses Kind, durch seine Ich-Kräfte die Füße geradezustellen; dann wird es auch seine Augen, die eigentlich Ätherfüße sind, geradestellen können.

Wie im Ätherischen zwischen Leber und Auge, im Seelischen zwischen Nieren und Auge, gibt es demnach bei den Ich-Kräften einen Zusammenhang zwischen Füßen und Auge.

Das menschliche Skelett ist Ausdruck der Ich-Kräfte. Bei schielenden Kindern zeigt sich in den Füßen eine Störung des Eingreifens dieser Kräfte; die Kinder haben oftmals orthopädische Probleme, zum Beispiel Senkfüße, einwärts gedrehte Füße oder Bewegungsanormalitäten in den Gehorganen. Es wäre interessant festzustellen, wie weit auch Störungen im Wärmeorganismus, der ja auch als Instrument des Ichs aufzufassen ist, zum Krankheitsbild gehören.

Betrachten Sie Ihre Patienten also grundsätzlich nie direkt an seinem körperlichen Leiden, sondern immer nur am Gesamteindruck, an der Biographie oder am Auge?

Nein. Insbesondere wenn ich mich nach äußeren Heilmitteln umsehe, liegt mir sehr viel daran, die Krankheitssymptome oder das kranke Organ, zum Beispiel ein variköses Bein, ein Bein voller Krampfadern, selber zu betrachten.

Und dann stellen sich in Ihren Gedanken Verbindungen zu Entsprechungen in der äußeren Natur ein?

Der künstlerische Anblick des physischen Körpers kann mir Imaginationen geben, die sich in derselben Weise einstellen, wenn ich die Natur künstlerisch betrachte.

Sie sehen ein Bein voller Krampfadern. Welche Assoziationen werden da in Ihnen wach?

Es ist wichtig zu erkennen, daß die Natur eigentlich nichts anderes ist als ein ausgebreiteter physischer Mensch. Also kann ich fragen: Wo finde ich draußen in der Natur solche Adern, wie ich sie im Menschen finde?

Was wäre eine solche Ader?

In der äußeren Natur ist ein Blutegel nichts anderes als ein mit dunklem, klumpigem Blut gefülltes Stück Vene, das durch ein Vorne und ein Hinten abgeschlossen ist. Ein Blutegel benimmt sich gleich einer Thrombose, einer entzündlichen Vene. Und er ist auch eines der wunderbarsten Heilmittel, um thrombosierte Venen zu behandeln, die blutegelähnlich aussehen.

Setzen Sie Blutegel auf, wie man das früher beim Schröpfen getan hat?

Das täte ich viel öfter, wenn es noch Leute gäbe, die diese Kunst beherrschten wie früher die Bader. In der Regel verabreiche ich das Blutegelmedikament als Spritze, in einer Salbe oder homöopathisch als Tröpfchen oder in der praktischen Form der Kügelchen.

Einen Blutegelextrakt?

Der Blutegel wird gemörsert.

Ein getrockneter Blutegel wird im Mörser verarbeitet?

Die Verarbeitung kann verschieden sein und wird auch von Firma zu Firma variieren.

Grundsätzlich wird der Stoff Blutegel in ein Medikament verwandelt und in irgendeiner Weise angewandt?

Ja.

Und das hat die Wirkung, daß die Krampfadern, die geschwollenen Venen, sich zu normalen Blutgefäßen zurückbilden?

Für den Blutegel ist der Normalzustand, was für den Menschen Krankheitszustand bedeutet. Der Blutegel kann mit dieser Situation umgehen und dem Menschen das Problem abnehmen. Daher kann es zur Heilung kommen.

Gibt es weitere Beispiele solcher Entsprechungen?

Wenn das Gegenteil eintritt, wenn das Blut nicht gerinnen will, kann ich wieder in der Natur Ausschau halten. Ich sehe mich nach einem Gerinnungsprozeß um, der der menschlichen Blutgerinnung entspricht, und finde die rote Koralle.

Die rote Koralle stellt in der Natur nichts anderes dar als ein im phosphorsauren Kalk erstarrtes Blutgefäß.

Der Stoff ist tatsächlich eines der besten Blutstillungsmittel. Zu Pulver gemörserte Koralle wird eingeschnupft und stillt sofort Nasenbluten. Kalk hat immer festigende Wirkung; überall wo Kalk auftritt, wird die Natur seßhaft. Kalk wirkt auch festigend und stabilisierend auf das Blutsystem, insbesondere so, wie es die Natur in der Form der roten Koralle darstellt.

Im Grunde hat alles im Menschen eine äußere Entsprechung. Oder anders gesagt: Die Natur, die den Menschen umgibt, besteht aus verselbständigten Teilstücken des Menschen, seines Stoffwechsels, seiner Konstitution.

Haargenau finde ich in den einzelnen Pflanzen kleinste Ausschnitte aus dem menschlichen Stoffwechsel.

Zum Beispiel?

Im Saft des Schöllkrauts sind beispielsweise die Enzyme der Galle und der Bauchspeicheldrüse aufzufinden. Der Saft ist auch gelb, gelblich-grün, bitter wie der der Galle.

Ein anderes wunderbares Beispiel ist die Baumnuß. Öffne ich eine Baumnuß, sehe ich ein Gehirn vor mir.

Ja genau. Auch halbiert, zweiteilig und gefurcht.

Als Hirnheilmittel ist die Baumnuß allerdings noch nicht bekannt. Das Medikament müßte man noch entwickeln. Gebraucht wird sie als Heilmittel im Magen-Darm-Trakt, vor allem bei Darmerweiterungen, Aussackungen im Darmbereich. Das ist begreiflich, wenn man daran denkt, daß das Gehirn nichts anderes als ein umgestülpter Darm ist. Öffne ich einen Bauch und sehe mir die Därme an, so ähnelt das Bild, künstlerisch betrachtet, genau dem Aussehen des Gehirns.

Die Septen in der Baumnuß, die kleinen Häutchen, welche diese Kompartimente abtrennen, gelten im Volksmund als wunderbares Herzheilmittel. Sie wirken in einem Organgebiet, das sich eben auch kammert, im Herzen. Hier wirken diese Häutchen, als Tee aufgegossen, heilend auf Herzkrankheiten.

Ich könnte weitere Beispiele anfügen. Spinnen stellen eigentlich nichts anderes als das Gangliengeflecht und die Nervenstrukturen im Menschen dar. Wie sie sich in der Natur in ihrem Geflecht, in den Spinnweben, ausbreiten, bilden die Ganglien mit ihren Ausläufern ein Netz um alle Gefäße, das diese mit den sympathischen und parasympathischen Nerven umgibt. Das Nervengeflecht sieht aus wie ein Haarnetz.

Ich denke ans Sonnengeflecht.

Ja, das Sonnengeflecht gehört in dieses Nervengewebe. – Die Spinnen haben in ihrem Stoffwechsel auch Stoffe mit hormonähnlichsten, wenn nicht hormongleichen Wirkungen. Latrodectus mactans, die Schwarze Witwe, weist Hormone auf, genau wie sie die Nebenniere erzeugt.

Hormone sind ja Nervenprodukte?

Sie sind Sekrete aus Nervenstrukturen. – Bei der Spinne Latrodectus mactans muß man auch auf den Ort aufmerksam sein, wo sie wohnt. Sie hält sich mit Vorliebe in Toilettenschüsseln, unter dem Rand, im feuchten Klima auf. Rein örtlich hat sie in ihrer Welt Beziehung zum Nierensystem und ist gleichsam die Nebenniere der Natur. Mit ihr kann ich Kortisonschäden aufhalten, und ich kann, wenn Kortison nichts mehr nützt, mit Latrodectus mactans noch Heilungen erwirken.

Ein völlig anderes Bild ergibt sich aus der Beschäftigung mit der Küchenschelle oder Pelzanemone. Die Pflanze besteht eigentlich nur aus einer Riesenblüte, die sich traurig der Erde zuneigt. Sie ist warm, pelzig, mütterlich anzufühlen und überwiegt in ihrem Stoffwechsel die ganze Pflanze, wenn ich vergleiche mit dem, was Wurzel an ihr ist. Sie gleicht einer hochschwangeren Frau mit ihrem traurigen, lieben und feinen Gesicht, das noch hie und da von Tränen überfließt. Und Pulsatilla ist wirklich eines der wunderbarsten Mittel, um eine Geburt vorzubereiten, in den letzten Monaten, da sich der Unterleib der Frau eben zur riesigen Blüte entwickelt.

Um zu zeigen, wie die Natur und eine besondere Pflanze, aber auch der Mensch in seinem Leiden ernstzunehmen sind, möchte ich an dieser Stelle auch noch auf Cannabis eingehen.

Sie meinen den Stengelhanf?

Ja, Stengelhanf, das Rauschmittel, welches heute von den Jugendlichen vor allem gebraucht wird.

Als Haschisch?

Als Haschisch, ja. Betrachte ich die Pflanze unvoreingenommen, so fällt mir auf, wie feingliedrig die Blätter sind. Die Pflanze ist eigentlich ein Pianist, der in den Blättern die Finger spreizt und eine innere Harmonie manifestiert, wie sie sonst nirgends zu finden ist.

Als eben in der Musik?

Ja, als in der Musik. Haschisch ist eine Musikdroge.

Läßt sich sagen, daß Haschischraucher eine Art Musik suchen?

Es könnten Leute sein, die ein starkes Bedürfnis nach Harmonie haben, nach Musik, nach Klang, und weil sie die Erfüllung dafür in der Schule, der sozialen Kultur, in der wir stecken, nicht auffinden können, suchen sie das Harmonieerlebnis auf diese Art und Weise zu intensivieren, eben durch Einnehmen einer Pflanze, die ihnen diese Welten durch ihren Geist aufschließt.

So ist der Drogenkonsum nicht einfach eine Modeerscheinung, ein gewöhnliches Zeitmerkmal, und beruht nicht nur auf einer neuen Art von Wirtschaftskriminalität dunkler Elemente, sondern gibt von einem tiefen, an die Oberfläche drängenden Bedürfnis nach Übereinstimmung Kenntnis, das sich gegen die Entseelung der Welt auflehnt und Musik, wie man sie früher in der Kultur gefunden hat, nun ersatzweise in einer Droge sucht.

So empfinde ich das. Ich kann mich aber irren.

Sie stellen damit eine Art Kulturdiagnose.

Ja. Und daraus geht auch die Therapie klar hervor. Die Schule muß sich darum bemühen, die Schüler eine Musik leben zu lassen, die ihren inneren Seelenwünschen entspricht. Damit würde der Gebrauch der Haschischdroge eher entfallen.

Sie treten für eine ganz besondere Schulmusik ein?

Ja, für gelebte und nicht geübte Schulmusik.

Wie hat man sich diese Musik vorzustellen?

Es ist bekannt, daß die Musik an und für sich als Droge wirken kann. In unseren Gegenden pflegt man zehn Jahre Musik zu üben und kann dann vielleicht einmal ein Konzert geben. In südlichen Gegenden wie in Afrika fällt es keinem Menschen ein, Musik zu lernen, sondern vom ersten Tag der Geburt an macht das Kind Musik. Es übt nicht, aber es lebt immer Musik. Wir im Norden üben immer und leben die Musik recht wenig.

Sie meinen, in der Schule müßte die spontane Musik, das Bedürfnis nach spontaner Musik aktiviert werden?

Wenn es nur um reine Spontaneität, um reines Leben ginge, müßte solche Musik auch zur Droge werden. Sicher sollte Musik bei uns noch viel mehr gelebt werden. Die Lösung bestünde wohl darin, die beiden Pole, Musik zu lernen und Musik zu leben, in einer Mitte zusammenzubringen, so daß eben in der Musik Gesundheit gefunden werden könnte.

Sie befürworten eine Art Orffscher Schulmusik[16]*, bei der die Kinder mit einfachen Instrumenten unter Anleitung dazu angeregt werden, sich selber in ihrem melodiösen und rhythmischen Bedürfnis auszudrücken?*

Ich kenne mich da nicht gut aus. Ich glaube, Carl Orff war in der Musikerziehung wirklich ein Pionier. Es ist sehr wichtig, daß das Element der Kindheit, die Freude, in die Musik hineingetragen wird, und daß das Belehrende auf dieser Anfangsstufe noch nicht zu viel Platz einnimmt. Ich könnte mir sehr wohl Kinderfastnachtsmusik als bestes Prophylaktikum und bestes Heilmittel vorstellen.

Sozial betrachtet, entsteht die Sucht nach Drogen in Ihrer Sichtweise aus einem mißgeleiteten Musikbedürfnis; sie ist eine Art Erkrankung im musikalischen Innenraum des Menschen. Das bringt mich auf den Gedanken, ob nicht auch Geisteskrankheiten auf eine ähnliche Weise zu betrachten sind.

Drogenähnliche Zustände – die ohne Drogen erzeugt werden – finden wir tatsächlich in den Geisteskrankheiten, zum Beispiel in der Schizophrenie.

Drogen bewirken, daß dem Menschen eben die höheren Wesenheiten, die hinter der Erscheinungswelt stecken, wahrnehmbar werden.

Für den Haschischraucher, nehme ich an, wird die Musik zum intensiven Erlebnis.

Die Musik, die den menschlichen Körper in seiner Harmonie aufbaut, wird anschaubar, miterlebbar und hörbar in der geistigen Welt.

Und nun gibt es Geisteskrankheiten, die bewirken ohne Drogen ähnliche Effekte?

Schizophrene Leute pflegen Töne wahrzunehmen, Stimmen zu vernehmen, wo ein normaler Mensch nichts hört. Ein Schizophrener sieht zum Beispiel auch den Teufel in der Steckdose sitzen; der geistig gesunde Mensch weiß nur, daß ihm der daraus fließende Strom einen Schlag versetzen kann.

Solche außergewöhnlichen Wahrnehmungen eines Kranken bezeichnet der in seiner geistigen Gesundheit unbeschädigte Mensch als Einbildungen, Halluzinationen, als Wahn und ähnlich.

...was eigentlich nicht richtig ist. Und doch ist ein anderer Befund gar nicht möglich, wenn der behandelnde Arzt diese höheren Welten einfach nicht wahrnimmt, vielleicht noch nie davon gehört hat. Was ihm der Patient erzählt, kann er nur als reine Hirngespinste deuten.

Sie sagen damit, daß der Kranke reale Eindrücke habe, also Realitäten wahrnehme, zu denen der gesunde Arzt gar keinen Zugang habe?

Der schizophrene Kranke und viele, die an anderen Geisteskrankheiten leiden, sind in ihrem Vermögen, höhere Welten wahrzunehmen, weitergekommen und wären sehr gut in der Lage, das Weltbild ihres Arztes neu zu gestalten.

Weil Geisteskranke hellsichtig, hellhörig, hellfühlig sind?

Genau so ist es.

In welcher Weise müßte der Durchschnittsarzt von seinen Patienten Nachhilfeunterricht bekommen können?

Es kann ihm nur gelingen, diese Menschen zu verstehen, wenn er sie ernst nimmt und sich als ihr Schüler betrachtet. Dann wird er zum Beispiel nicht sagen, in der Steckdose sei kein Teufel zu finden.

Was der Patient behauptet, ist ja im Grunde richtig; in der Steckdose *ist* die Kraft verborgen, die Licht – italienisch «luce» genannt – erzeugt.

Damit spielen Sie auf jene nicht einfach als natürliche Energie zu verstehende, sondern als moralisch-amoralische Wirksamkeit aufzufassende Kraft an, die Rudolf Steiner Luzifer[17] *nennt?*

Eben diese Kraft steckt hinter dem Strom, und sie nimmt der Schizophrene als Wesenheit wahr. Der Arzt weiß nur nichts von dieser realen Welt hinter der ertastbaren Welt.

Das Problem schizophrener Leute besteht darin, daß sie in unserer Zeit nicht lebensfähig sind. Der Beitrag des Arztes müßte gerade darin bestehen, ihnen zur Lebensfähigkeit zu verhelfen.

Er müßte sie sozusagen auf die Erde herunterbringen, ins Irdische hereinholen? Sie so behandeln, daß sie auf der Erde leben können?

Das ist seine Aufgabe. Um diese wahrzunehmen, muß er bei Schizophrenie eine Diagnose stellen können, die zu einer wirklichen Therapie hinleitet.

Aber wie kann er das? Wie tut er das?

Die Diagnose lautet: Beim Schizophrenen löst sich die Seele bei Tag ähnlich vom Körper ab, wie das beim normalen Menschen nur im Schlaf geschieht.

Sie meinen also, daß sich Ich und Astralleib vom Ätherleib und vom Physischen Leib in ungehöriger Weise trennen?[18]

Ja. Beim Einschlafen ereignet sich dieser Vorgang zuerst im Kopf. Daher wird mir nicht bewußt, daß auch die anderen Glieder einschlafen beziehungsweise frei werden. Im Traum erlebe ich dann ähnliche Bilder wie der Schizophrene im abnormen Tagesbewußtsein.

Ich muß dieses Traumphänomen, das Ablösen von Ich und Seele, genau verstehen. Je nachdem, aus welchen Körperteilen sich in ungewöhnlichen Fällen die oberen Wesensglieder entfernen, entstehen verschiedene Bilder und verschiedene Krankheitszustände, bis hin zum Stupor, bei dem der schizophrene Patient bei vollem Bewußtsein regungslos und gelähmt daliegt, weil sich Geist und Seele befreit haben und sich in rein geistigen Welten aufhalten, aus denen sie auch ihre Eindrücke beziehen.

Ist es so, daß der Körper Seele und Geist aus bestimmten Stellen des Leibes ausstößt, weil der Körper nicht imstande ist, sich dort mit den höheren Wesensgliedern zu verbinden?

Der Körper ist der Angelpunkt für die Seele. Der Stoffwechsel ist aufzufassen als die Häkchen, woran die Seele befestigt ist.

Und wenn diese Häkchen nicht mehr taugen, findet die Seele keine Ansatzpunkte für eine Verbindung mehr? Demnach sind Geisteskrankheiten eigentlich Körperkrankheiten?

Das ist das Entscheidende, daß bei jeder Schizophrenie ein gestörter Nierenstoffwechsel diagnostiziert werden kann.

Eine Depression ist eine physisch wahrnehmbare Störung des Leberstoffwechsels. So muß man im Fall einer Schizophrenie die Nieren in biochemischer Art so in Ordnung bringen, daß sich die Seele darin wieder verankern kann. Der Akupunkteur bewerkstelligt das sehr handgreiflich, indem er die Seele mit Nadeln sozusagen wieder am Körper annagelt. Ein Akupunkteur, der eine Schizophrenie behandelt, wird den Nierenmeridian wieder neu am Körper anstecken.

Als eine der Behandlungen von Geisteskrankheiten empfehlen Sie also Akupunktur?

Ja. Oder Schröpfen der Nieren, weil die Niere der Ort der Seele ist, wo sie sich stark zu Hause fühlt.

Schröpfen Sie mit Blutegeln?

Nein, mit Schröpfköpfen, glasigen Schröpfköpfen. Aber auch mit Massage kann der Seele dazu verholfen werden, wieder in den Körper einzugreifen, zum Beispiel bei Schäden durch Fastenkuren. Bei Fastenkuren löst sich die Seele spürbar vom Körper; durch eine Fastenkur kann eine Schizophrenie ausgelöst werden.

In der anthroposophischen Medizin versucht man, die Seele durch Stibium wieder fester mit dem Körper in Verbindung zu bringen.

Was ist das, Stibium?

Stibium ist der lateinische Name für Antimon. Therapeutisch ist dieses Metall vor allem in seiner Verbindung als Grauspießglanz wichtig. Das auch Antimonit genannte Erz bildet ein Netzwerk von Metallstrahlen, von metallenen Kristallen. In diesem Mineral ist das Vernetzungsprinzip selber anschaubar, das die höheren Wesensglieder mit dem physischen Körper vernetzen hilft.

Zeigt sich das Auseinanderstreben von oberen und unteren Wesensgliedern immer als sogenannte Geisteskrankheit?

Ein Übel, dem Ähnliches zugrunde liegt, ist die weitverbreitete Migräne.

... unter der föhn- und überhaupt wetterempfindliche Menschen sehr leiden.

Wetterempfindlichkeit ist ja nur ein Zeichen dafür, daß sich der Ätherleib des Menschen zu stark mit dem Ätherleib der Welt verbindet, weil er sich zu sehr vom Körper löst. Etwas Ähnliches ist auch bei Rheumatikern immer wieder feststellbar. Bei ihnen hat der verfestigte, verhärtete Körper quasi die Lebenskräfte – das heißt den Ätherleib –, den Astralleib – die Seele – und das Ich abgepreßt, weggepreßt. Die können im Körper nicht mehr ankern. Daher werden auch diese Leute auf ihre Weise wetterempfindlich.

Bei Migräne und Rheuma ist es einleuchtender, daß Störungen im Körper für die Leiden verantwortlich sind.

Graduell nähern wir uns bei ihnen den sogenannten Geisteskrankheiten, die in Wirklichkeit Stoffwechsel- und Organstörungen sind.

Ist die Therapie ähnlich?

Ich möchte Ihnen von einer Therapie erzählen, die einesteils ganz körperlich, andernteils hochgeistig ist. Von einer Patientin, die Brasilianerin ist, habe ich folgende Behandlung gegen Migräne vernommen: Ihre Großmutter, die stark an Kopfweh litt, hat bei besonders starken Schmerzanfällen eine Taube gemetzget, sich den am Bauch geöffneten Vogel über den Kopf gestülpt und die Migräne war sofort weg.

Der sprichwörtliche Vogel des Verrückten diente hier zur Heilung.

In der Tat bringt das Volk mit einem richtigen Gefühl für das Richtige Kopf und Vogel zusammen.

Welche Verwandtschaft besteht zwischen beidem?

In einem Vogel zeigt uns die Natur, was ein Kopf allein, für sich, ist. Ein Vogel ist nichts anderes als ein isolierter Kopf mit etwas Schulterpartie daran in seinen Schwingen und ganz verkümmerten Füßen. Vögel sind fliegende Köpfe. Indianer tragen darum Vogelfedern am Kopf.

Weil sie den Zusammenhang zwischen Vogelartigem und Kopf noch intensiv spüren?

Ja, und weil ihnen der Vogel die Weisheit im Kopfe gibt. Durch die über den Kopf gestülpte Taube – um das auf indianischem Naturerleben beruhende Beispiel nochmals aufzunehmen – wird der Kopfpol, der Kopf-Nerven-Sinnespol des Menschen, vergrößert und aktiviert. Er erhält wieder mehr Gewicht, tritt wieder ins Gleichgewicht mit dem vorübergehend zu stark gewordenen Stoffwechsel-Pol. Migräne ist ja nichts anderes als eine Darmbewegung, eine Peristaltik, die eigentlich im Bauch ihren Platz hätte, aber aus den Därmen in das Gefäßsystem der Nerven, des Gehirns aufgestiegen ist.

Und mit einem Vogel läßt sich Migräne wirklich heilen?

Skeptikern möchte ich noch folgendes beweiskräftiges Experiment empfehlen: Schlafen Sie in einem Federbett, und Sie werden beobachten, daß Sie Mühe haben werden, mit den Gedanken zur Ruhe zu kommen. Es muß sich aber um ein altes, grobes Federbett handeln, und nicht um Federwolle, die Daune, welche nicht so stark ins Denken hineinführt. Im Vergleich mit der Wolle des Schafes läßt sich bemerken, daß die Federn die Gedanken aktivieren und die Schafwolle den Menschen zur Ruhe bringt.

Sind Sie der Meinung, daß man statt in Federn eher in Schafwolle schlafen sollte?

Die Schafwolle hüllt den Menschen in den Wärmemantel des Schafes ein, und das ist die ideale Voraussetzung für einen Schlaf, der in die jenseitigen Welten, in den Traum hineinträgt.

Für gute Träume Schafwolle zum Zudecken – und was soll denn als schlaffördernde Unterlage dienen?

Eine Strohmatte ist ideal zum Schlafen, denn Stroh und Strohhalme sind nichts anderes als goldenes Sonnenlicht, goldene Sonnenstrahlen. Die alten Germanen pflegten in dieses Stroh hinein das Mannstreu zu legen, eine blaue, siliziumhaltige, stachlige Blume. Auf dieser Unterlage tragen die goldenen Sonnenstrahlen den sich zur Ruhe legenden Menschen in die blaue, dunkle Nacht hinein.

Auch die Bezeichnung scheint ihren Ursprung bei den alten Germanen zu haben. Weil der zugehörige Brauch verloren gegangen ist, wird der Name heute oft falsch gelesen. Er heißt richtig Mann-Streu, weil die Blume ursprünglich in die Streu des Mannes hineingemischt wurde.

Um auf die Federn zurückzukommen: Besteht darin nicht ein Widerspruch, daß die Taube die Migräne verscheucht, die Federn andererseits die Gedanken nicht beruhigen, sondern aktivieren?

Migräne kann sich zwar bei angestrengter Gedankentätigkeit einstellen, aber sie signalisiert das Gegenteil: eine relative Stoffwechselüberaktivität im Kopfe, die das Denken völlig verunmöglicht. Bei einem Migräneanfall gilt es also, den Stoffwechsel wieder dahin zurückzudrängen, wohin er gehört, in den Bauch. Dabei leisten starker Kaffee mit Zitrone (oder aber die erwähnte Taube auf dem Kopf) gute Dienste.

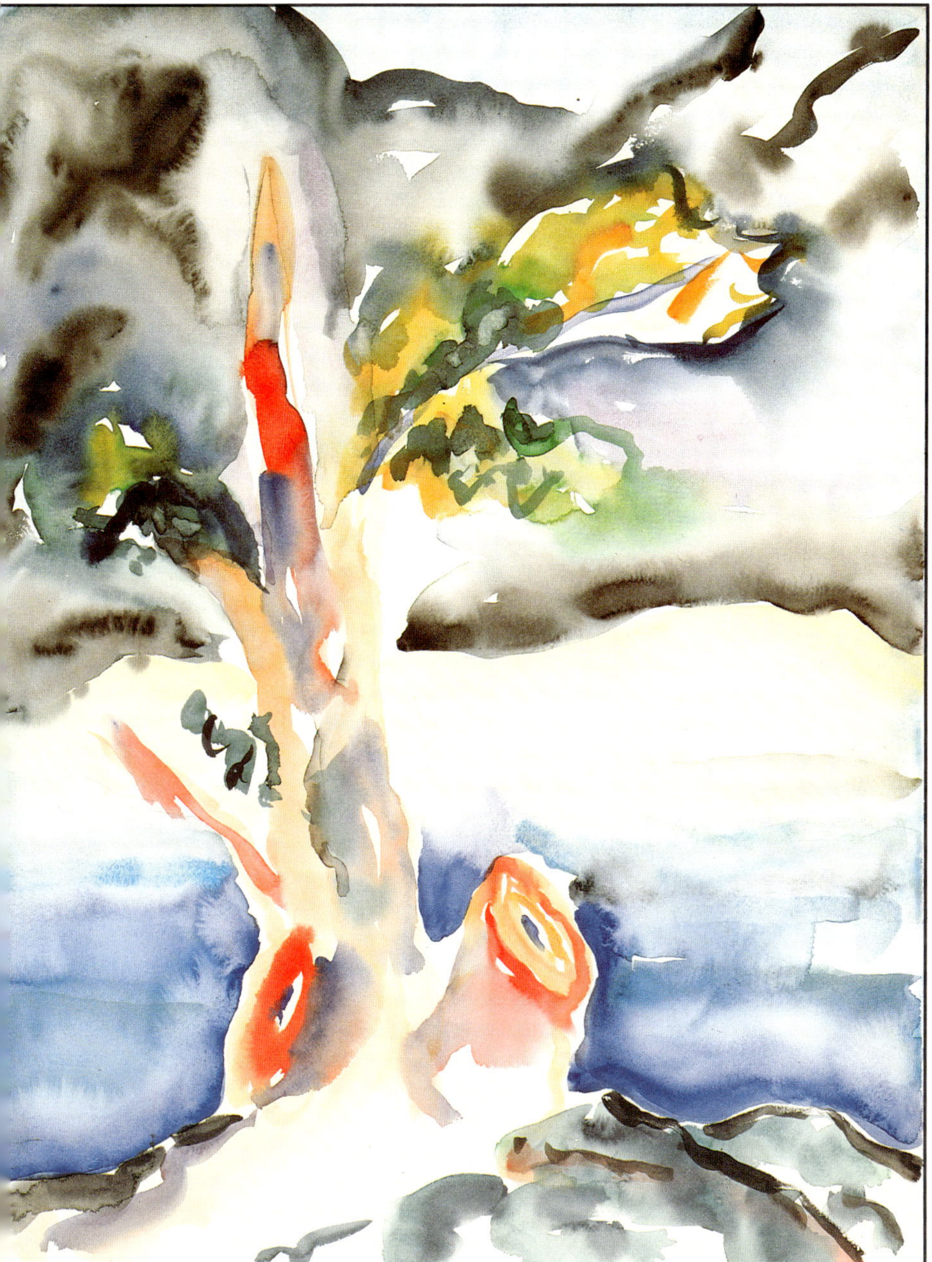

Arve im Lauteraar

Flamme aus Holz, aus dem Licht der Sonne und der Sterne entstanden. Zur Baumkrone aufgetürmte Wolke, in der sich das Berggewitter entlädt. Durch den Blitz entzündet sich das Holz und wird wieder zu Licht.

Der Arzt muß den Menschen zum Schöpfertum führen

Auch für die andersgeartete medizinische Betrachtungsweise ist die Diagnose ein wichtiges Geschehen; sie bleibt der Ausgangspunkt der ärztlichen Auseinandersetzung mit dem Leiden des Patienten.

Das ist nicht selbstverständlich. Die Diagnose gehört zu unserem Bewußtseinszeitalter. In der Homöopathie wird beispielsweise nie eine Diagnose gestellt. Der Arzt geht von den Symptomen, von den Krankheitserscheinungen, direkt zur Therapie über.

Es ist demnach eine ältere, den Ansprüchen unseres Bewußtseins nicht voll genügende Betrachtungsweise, die sich in der Homöopathie konserviert hat?

Die alte, klassische Homöopathie geht vom Grundsatz aus, daß sich der Arzt vor Spekulationen hüten soll. Er soll sich gefälligst an das Simileprinzip von Hahnemann halten, der vorschreibt, daß der Arzt ohne irgendwelche Spekulationen über Vorgänge im Menschen von den Krankheits- oder Vergiftungserscheinungen direkt zu den heilenden Substanzen in den Naturelementen, in der Pflanze, im Tier überzugehen habe.

Was die Homöopathie als Spekulation bezeichnet, deckt sich also mit dem, was die nichthomöopathische oder nicht ausschließlich auf die Homöopathie fixierte Medizin als Diagnose betrachtet.

In der Homöopathie haben wir es mit nichtmateriellen Welten zu tun, weil die Verdünnung der Präparate so stark ist, daß die Materie keine Rolle mehr spielt, sondern nur noch ihre Strahlung. In unserer Universitätswissenschaft beruht aber die Erkenntnis allein auf der physischen Welt, so daß man in der Gegenwart nur in Bezug auf die Materie denken kann.

Wir haben noch nicht gelernt, die Logik auf nichtmaterielle Gegebenheiten, auf Seele und Geist, anzuwenden und sind darum noch nicht gewohnt, durch Denken genaue Diagnosen im Nichtmateriellen zu stellen.

Deshalb ist es verständlich, daß man noch nicht so weit ist, in der Homöopathie zu diagnostizieren. Würde man sich darum bemühen, müßte das konsequenterweise zur anthroposophischen Medizin führen.

Ein Arzt, der das Krankheits- und Heilungsgeschehen so wie Sie versteht, muß demnach darauf dringen zu wissen, woher ein Leiden kommt, auch wenn er sich homöopathischer Mittel bedient. Er ist auf die Diagnose angewiesen. Unterscheidet das die anthroposophische Medizin von gewöhnlicher Homöopathie?

Wie Sie sagen, kann eine befriedigende Therapie, die den Menschen weiterbringt, nur auf Grund einer Diagnose eingeleitet werden.

In welcher Hinsicht hebt sich eine Diagnose, wie Sie sie anstreben, von einer Diagnose der Schulmedizin ab?

Sehr wesentlich, denn in der Diagnose der Schulmedizin geht es immer um materielle Fakten. Da erscheint zum Beispiel ein Patient mit Schmerzen in der Leberregion. Der Arzt fertigt sich ein Blutbild an und bemerkt, daß das Bilirubin zu hoch ist, die Leberwerte falsch sind. Er glaubt, damit den Grund für das Leiden erkannt zu haben.

Ihrer Meinung nach ist das eine rein punktuelle Betrachtungsweise?

Bei dieser Betrachtungsweise beißt sich die Katze in den eigenen Schwanz. Das erläutert ein erfundenes Beispiel.

Ein Patient spricht wegen Nierenschmerzen vor. Er wird an der Universitätsklinik untersucht, und der Befund lautet, er leide an einer Glomerulonephritis; die Glomeruli in den Nieren sind entzündet. Glomeruli heißen die Überhänge vom Blut- in den Harnteil der Nieren. Es sind mikroskopisch kleine Gefäßknäuelchen, in denen der Urin aus dem Blut abgepreßt und in die Harntubuli weitergeleitet wird.

Wenn es sich, vom Arzt aus gesehen, um einen guten Patienten handelt, ist er zufrieden mit der Diagnose und sagt sich: Ich leide an einer Glomerulonephritis, deshalb habe ich Nierenschmerzen. Will jemand mehr erfahren, fragt er: Was ist das für eine Krankheit? Der Arzt antwortet: Das ist eine Autoimmunkrankheit. Was ist eine Autoimmunkrankheit?, will der Patient wissen, und der Arzt sagt: An diese Gefäßknäuelchen, an diese Trennwände lagern sich irgendwelche Antikörper an, und daraus resultiert eine Störung. Ist der Patient immer noch nicht zufrieden, empfiehlt ihm der Arzt, sich an einen Zytologen zu wenden.

So geht der Patient weiter zum Zytologen. Der sagt: Ja, diese Antikörper, diese antigenen Reaktionsstoffe, die sich da ablagern, lassen sich mit fluoreszierenden Substanzen färben und so nachweisen. Der Patient fragt weiter: Warum lagern sich diese Substanzen an? Darauf antwortet der Zytologe: Das hat etwas mit den Van-der-Waalschen Kräften zu tun. Das sind zwischenmolekulare Kräfte zwischen den Wasserstoffatomen, die zu der Anlagerung dieser Immunteilchen führen können. Van der Waals[19] war ein Physiker, der diese Kräfte beschrieben hat.

Mit gutem Grund fragt nun der Patient: Warum sind diese Kräfte gestört? Darauf antwortet der Zytologe, ein Physiker könne ihm genauer sagen, wie es sich mit den Atombindungen verhalte.

Der Physiker erklärt ihm das Atommodell und ist sehr erfreut über das lebhafte Interesse des Patienten. Am Schluß fragt er diesen, warum er den Sachverhalt mit den zwischenmolekularen Kräften denn kennen wolle. Und der Patient sagt, weil er Nierenschmerzen habe.

Der Physiker fragt: Warum sind die Van-der-Waals-Kräfte gestört, wenn einer Nierenschmerzen hat?, und der Arzt fragt: Warum hat er Schmerzen, wenn die Van-der-Waalschen-Kräfte gestört sind?

Die Fragestellung bewegt sich im Kreis herum, ohne Sinn.

Genauso ist es! Es ist nie sinnvoll, für ein physisches Leiden das Blut zu untersuchen mit der Erwartung, daraus ergebe sich eine Diagnose. Ich kann höchstens feststellen, daß das Blut mitbeteiligt ist, aber der Grund zur Krankheit liegt niemals im Blut.

An der Vorstellung vom Herzen als einem weiteren Beispiel möchte ich zeigen, wie diese Art von Diagnose eine Zeiterscheinung ist. Zu Beginn des letzten Jahrhunderts ist die Dampflokomotive erfunden worden, und das mechanische Denken hat überhandgenommen. Also stellte man sich das Herz als Pumpe vor und die Klappen als Ventile. Die Diagnosen, welche auf Grund dieses Bildes gestellt wurden und werden, heißen Klappenfehler, Pumpdefekt des Herzens.

Jede Diagnose führt zur Therapie. Wenn die Diagnose aber auf Grund einer zeitbedingten Erscheinung gestellt wird, ist auch die Therapie eine Zeiterscheinung. Sie führt in diesem Falle zu einer mechanischen Reparatur der Ventile, der Klappen. Das geschieht in der Klappenersatzoperation.

Etwas später sind die elektronischen Instrumente entwickelt und auch auf das Herz angewendet worden. Die Diagnose gefällt sich nun in elektrischen Vorstellungen. Mit dem Elektrokardiogramm wird eine Reizleitungsstörung diagnostiziert. Die Therapie ist ein Schrittmacher, ein elektrisches Instrument.

Der sogenannte Fortschritt führt noch weiter. In der Entwicklung der Biochemie der letzten Jahrzehnte fand man bei biochemischen und zellzytologischen Untersuchungen viele Antigen- und Antikörperstörungen am Herzen. Die daraus folgende Therapie ist medikamentös, immunsuppressiv, zum Beispiel bei Scharlach, wenn sich am Herzen eventuell Antigene und Antikörper ablagern.

Scharlach wird biochemisch behandelt?

Ja, die Krankheit wird heute mit Antibiotika behandelt – eine Zeiterscheinung.

Kennen Sie weitere Beispiele dieser zeitbedingten Diagnostik?

Gut geeignet zu zeigen, wie sich eine Diagnose, die im Physischen bleibt, erschöpft und nicht zur Heilung führen kann, ist der folgende, in der allgemeinen Praxis auch schon beobachtete Fall: Ein Mensch geht wegen allergischer Schleimhautentzündung im Nasen- und Augenbereich zum Spezialisten.

Er hat Heuschnupfen?

Ja, Heuschnupfen mit Bindehautentzündung. Der Mediziner übt seine Pflicht aus, die er so versteht, daß er das Leiden beseitigen, den Normalzustand wiederherstellen muß. Demzufolge verschreibt er einen Blocker, ein Kortison.

Was ist ein Blocker?

Kortison ist ein Hormon, das die Membranen blockiert, so daß der Flüssigkeitsaustausch durch die Membran nicht mehr stattfinden kann. Demzufolge hört die Sekretion der Schleimhäute im Augen- und Nasenbereich auf. Die Folge davon ist, daß die nächstliegende Schleimhaut reagiert. Der gleiche Patient beklagt sich etwas später über Asthma, wenn er die verschriebene Therapie weisungsgemäß durchgeführt hat. Asthma ist eine sinnvolle Reaktion des Körpers. Die Lunge zieht sich zusammen, damit weniger Antikörper, weniger Pollen eindringen können, und sie reagiert mit Schleimbildung, um diese Pollen wieder hinauszutransportieren. Die Schleimhäute des Atembereichs antworten mit übermäßiger Reaktion, weil sie, was die Augen und die Nasenschleimhäute wegen ihrer Blockade nicht gereinigt haben, noch zusätzlich übernehmen müssen.

Der Patient geht zum Pneumologen. Dieser stellt das Leiden fest und verschreibt einen Blocker oder Kortison gegen die allergische Reaktion, mit dem der Asthmaanfall wieder blokkiert wird.

Der Patient führt auch diese Therapie gewissenhaft durch und stellt fest, daß er allmählich unter vermehrten Ekzemen zu leiden beginnt. Die Schleimhaut der Atemorgane kann ihre Entlastungsfunktion nicht mehr ausüben, also tritt die nächste Haut in Aktion, und das ist die Außenhaut. Sie muß jetzt die Allergene ausscheiden, sie bricht auf, sie blüht auf, und wir haben ein blühendes Ekzem.

Der Patient geht zum Dermatologen. Dieser nimmt seine Aufgabe pflichtbewußt wahr und gibt ihm eine Kortisonsalbe, ein zellmembranstabilisierendes Hormon, zusammen mit Antibiotika, wie das heute die Regel ist. Das Ekzem verschwindet; zur Sicherheit führt der Patient die Therapie einen Monat lang durch und bemerkt plötzlich, wie seine Gelenke zu schmerzen beginnen.

Warum? Das nächste, das nach dieser massiven Therapie noch reagieren kann, sind die Gelenkschleimhäute. Von ihnen führt jedoch kein Weg nach außen. Es entsteht schon oft in frühem Alter juvenile Arthritis in iatrogener Form, das heißt vom Arzt – vom Iatros – und seiner Behandlung herrührend.

Der junge Patient kann seine Gelenke nicht mehr bewegen, akuteste rheumatische Erscheinungen treten auf, und er konsultiert den Rheumatologen. Dieser stellt ein rheumatisches Leiden fest, nimmt seine Pflicht wahr und beseitigt es mit Antirheumatika, mit schmerzstillenden und entzündungshemmenden Mitteln. Die Entzündung verschwindet. Die Folge davon ist, daß an den zuvor von Rheuma befallenen Stellen die Durchblutung schlecht wird, daß auch dort der Stoffwechsel mit den Allergenen nicht fertig wird, so daß sich die ganze Dynamik nun auf den Darm verlagert. Der Patient erhält ein Colon irritabile, einen Reizdarm. Was ist der Grund? Als einziger Ausweg, über den sich der Körper noch entschlacken kann, verbleibt die Darmschleimhaut. Der Patient leidet unter ständigem Durchfall, unter Säfteverlust, unter Kräfteverlust, ist erschöpft, kann nicht mehr arbeiten, kann sich seinen Lebensunterhalt nicht mehr verdienen.

So geht er zum Gastrologen, zum Magen-/Darmspezialisten. Dieser stellt eine übermäßige Reizbarkeit der Darmdrüsen fest, verbunden mit Überproduktion von Magensäure, abwechselnd mit Unterproduktion, mit überschießenden Darmreaktionen und vegetativ gestörtem Sonnengeflecht. Er nimmt seine Aufgabe wahr. Wegen der Gefahr eines Magenulkus versucht er medikamentös, mit einem Histaminblocker, die übermäßige Sekretion zu beruhigen. In fortgeschrittenem Stadium wird eine massive Magen- oder Darmoperation vorgenommen, bei der die sezernierenden Nerven in mehrstündiger Arbeit durchschnitten werden. Die Situation wird blockiert.

Die einzige noch mögliche Reaktionsart des Organismus ist die, daß die nächsten Schleimhäute mitzureagieren beginnen; das sind die Bauchschleimhaut, das Lungenfell und der Herzbeutel.

Der Patient beginnt zu leiden unter einer Peritonitis, einer Entzündung der Schleimhaut des Bauchfells, oder einer Pleuritis, einer Entzündung der Schleimhaut des Lungenfells.

Er geht wieder zum Lungenspezialisten, und dieser behandelt die Pleuritis. Die Folge davon ist eine Perikarditis, und der Patient landet beim Herzspezialisten. Der Herzbeutel hat sich entzündet, und die Folge sind massive Herzstörungen, an denen der Patient sterben kann.

Das ist das Schicksal vieler Patienten, die Naturärzte zu behandeln haben. Das Phänomen ist weltweit zu beobachten.

Das ist eine traurige Diagnose, die Sie der schulmedizinischen Diagnostik stellen.

Es gibt auch sehr gute Taten der Schulmedizin, vor allem der Chirurgie. Aber diese Art von Therapie macht krank.

Was steht als Besseres zur Verfügung?

Eine Diagnostik, die bedeutend weiter führt, wird von den Naturheilpraktikern befolgt. Diese stehen in der Hierarchie der Heilkunst zwar ganz unten, können sich aber mit ihrem Denken ins Prozessuale hineinfinden. Sie bemerken nämlich, daß die erwähnten Leiden durch ein Verdrängen anderer Leiden bedingt sind. Immer wird vom Schulmediziner ein Akutzustand aus der Angst unterbrochen, er könne sich zu lebensbedrohenden Zuständen zuspitzen; der Arzt hat keinen Mut, das Leiden anders zu behandeln. So wandelt sich die akute Krankheit in eine chronische. Der Heilpraktiker weiß aber, daß jede chronische Krankheit in den Akutzustand zurückgeführt werden muß. Durch dieses Nadelöhr muß die Heilung gehen.

Sie führt also rückwärts?

Ja, rückwärts. Der Naturheilpraktiker behandelt das Leiden des Patienten rückwärts. Er sorgt für darmausleitende Bäder, er leitet mit lungenentlastenden Wickeln nach außen ab, er legt

Senfwickel auf, er wendet hautreizende Baunscheidtmethoden[20] an, das heißt, er bewirkt eine Ableitung nach außen, indem er die Haut mit vielen Nadeln perforiert und dann mit Senföl einstreicht, damit sich der Stoffwechsel über die Haut entlasten kann. Und siehe da, das Asthma ist weg!

Ähnliches wird mit Schröpfen erreicht. Das Geheimnis der Naturheilpraktiker besteht schlichtweg darin, daß sie das Gegenteil dessen tun, was der Arzt macht. Ihre Erfolge garantieren ihnen die Weiterexistenz.

Es sind jedoch Heilkünstler, deren Behandlungsweise Sie nicht einfach übernehmen, mit deren Therapien sich Ihre Methoden nicht ohne weiteres decken?

Die Behandlungsweise ist nur ein Teilaspekt. Von den Naturheilpraktikern wird immerhin ein prozessuales Geschehen, eine Dynamik, eine Zeitgestalt der Krankheit erkannt.

Sie stehen in Gegensatz zur Schulmedizin, die ja Fakten will, die eine statische Diagnose anstrebt, eine Augenblickssituation festhalten will – mit dem diagnostischen Einsatz von Apparaten. Die Diagnose muß aber verlängert werden, indem das eigentliche Krankheitsgeschehen über die materielle, die physische Diagnose hinausgeführt wird.

Wohin wird sie geführt?

Sie muß ins Ätherische, ins Astralische, ins Ichgemäße und ins Zusammenspiel dieser höheren Wesensglieder geführt werden. Wie der physische Leib – der nur ein Viertel des Menschen ausmacht – gehören diese genauso zum Menschen.

Diese Betrachtungsweise verlangt allerdings nach Schulungs- und Ausbildungsmöglichkeiten, wie sie dem Arzt bis jetzt im Studium nicht geboten werden.

Um Diagnosen in diesem immateriellen Bereich zu stellen, muß sich der Heiler einem besonderen Schulungsweg unterziehen; er muß sich Kenntnisse von den höheren Welten aneignen.

Sie sprechen ein großes Wort gelassen aus. Wo und wie tut er das?

Die Voraussetzungen dafür, solche Erkenntnisse zu erwerben, sind völlig diametral zu dem, was heute in der Schule und im Medizinstudium gelernt wird.

Wie also müßte ein Studium gestaltet, wie müßte der neue Arzt ausgebildet werden, damit er sich diese überphysische Art der Diagnose aneignen könnte?

Voraussetzung zur Erkenntnis höherer Welten ist, daß der Mensch einen Pfad der Verehrung geht, den Pfad der Devotion, des Vertrauens. Er muß im Vertrauen Erkenntnisse gewinnen. Er muß seine Liebesfähigkeit entwickeln, so daß er dem, was er erforschen und erkennen will, seine ganze Liebe entgegenbringt.

Wäre es richtig zu sagen, daß der Arzt, wie wir ihn heute nötig haben, eine berufliche Frömmigkeit entwickeln müßte? Müßte er ein Mensch sein, der dem Patienten, seinem Körper, seinen Leiden mit einer gewissen Ehrfurcht gegenüberträte?

Im Arzt soll eine Religiosität entstehen: religio heißt ja Verbindung mit den anderen Welten. Er braucht keinen Glauben – man glaubt ja da, wo man nicht erkennt –, sondern eine richtige Religiosität; eine reale Verbindung mit den anderen Welten ist anzustreben. Bedingung dafür ist, daß der Arzt zu einer inneren Ruhe gelangt und mit Achtung auf alles hinschaut, was ihm im Leben begegnet.

Sie haben von Kenntnissen der höheren Welten gesprochen. Da meldet sich in mir sofort der Titel eines Buches von Rudolf Steiner: «Wie erlangt man Erkenntnisse der höheren Welten?» Könnte das ein Schulungsbuch für den Arzt werden?

Für den angehenden Arzt ist das sicher das wichtigste Schulungsbuch.

Läßt sich die Wirkung solcher Frömmigkeit und inneren Ruhe beschreiben? Was entsteht daraus für den Arzt?

Mit der Achtung gegenüber der Erkenntnis der Wahrheit und durch diese innere Schulung kann die Hellsichtigkeit[21] erarbeitet werden. Sie ist das Instrument, Ätherisches im Menschen wahrzunehmen, seine Aura[22] zu beobachten. Im weiteren kann die Fähigkeit entwickelt werden, mit den Wesen der höheren Welten[23] zu verkehren, was in dem Buch «Wie erlangt man Erkenntnisse der höheren Welten?» als Einweihung[24] beschrieben wird. Das aber ist eigentlich ein Erfordernis, um heilen zu können; heilen tun die höheren Wesen, Heilung kommt von den höheren Wesen, die den Menschen gestalten.

Der Arzt, wie wir ihn haben müßten, stellt für den Patienten die Verbindung zu den höheren Wesen der geistigen Welt her, damit sie in den Heilungsprozeß eingreifen können?

Ja, und das ist auch der Fall, wenn ich homöopathische oder anthroposophische Mittel verabreiche. Diese enthalten wohl Naturprozesse; Naturprozesse aber sind nur Äußerungen dieser höheren Wesen, welche sich in der physischen Gestalt beispielsweise einer Pflanze bemerkbar machen.

Daraus wird auch deutlich, daß ich als Arzt auch nicht frech werden darf. Wenn ich eine sehr hohe Potenz einsetze, um ein banales Leiden zu behandeln, das der Patient mit einem bißchen Arbeit an sich selber heilen könnte, rufe ich sehr hohe Hierarchien zur Hilfe bei einer Bagatelle auf. Wenn ich mehr aktiviere, als mir eigentlich zusteht, frage ich mich, ob das nicht ein Mißbrauch der höheren Welten sei.

Ein New Age der Medizin tut sich hier auf, es eröffnet sich ein Weg, der mit ganz anderen Betrachtungsweisen und Mitteln in die Zukunft führt. Daneben läuft aber der alte Weg her und wird weitergeführt. Und die Diagnosen dieser herkömmlichen Medizin wirken, wie Sie sagen, krankmachend.

Das Bestreben der heutigen Medizin ist es ja, objektiv zu sein. Um objektiv zu sein, braucht man die Kräfte des Zweifels und der Kritik. Mit Zweifel und Kritik kommt man zur Statistik. Dieses statistische Verhalten führt zur reinen Erfahrungsmedizin im Physischen.

Um objektiv zu sein, setzt man Apparate ein. Die Apparatemedizin ist das polare Gegenstück zur Medizin des hellsichtigen Arztes. Sie orientiert sich am toten Menschen, führt auch in der Konsequenz zum Tod des Menschen, weil der physische Körper, das objektiv Erfaßbare, dann am genauesten untersuchbar ist, wenn der Mensch zum Kristall wird, wenn er gestorben ist.

Die neuesten Apparate ermöglichen sogenannte Kernspinresonanzuntersuchungen. Der Patient wird in eine runde Röhre eingeführt, in der ein enorm starkes Magnetfeld erzeugt wird. Es ist so stark, daß sich in jeder Zelle die Kerne der Atome, wie die Physiker annehmen, auszurichten beginnen, womit der Mensch in kristalline Strukturen hineingetragen wird. In dieser Situation wird der ganze Mensch sehr genau untersucht, computerisiert. Kombiniert mit einer Untersuchung im stärksten Magnetfeld entsteht ein Computertomogramm. Man erhält die klarsten Photos, kann jedes Gefäß genau untersuchen; der Arzt kann den Innenkörper aufblättern wie ein Photobuch. Das große Problem ist nur, daß der Mensch aus der Röhre kommt und krank ist, weil er dem Tode nähergeführt wurde.

Ist denn der Nachweis geleistet, daß diese Einwirkung des großen Magnetfeldes bei einer Kernspinresonanzuntersuchung den Menschen krank macht?

In meiner Praxis mache ich die Erfahrung, daß die Leute bereits nach einer Röntgenuntersuchung, bei der ein einziges Bild angefertigt wurde, nicht mehr schlafen können. Bei seelisch entwickelten Leuten verursacht eine einzige Lungenröntgung Schlafstörungen. Nach Röntgenuntersuchungen diesen Umfangs habe ich beobachtet, wie über Nacht Tausende von Warzen entstanden sind. Bei Warzen zerbröckelt die Haut, der Mensch beginnt zu zerbröckeln. Der Vorgang ist ein Resultat des Zweifels; überall, wo Bröckliges auftritt, wo Zerfall eintritt, ist der Zweifel am Werk.

Durch den Zweifel wird der Mensch der Erde nähergeführt, nicht dem Himmel.

Und auch nicht der Heilung. Damit ein Mensch den anderen, besseren Weg gehen kann, den Pfad zur Erkenntnis der höheren Welten, muß eine andere Kraft in ihm Platz greifen, und zwar die Kraft der Überzeugung, im Gegensatz zu der des Zweifels. In der Schule wird aber immer, immer der Zweifel geübt.

Junge Menschen sollen heute kritisch, nüchtern, werden – selbständig, wie man das gerne nennt –, damit sie in dieser Welt bestehen können. Das ist das hauptsächliche pädagogische Ziel unserer Schulen; Lehrer, die anderes anstreben, sind eher in der Minderheit. Damit hängt zusammen, daß in unserer schulischen

Erziehung das Wettbewerbsdenken, das Konkurrenzdenken die Oberhand hat. Wer ist besser, wer schwingt obenaus?

Durch eine solche Schulung kann es ein Arzt niemals zur höheren Erkenntnis bringen. Aber das ändert sich rasch. In zwanzig Jahren wird ein Arzt, der so erzogen und geschult worden ist, nichts mehr zu verdienen haben. Ein Arzt, aber auch ein Personalchef, der nicht hellsichtig ist, hat in seinem Beruf keine Chance mehr.

Sie meinen, daß Menschen, die anderen den Weg ebnen, die wegweisend sein müssen, mit den heutigen Erkenntniskräften nicht mehr auskommen?

Ja, das wird sich bis in die Wirtschaft hinein bemerkbar machen. In der Wirtschaft werden mehr und mehr die hellsichtigen Leute maßgebend werden. Sie sehen der Aura des Gegenübers zum Beispiel an, daß sich der Bewerber oder Mitarbeiter in Gedanken der Gewinnsucht wiegt; sie können die unsaubere Aura eines Menschen wahrnehmen und sich entsprechend verhalten.

Oder auch umgekehrt!

Ja, sie erkennen selbstverständlich mit ihren Fähigkeiten der höheren Wahrnehmung auch, wer sich wofür besonders gut eignet. Unweigerlich wird sich so im sozialen Leben eine humanere Entwicklung einstellen. Die Voraussetzung, sich darin zu bewähren, hier mithalten zu können, in dieser neuen Welt lebensfähig zu bleiben, wird in Schulen erworben, in denen Zeugnisse und Prüfungen abgeschafft sind.

... die auch Resultate eines Objektivitätsstrebens sind, das auf Kritik und auf Zweifel beruht.

Examen führen, wie Steiner sagt, zu einer inneren Zappligkeit, die so stark werden kann, daß es einem Menschen sein Leben lang nicht mehr gelingt, sie loszuwerden. Bedingung für die Erkenntnis der höheren Welten ist jedoch innere Ruhe. Examen müssen also beseitigt und durch Fähigkeitszeugnisse ersetzt werden, Charakterisierungen, die sich über besondere Eignungen und Begabungen aussprechen.

...hinter denen das Vertrauen des Gutachters in den charakterisierten Menschen steht.

Liefern nicht Apparate in der Medizin etwa Ähnliches wie Zeugnisse in der Schule: fixierende Beurteilungen eines augenblicklichen Zustandes?

Selbstverständlich steht hinter beidem der Wille nach Objektivität. Mit der Zeit werden jedoch die Apparatemediziner nicht mehr konkurrenzfähig sein, weil die Apparate zu teuer sind und weil die Patienten lieber einen hellsichtigen Arzt aufsuchen.

Gemäß unserer wissenschaftlichen Praxis ist es heute vorgeschrieben, daß die Wirkung eines Medikamentes durch Doppelblindstudien bewiesen werden muß. Das wird dahinfallen, weil man einsehen wird, daß solche – als objektiv betrachteten – Doppelblindstudien nur eine Erkenntnis liefern, welcher der Zweifel, die Nichtachtung der Ehrlichkeit des Gegenübers, zugrunde liegt.

Verstehe ich das richtig: Bei Doppelblindversuchen wissen weder der Arzt noch der Patient, was verabreicht wird: ein Placebopräparat, das heißt ein Scheinmedikament oder eine wirksame Substanz?

Ja. – Meine Hypothese lautet jedoch so, daß wahre Erkenntnis nur gewonnen werden kann, wenn ich meinem Gegenüber im besten Wissen etwas verabreiche und den Partner nicht täuschen will, sondern ihm meine ganze Verehrung entgegenbringe. In einer solchen Beziehung wird er mir seine Seele zeigen, und die Wahrheit wird sich mir auftun.

Diese Ehrlichkeit, die der Arzt zu leben versuchen, die er dem Patienten entgegenbringen muß, führt zu einem Vertrauensverhältnis, bei dem wichtige Einsicht in das Leiden, in den Lebensweg des Patienten gewonnen werden kann.

Der Mensch kann nicht nur analytisch erfaßt werden, er muß auch als Zeitgestalt verstanden werden, als Persönlichkeit, die erscheint, die vergeht, die Kind gewesen ist, die alt wird. Indem diese Dynamik mitbetrachtet werden kann, wird bereits ein Teil des Ätherischen wahrgenommen.

Höhere Kräfte werden im Arzt aktiviert, und sie richten sich auf das Höhere im Menschen.

Der erste Grad der Erkenntnis kann durch Imagination[25] erlangt werden; diese Erkenntnisart erlaubt es, den Lebensleib, den Ätherleib wahrzunehmen.

Um die Seele betrachten zu können, muß der Arzt zu Inspiration[25] aufsteigen. Und um den Menschen als Geistwesen zu erkennen, muß er sich das intuitive Erkennen, die Intuition[25], aneignen.

Das sind die von Rudolf Steiner eingeführten Begriffe für die höheren Erkenntnisarten. Haben Sie die Hoffnung, daß die Erweiterung des Bewußtseins durch die Aneignung dieser höheren Erkenntnisweisen in naher Zukunft eintreten wird?

Ich bin in dieser Hinsicht sehr optimistisch. Meine Zuversicht habe ich gewonnen durch Patienten, die Medizinstudenten sind. Sie haben bei mir in der Praxis vorgesprochen, weil sie hellsichtig sind.

Sie sind höher gestiegen als ich, ihr Arzt, und als ihre Professoren. Sie können aber die Erscheinungswelten, welche sich ihnen aufgetan haben, noch nicht logisch verarbeiten.

Sie haben die Fähigkeit der Hellsichtigkeit, können aber damit noch nicht umgehen?

Konkret gesagt, kommen sie im Medizinstudium nicht mehr zurecht, weil sie an der Aura der Dozenten gemerkt haben, was bei diesen mit im Spiel ist und wo die Wissenschaft nicht Wahrheit ist. Im ersten Fall führte diese Diskrepanz zur Krankheit des Studenten. Bei ihm hatte ich die Chance, etwas über diese zur Reife drängenden Fähigkeiten zu erfahren. Seither bin ich mit etlichen ähnlichen Entwicklungen bekanntgeworden.

Woher kommen plötzlich diese Fähigkeiten? Es sind neue Möglichkeiten, die hier mit einem Male zum Vorschein kommen.

Nicht ganz weit abzuliegen scheint mir eine Beobachtung, die man bei kleinen Kindern machen kann. Das eine kann zeichnen und malen, das andere hat eine ausgesprochene Freude an der Musik; den einen Buben interessieren Sport und Technik mit elementarer Gewalt, der andere, ebenso wache, kann damit nicht das geringste anfangen, aber er hört dafür leidenschaftlich gern Geschichten. Woher kommen diese unterschiedlichen Fähigkeiten? In der kurzen Zeit ihres Lebens können sie die Kinder gar nicht erworben haben, und dem genauen Beobachter reicht die Vererbung als Erklärung dafür logisch nicht aus.

Es sind Fähigkeiten, die die Menschen auf der Erde gar nicht haben üben können, und die doch irdischer Herkunft sind und nur im irdischen Leben ihren Sinn haben.

Wenn man die logischen Möglichkeiten, diese Erscheinungen zu begreifen, einsetzt, kommt man fast notwendigerweise zum Schluß: Der Mensch macht verschiedene Erdenleben durch.[26]

Der Mensch läßt sich medizinisch nicht verstehen, nicht einmal in seinem Körper, ohne daß die Reinkarnation miteinbezogen wird. Ich möchte dies am menschlichen Kopf, am Mysterium des Kopfes veranschaulichen.

Betrachte ich den Kopf, das Antlitz des menschlichen Hauptes, sehe ich den Menschen der letzten Inkarnation. Anders ausgedrückt: Das Haupt ist der reinkarnierte Mensch des letzten Lebens.

Inwiefern können Sie das so deuten?

Bis in die Anatomie hinein hat sich der Körper des letzten Lebens metamorphosiert und ist zum heutigen Kopf geworden.

Läßt sich das noch deutlicher sagen?

Eine Pflanze sprießt aus ihrem Samen heraus, und der Samen ist doch das Relikt der letzten Generation. Etwas aus der letzten Generation wird herübergenommen in die spätere, und daraus entsteht das Neue.

Wie nun die Pflanze aus der Wurzel sprießt, von unten nach oben, sprießt der Mensch von oben nach unten, aus seinem Nervensystem in den Körper hinein. Am Relikt des früheren Lebens, dem Kopf, der gleichsam zum Samen der neuen Inkarnation wird, läßt sich die vorhergehende Verkörperung aber noch immer ablesen.

Im Unterkiefer sind die unteren Extremitäten des letzten Lebens zu erkennen. Die Füße und Beine von einst reichen vom Kiefergelenk – welches das Hüftgelenk des letzten Lebens ist – bis zu den unteren Zähnen, in denen sich die Zehenfortsätze der letzten Inkarnation darstellen.

Im Oberkiefer finden wir die früheren Arme und Hände metamorphosiert; die einstigen Finger gestalten sich bis in die oberen Zähne hinein fort. Die Arme bilden die Jochbeine über den Wangen. Sie verbinden sich mit dem – zu den oberen Brauenknochen gewordenen – Schultergürtel und den ehemaligen Schulterblättern, die einst von hinten den Brustraum umgrenzten und jetzt von rechts und links die beiden Stirnhöcker bilden. Der Brustraum wurde zu den Nasennebenhöhlen umgestaltet.

Gehen wir weiter zu den Weichteilen des Kopfes, so finden wir im Mund bis zum Gaumen den Bauchraum und den Raum der Eingeweide. Das Gaumendach ist eine Art Zwerchfell. Wir haben darin die Zunge, die in Beziehung zur ehemaligen Leber steht, mit der Zungenspitze als früherem Herzanteil. Die Bauchspeicheldrüse findet ihre Entsprechung in den Speicheldrüsen.

Diese Beziehung wird unmittelbar deutlich, wenn die Kinder den Ziegenpeter, den Mumps haben; dann entzünden sich eben die Speicheldrüsen zusammen mit den Bauchspeicheldrüsen. Ohne das Wissen von der Reinkarnation kann dieser Zusammenhang nicht verstanden werden. Auch Gelenkbeschwerden am Kiefergelenk bei rheumatischen Leiden sind nicht zu verstehen, betrachtet man das Kiefergelenk nicht als Hüftgelenk.

Die Ohrtrompeten zusammen mit den Mandeln, dem Velum, dem Gaumen bilden Teile des Urogenitalsystems. In diesem Hals-/Gaumenraum sind Entsprechungen zu suchen, sowohl für das Nierensystem wie insbesondere für die Eierstöcke und die Hoden, welche sich in der embryologischen Entwicklung davon abgespaltet haben. Die Hoden weisen Beziehungen zu den Augen auf, die Eierstöcke zu den Ohranlagen. Hören bedeutet empfangen. Die Ohrtuben, die Eustachischen Röhren vom Rachen zum Ohr, stellen die Eileiter dar. Darum sprechen beide auf die gleichen Naturheilmittel an. Mit Levisticum lassen sich Mittelohrentzündungen und Ohrtubenerkrankungen ebenso behandeln wie Eileiterentzündungen des Unterleibs. Levisticum, Liebstöckel, das «Maggikraut», ist ein wunderbares Heilmittel für zähe Mittelohrentzündungen.

Das Auge ist in der Entstehung mit der Nierenentwicklung verknüpft. Im Auge sehen wir Teilaspekte der Reinkarnation der Nieren des letzten Lebens. In der Metamorphose sind sie von der integrierten Körperlage befreit und freigelegt worden und können nun die seelischen Äußerungen sichtbar machen. Daß die Nieren eigentlich der Sitz der Seele sind, habe ich bereits erwähnt. Eine Pflanze hat keine Nieren; erst das Tier hat Nieren, und erst das Tier ist beseelt.

Der Kopf der letzten Inkarnation fehlt bei diesen Entsprechungen. Im Nasenrücken, der von der Nasenwurzel bis zur Nasenspitze verläuft, dürfen wir die reinkarnierte Halswirbelsäule sehen. An der Nasenspitze müßte der Kopf der vorhergehenden Verkörperung sitzen, aber der ist in der Metamorphose von der letzten zur gegenwärtigen Inkarnation weggefallen, weil er in der vergangenen Inkarnation ja die Umbildung des Leibes der vorletzten war.

Die Einsicht, daß der Kopf die Wiederholung des ganzen Menschen der früheren Inkarnation war, eröffnet meines Erachtens ein gewaltiges Feld an diagnostischen Möglichkeiten.

Betrachtet man die Köpfe in der Umgebung mit Ehrfurcht und mit dem Gedanken, daß man in ihnen den Menschen des letzten Lebens vor sich hat, gelangt man zu einer imaginativen Erfassung des Menschen, die zu neuen Diagnosemöglichkeiten führt.

Das Ohr ist ein Mensch für sich; eigentlich müßte ich sagen: Der Mensch ist ein Ohr. Das ist nämlich richtiger, weil der Mensch aus dem Wort gebildet ist. Er ist das Empfangsorgan, in dem sich das Wort inkarniert und zum Ohr wird.

Dieses Ohr besteht aus einem Nervensystem, einem rhythmischen System und einem Stoffwechsel-/Gliedmaßensystem[27]. Die Gliedmaßen, also die Beine im Ohr, sind die Gehörknöchelchen; in ihnen haben wir Fuß, Unterschenkel, Knie, Oberschenkel und Hüftgelenk. In der Schnecke finden wir den Bauchraum; im Tierreich sind die Schnecken ja auch Bauchfüßer. Immer wenn jemand über eine Störung im Ohr klagt, zum Beispiel über Ohrrauschen, muß man bei ihm Verdauungsstörungen behandeln.

Auch das Nervensystem verbirgt sich in der Ohrschnecke, weil das Gehirn, wie ich bereits früher gesagt habe, ein umgestülpter Darm ist, genauer gesagt: eine Bildung aus den umgestülpten Bauch- und Brustorganen. Die Zusammenhänge von Gallen-, Leber-, Nierenprozessen usw. mit entsprechenden Gehirnfunktionen ließen sich genauer beschreiben.

Im Stoffwechselschlauch und im Nervenschlauch, die durch ein Septum, eine Wand, in der Schnecke getrennt sind, lagern sich im Ohr beide Systeme zusammen.

Im Gleichgewichtssystem, den Labyrinthgängen, wo die Flüssigkeit zirkuliert, ist in Verkleinerung das rhythmische System des ganzen Körpers vorhanden.

Im Ohr widerspiegelt sich der Mensch, und es erlaubt ihm, sich als Mensch zu erkennen.

Wenn ich zusammenfassen darf, heißt das: Kopf und Ohr sagen uns, daß der Mensch ein Zeitwesen ist, das durch verschiedene Inkarnationen wandert.

Ja, und dieses Zeitwesen entwickelt sich nach einer bestimmten Richtung hin. Eine Diagnose, die in die Tiefe geht, muß die von einem Individuum eingeschlagene Entwicklung aufspüren und erkennen, wo diese Wege durch die verschiedenen Erdenleben fehlgeleitet wurden und zur Krankheit geführt haben.

Sind Krankheiten Fehlleitungen und Fehlleistungen der Individualität in früheren Erdenleben?

Krankheiten können selbstverständlich auch kurzfristigen Ursprungs und in diesem Leben erworben sein. Doch gibt es Krankheiten, die nicht in diesem Leben begründet sind. Eine solche liegt beispielsweise vor, wenn ein Kind mit einem Nierentumor zur Welt kommt. Man tut oft Unrecht, wenn man den Menschen vorhält, mit einer vernünftigen Lebensführung hätten sie beispielsweise keinen Krebs bekommen. Solche Vorwürfe sind töricht und unrichtig. Eine genaue Diagnose führt in vielen Fällen zwingend zur Notwendigkeit, die Reinkarnation der menschlichen Wesenheit als Tatsache zu erkennen und anzuerkennen.

Mit diesem Verständnis eröffnet sich dem Arzt die Einsicht, daß eine solche Krankheit sich eben durch die letzten Lebensgänge als Entwicklungsstörung im Menschsein ausgestaltet hat.

So bleibt der Arzt nicht mehr, was er leider weitgehend geworden ist: ein Reparateur für Schäden, die am Körper auftreten. Er kann wieder Begleiter und Wegweiser des Menschen im Leben werden, der dem Patienten die weiteren Horizonte des Menschseins aufschließt.

In der Tat erschließt die Erkenntnis der wiederholten Erdenleben ganz neue therapeutische Möglichkeiten. Der Arzt wird fähig – um ein Beispiel von sogenannten Erbkrankheiten zu nennen – mongoloide Kinder zu behandeln. Er tut das mit dem Bewußtsein, daß sich der Defekt des jetzigen Lebens in seinem späteren verlieren wird, wenn das kranke Kind in eine richtige Menschwerdung hineingeleitet wird. Er ist nicht mehr rat- und hilflos gegenüber solchen Krankheiten, sondern kann eine ganze Reihe von therapeutischen Maßnahmen ergreifen, vor allem solche, die den Patienten in seiner schöpferischen Tätigkeit fördern, was später wieder einen gesunden physischen Leib entstehen läßt. Werden solche Behandlungen unterlassen, so setzt sich die Krankheit über dieses Leben hinaus fort und tritt unter Umständen im nächsten Dasein wieder in dieser oder jener Art als Leiden auf.

Eines meiner tiefsten Anliegen besteht darin, zu erkennen, wieviel Musik in einem Menschen zu finden ist, wieviele schöpferische Möglichkeiten vorhanden sind. Von der jüdischen Kultur, glaube ich, kann man lernen, daß ein Mensch dann gesund ist, wenn er schöpferisch tätig ist; dann wird er seinem Wesen als Geschöpf gerecht.

Somit muß der Arzt den Menschen zum Schöpfertum führen?

Das ist seine Aufgabe! Er soll den kranken Menschen nicht nur in einem korrigierenden Teil der Behandlung zur Normalität führen, sondern ihn auf jeder Stufe der Entwicklung zu schöpferischer Tätigkeit hinleiten. Weil der schöpferische Mensch frei wird, besteht seine Diagnose im letzten darin festzustellen, wieviel Freiheit in einem Menschen aufzufinden ist.

Der Arzt – ein Führer des Menschen zur Freiheit?

So würde ich mir seinen Beruf vorstellen.

Der Mensch lebt nicht vom Brot allein

Wir haben uns bisher zur Hauptsache mit Heilmitteln und mit Diagnosemöglichkeiten beschäftigt, zentralen ärztlichen Anliegen. Wenn es aber für jeden Menschen darum geht, den Arzt überflüssig zu machen, zum Arzt seiner selbst zu werden, können gewiß auch Maßregeln und Verhaltensweisen genannt werden, die verhindern, daß eine Krankheit ausbricht.

Ja. Da stellt sich vorab die Frage: Wie ernähre ich mich richtig? Das Thema ist schon in tausend Büchern behandelt worden.

In der Tat ist das Ernährungsproblem heute etwas Vorrangiges. Jeder Mensch liest täglich in Zeitungen, Zeitschriften und Büchern über Ernährungs-, Gewichts- und Gesundhaltungsprobleme.

In der Gegenwart wird versucht, die Ernährung aus biochemischen Gegebenheiten zu begründen, ihre Richtigkeit in der Biochemie bestätigt zu finden. Eigentlich wäre gerade umgekehrt vorzugehen. Man müßte den Menschen in seiner Lebensweise, in seinem Schlaf- und Wachrhythmus besser verstehen können und daraus die richtigen Folgerungen für die Ernährung ziehen.

Sie halten also nichts davon, wenn die Ernährung einfach als chemischer oder, subtiler ausgedrückt, als biochemischer Vorgang erklärt und der Mensch damit als chemische Fabrik verstanden wird. Begreifen Sie die Ernährung denn als Forderung oder als Produkt der ganzen Lebenseinstellung?

Sie soll ja dazu dienen, den Menschen Mensch werden zu lassen, das heißt, ihm sein Bewußtsein zu ermöglichen. Da ist es doch wichtig zu wissen, daß die Salze im Wachwerdungs- und Bewußtseinsprozeß eine bedeutende Rolle spielen. Aus dieser Einsicht ergibt sich eine ganz leicht verständliche Ernährungsregel: Am Morgen, wenn der Mensch erwacht und sein Bewußtsein wiedererlangt, muß er salzig essen. Am Abend, wenn er einschlafen will, darf er das Salz des Bewußtseins nicht zu sich nehmen, weil er sonst einen schlechten Schlaf hat.

Die Auffassung, im Salz bewußtseinsbildende Kräfte zu vermuten, ist überraschend.

Salzprozesse sind Bewußtseinsprozesse. Die Salzkriege der Weltgeschichte waren Kriege um das Bewußtsein.

Das Salz erlaubt dem Menschen zu denken, und zwar logisch zu denken. Wie läßt sich das begründen? Es ist nicht ohne weiteres einsichtig, daß Salz zum Denken verhilft. Läßt sich dieses Wissen noch besser verständlich machen?

Man braucht nur Kinder zu beobachten. Im Alter, da sie Fragen zu stellen beginnen, merkt man, daß sie auch ein großes Salzbedürfnis verspüren. Sie brauchen dann mehr Salz, um die Welt gedanklich besser verstehen zu können.

Welche Nahrungsmittel würden Sie heranwachsenden, für ihre Umwelt erwachenden, und auch geistig arbeitenden Menschen empfehlen?

Der Mensch benötigt vier Hauptgruppen von Salzen: das Kochsalz, die Kaliumsalze, die Kalziumsalze und die Magnesiumsalze. Diese vier Salzarten ermöglichen ihm, verschiedenartige Bewußtseinsprozesse zu entfalten.

Wenn er das Salz der Erde, das Kochsalz, ißt, wird der Mensch in seinen Überlegungen irdisch.

Daher hat die Kirche in südlichen Ländern darauf geachtet, daß das Brot nicht zu viel Salz enthält. Der Mensch sollte nicht irdisch zu denken beginnen, sondern gläubig werden. Der

Mensch soll im Raum des Glaubens behalten werden, in dem die Kirche eine entscheidende Funktion ausübt.

Das wäre ein Beispiel für die Manipulation des Denkens durch die Ernährung. Verweigert man dem Menschen zu viel Salz, wird und bleibt er kirchlich-religiös, gestattet man ihm mehr Salz, wird er eigenständig und eigenwillig.

Ich kann das am Beispiel des Fluors noch weiter erläutern. Als Beigabe zur Zahnpasta und zum Kochsalz wird Fluor auf der ganzen Welt propagiert. Man muß jedoch wissen, wofür der Mensch Fluor braucht. Er benötigt die Fluorsalze nicht für die Zähne, sondern zum Denken. Der Zahn ist nur der Speicher, die Fluorreserve, die im Menschen vorhanden sein muß.

Das Fluor hat eine ganz bestimmte Denkrichtung zur Folge. Es ist das Salz des Intellekts, des harten intellektuellen Denkens ...

... das uns nicht nur die Technik und manche Erleichterung des Lebens gebracht hat, sondern heute immer mehr auch als Ursache einer Verhärtung erkannt wird, die uns zur Atombombe, zu Umweltverschmutzungen, zu all den durch die Technik hervorgerufenen Schäden geführt hat.

So ist es. Fluor härtet nicht nur die Zähne, es härtet auch das Denken, es macht das zwischenmenschliche Denken schwierig, setzt an seine Stelle das Muster der Computerkommunikation, die ein Ausdruck des digitalen, harten Fluordenkens ist.

Glauben Sie, daß hinter dieser Propagierung des Fluors ein bewußter Wille steht, den Menschen zu beeinflussen? Oder sind einfach wirtschaftliche Überlegungen die Triebkräfte, konkret gesagt: die Bestrebungen der Aluminiumindustrie, ihre Fluorhalden abzubauen?

Ich glaube nicht, daß sich die Inspiratoren dieser Salzverwertung des Ausmaßes und der Schädlichkeit ihrer Aktivitäten bewußt sind.

Sie sind meiner Meinung nach Opfer von geistigen[28] Mächten, die sich ihrer bedienen, um die Menschheit in einer bestimmten Weise in die Hand zu bekommen.

Die Manipulation des Menschen hat ihren Ursprung in der jenseitigen Welt. Das zu erkennen, ist schon ein Schritt zu größerer Eigenverantwortlichkeit des Menschen. Wer um diese Dinge weiß, wird – hoffentlich – aufhören, Fluor zu propagieren und überflüssiges Fluor vermeiden.

Es ist natürlich schon richtig, daß man mit Fluor den Zahn einmauern kann, aber ein gesunder Zahn braucht nicht unbedingt viel Fluor. Ein Eichhörnchen, zum Beispiel, hat ohne Fluor die besten Zähne. Es ist viel mehr der Gegenspieler des Fluors, das Magnesium, das die Menschheit benötigen würde, um gute Zähne zu haben.

Doch zurück zum Fluor! Es ist bekannt, daß schwangere Frauen gerne die Zähne verlieren oder daß ihre Zähne während der Schwangerschaft Schaden leiden. Das werdende Kind braucht in dieser Phase eben keine intellektuelle Mutter. Ihr Körper beginnt die Zähne als Fluorspeicher aufzulösen, damit die mütterliche Intellektualität dem Werden des Kindes nicht im Wege steht. Durch eine nicht zu salzbeladene Kost kann sich die Mutter auch dem Jenseits öffnen.

Eine durch Salz bewirkte intellektuelle Haltung würde die Schwangerschaft nur stören.

Überspringen wir eine Spanne Zeit in der Entwicklung und fragen wir uns, welche Wirkung Salz, insbesondere Fluorsalz, denn auf heranwachsende Kinder ausübt!

Wenn Sie wollen, daß sich Ihr Kind mit dem Computer beschäftigt, daß es sich sehr intellektuell entwickelt, daß es den Ehrgeiz ins Spiel hineinträgt, dann müssen Sie ihm Fluor geben.

So besteht ein verborgener Zusammenhang zwischen dem Fluor und den Computern?

Ganz sicher!

Das also waren sozusagen Tagesüberlegungen, denn sie illustrierten die neugefundene Ernährungsregel:
«Salz – am Morgen zu genießen,
läßt des Tags Gedanken sprießen.»
Nachts, wenn man zur Ruhe kommen soll, sind Gedankenstürme jedoch weniger willkommen. Wie ißt man sich denn in einen gesunden Schlaf?

Am Abend ist die Zeit für etwas Süßes gekommen. Ob man es in Form von Honig oder Konfitüre zu sich nimmt oder sonst irgendwelche Kohlehydrate, die nicht unbedingt Zucker zu sein brauchen, bevorzugt, spielt keine sehr große Rolle. Hier läßt sich variieren.

Bettmümpfeli sind auch ärztlicherseits empfohlen?

Sehr!

Nun sehe ich aber in Gedanken auf dem Frühstückstisch mit Honig, mit Konfitüre bestrichene Butterbrote vor mir. Was sagen Sie dazu?

Süßigkeiten am Morgen einzunehmen, ist eine Wohlstandserscheinung und hat mit einer richtigen Ernährung nichts zu tun.

In keiner intakten, von unverdorbenen Gewohnheiten geleiteten Kultur ißt man am Morgen Süßes.

Wie sieht denn ein Frühstückstisch nach Ihrem Rezept aus?

Er besteht aus einem Stück schwarzem Brot, etwas Butter und etwas Hartkäse.

Was sagen Sie zu Eiern?

Ein Ei am Morgen kann eventuell richtig sein. Eier sind jedoch nur dann angebracht, wenn ich irdische Kräfte sammeln möchte. Wenn ich mich irdisch machen will, um den Tag zu bestehen.

In anderer Weise irdisch machen will, als das Salz als Anreger der Gedanken irdisch macht?

Der Eidotter, das Gelbe des Eis, ist ja die Nahrung für den Hühnerembryo; er dient dazu, diesen Embryo auf die Erde herunterzuholen. Diese Wirkung hat eine solche Ernährung auch auf den Menschen. Der Mensch braucht heute im allgemeinen jedoch eine Ernährung, die ihn nicht zu fest auf die Erde herabzieht.

Weil er schon zu fest auf der Erde steht?

Ja.

Wie müßte andererseits ein ganzes Nachtessen aussehen, damit es den Übergang in die Gegenwelt der Nacht richtig einleitet?

Ein Birchermüsli – auch das nicht am Morgen! – oder ein Butterbrot mit Konfitüre ist am Abend sehr gut. Wenn ich mich für den Schlaf zur Ruhe lege, trete ich in ein pflanzliches, schlafendes Stadium ein. Die Pflanze besteht aus Kohlehydraten. Es ist daher richtig, wenn ich am Abend Kohlehydrate, also Pflanzliches, zu mir nehme.

Weil ich in der Nacht zur Pflanze werde, wie eine Pflanze vegetiere.

Am Morgen hingegen, wo ich aus diesem pflanzlichen Zustand austrete, hat auch die tierische Welt wieder größeren Anteil an mir, und es ist sinnvoll, daß ich mir etwas Tierisches einverleibe.

Wenn ich also Eiweiß, die Substanz des Tieres, essen will, muß ich das am Morgen tun. Nehme ich am Abend Eiweiß zu mir, werde ich unruhig. Zuviel Seelisches beginnt sich in mir zu regen.

Auch Fleisch würden Sie demnach zum Frühstück empfehlen?

Wenn schon Fleisch auf den Speisezettel gesetzt wird, dann soll es am Morgen oder zum Mittagessen genossen werden, aber nicht am Abend.

Wir haben nochmals zum Salz zurückzukehren, denn hier sind noch Fragen offen. Unter Salz versteht man im allgemeinen Kochsalz, das ist unser Speisesalz, aber Sie erwähnten vier Salzgruppen, doch wohl, um einen unterschiedlichen Bedarf und unterschiedliche Wirkungen anzudeuten?

Um richtig verstanden zu werden: Wir brauchen den Speisen nicht zu viel Salz beizufügen, nicht zu viel Salziges zu essen, aber wenn wir es tun, soll das am Morgen geschehen.

Das Kochsalz bringt Bewußtsein, indem es den Wärmeorganismus fesselt.

Sie meinen jenen Organismus, der das Ich-Wesen des Menschen trägt?

Ja, den Ich-Organismus des Körpers.

Wie steht es denn mit der Wirkung der Kaliumsalze, der Kalziumsalze, der Magnesiumsalze?

Kaliumsalze bringen Bewußtseinsprozesse in den Ätherleib, Magnesiumsalze haben Beziehung zum Astralleib, Kalziumsalze zum Physischen Leib.

Somit werden durch die verschiedenen Arten von Salzen die Wesensglieder aneinandergekettet, was den Menschen weckt. Zu Kochsalz zu kommen, ist verhältnismäßig einfach. Wo und wie aber sind die anderen, offenbar ebenso lebensnotwendigen Salze zu beschaffen?

Kaliumsalze sind genügend in Früchten und im Gemüse vorhanden. Es sind Salze, die an die Pflanzenwelt gebunden sind.

Kalzium ist ein Stoff, den uns das Tierreich zur Verfügung stellt. Das Tier hat Knochen aus Kalk, in dem Kalzium enthalten ist. Kalzium nimmt man mit tierischer Nahrung auf, in genügendem Maße auch schon in Milch und Käse.

Und Magnesium?

Das ist ein Element, das im Chlorophyll, im Blattgrün, zu finden ist.

Abgesehen vielleicht vom Kochsalz, sollte dann wohl eine normale gemischte Kost zur Versorgung mit diesen Salzen genügen – außer es treten Abnormitäten ein, die eine medizinische Salzzugabe erforderlich machen.

Wir kennen nun das Morgenessen, wir kennen das Nachtessen. Wie soll die Hauptmahlzeit – bei uns immer noch die Hauptmahlzeit – über Mittag aussehen, damit der Mensch der heutigen Zeit ein möglichst gesundes und effektives Leben führen kann?

Beim Mittagessen ist eine Verbindung von salziger und süßer beziehungsweise kohlehydrathaltiger Nahrung möglich. Morgen und Abend treffen sich im Mittagessen.

Wie sieht ein solches Menü im einzelnen aus?

In unseren Breitengraden kann man im Winter das Mittagessen mit einer Suppe beginnen. Dann kommt etwas Pflanzliches, ein Gemüse, hinzu. Dabei muß man darauf achten, daß die drei Vertreter der Gemüse, nämlich Wurzelgemüse, Blattgemüse und Blumengemüse, in geeigneter Mischung vorhanden sind.

Am Schluß kann man die Mahlzeit durch eine Süßigkeit abrunden, die den Menschen in sich hineinführt, sich entspannen läßt.

Auf unserem Mittagstische fehlen jedoch noch die Lieferanten von Kohlehydraten, also Körnerfrüchte wie Reis, Mais, Hafer, Gerste, und es fehlt noch das Fleisch.

Die Getreidenahrung ist die wichtigste Ernährung des Menschen. Es ist das Brot, das den Menschen ernährt.

Wenn ich das Brot mit der Kartoffel vergleiche, sehe ich doch, daß im Getreide viel mehr Nahrungsqualität zu finden ist als in der Kartoffel.

Heißt das, daß Sie das nach der Suppe aufgetragene Gemüse durch ein kohlehydratreiches Gericht ergänzen und dabei Getreidekost der Kartoffel vorziehen würden?

Sicher empfehle ich lieber Getreide als Kartoffeln, aber ein gelegentliches Kartoffelmahl kann auch nichts schaden.

Es ist jedoch nicht unbedingt richtig, daß man sehr unterschiedliche Dinge bei der gleichen Mahlzeit verzehrt.

Sie ziehen ein Mittagessen mit Suppe, Gemüse und Dessert nicht nur einer Mahlzeit vor, die aus acht Gängen besteht, sondern würden auch nur schon die Bereicherung durch Reis oder Polenta für überflüssig halten?

Eine Suppe mit Frischgemüse und mit einem Stück Brot könnte eigentlich genügen.

Getreidespeisen wie Hafermus, Reis, Mais, Hirse wären Ihrer Meinung nach Alternativen zu einem Mittagessen aus Gemüse?

Aufs Gemüse möchte ich nicht verzichten. Gut ist auch Rohkost. Besser als ein reichhaltiges Mahl zusammenzustellen, ist es, sich zu fragen: Welcher Mensch braucht was zum Essen?

Wir müssen unsere Nahrung ernst nehmen. Reis kommt aus dem Osten. Die Reisfelder stehen unter Wasser, der Reis hat darum eine besondere Beziehung zum Wässerigen. Das wirkt sich so aus, daß der Reis den Menschen zum Phlegmatiker macht. Einem Menschen, dessen Temperament in die Gegenrichtung überbordet, dessen sanguinisches Temperament ihn fortreißt, kann es nur förderlich sein, Reis zu essen, um einen gewissen Ausgleich zu erlangen.

Das Nahrungsmittel müßte auch Cholerikern empfohlen werden?

Es wäre auch Cholerikern zu empfehlen. Umgekehrt ist die Hirse ein Sanguiniker. Wenn wir die Pflanzen unter dem Gesichtspunkt des Temperaments betrachten wollen, können wir in den wichtigsten Getreidesorten die vier Temperamente wiederfinden.

Welche Art gehört zu welchem Temperament?

Reis hat einen phlegmatischen Charakter. Die Hirse und der Hafer sind von sanguinischer Natur; der Vollblüter, das Pferd, frißt darum gerne Hafer. Im Weizen steckt ein cholerisches Temperament, und der Mais stimmt eher melancholisch.

Allgemein gesagt, sollte ein Mensch, der einem bestimmten Temperament verhaftet ist, ein gegenteiliges Getreide zu sich nehmen, um temperamentsmäßig besser ins Gleichgewicht zu kommen.

Die Temperamente widerspiegeln sich im weiteren auch in den Gewürzen. Es ist beispielsweise nicht gut, wenn ein Choleriker oder ein Sanguiniker seine Speisen pfeffert und würzt. Damit erreicht er, daß sein Temperament erst recht durchbricht.

Mit Gewürzen müßte man also die etwas schweren Temperamente beleben, das Phlegma, die Melancholie; das führte sie zu mehr Leichtigkeit. Während Leute, die bereits Leichtigkeit und auch Angriffslust haben, mit dem Würzen eher zurückhaltend sein sollten.

Gewürze bringen Feuerkraft in die Speisen hinein; sie enthalten aber auch Salzqualitäten.

Können sie unter Umständen das Salz ersetzen?

Gewürze sind Pflanzen im Salzwerde-Prozeß. Wie das Salz schmecken sie nicht eigentlich selber, sondern bringen die Speise zum Schmecken.

Ich kann das mit dem Licht vergleichen. Das Licht ist selber nicht sichtbar, bringt aber alles zur Erscheinung. So holen die Gewürze die Charaktere der Nahrungsmittel aus den Speisen heraus.

Der Exkurs hat uns von unserem Mittagessen weggeführt. Als wichtige Frage ist jedoch noch zu beantworten, weshalb Sie eine allzugroße Vielseitigkeit in der Zusammensetzung der Speisen ablehnen. Suppe, Gemüse und Dessert oder Suppe, eine Getreidespeise und Dessert scheinen für Sie schon eine obere Grenze zu bezeichnen; es könnte auch nur Suppe und ein Stück Brot sein. Was ist der Grund für diese spartanische Einfachheit?

Der Magensaft wird jeweils spezifisch für eine bestimmte Nahrung gebildet und ausgeschieden. Wenn ich zum Beispiel am Anfang Fleisch esse, produziert mein Magen einen Saft, der ganz besonders auf das Fleisch ausgerichtet ist. Esse ich Gemüse dazu, wird zur Verdauung dieser Speise ein qualitativ anderer Magensaft produziert. Jetzt verdaut der für das Fleisch bestimmte Magensaft aber meine Verdauungssäfte für das Gemüse. Die Verdauung wird so insgesamt schlechter.

Die Magensäfte verdauen statt der Nahrungsmittel sich selber!

So entsteht ein schlechter Abbau der Nahrungsmittel. Es ist eben eine Wohlstandserscheinung, daß man glaubt, man müsse alles aufs Mal haben.

Wenn die Nahrung, nicht richtig verdaut, durch den Darm geht, kommt es zu Gärungen, zu Blähungen. Die unvollständig funktionierende Verdauung bewirkt im Blut eine Säureverschiebung, die wiederum der Auskristallisierung von gichtisch-rheumatischen Harnsäureüberresten Vorschub leistet. So können leicht gichtisch-rheumatische Erkrankungen aus unserer Wohlstandskost hervorgehen.

Wir haben die Fleischnahrung nur in Zusammenhang mit diesen Verdauungsproblemen gestreift. Sie haben aber Fleisch nicht in unseren Mittagsspeisezettel aufgenommen. Wie steht es denn Ihrer Meinung nach mit der Fleischkost überhaupt?

Fleischnahrung erlebe ich persönlich so, daß ich beim Einschlafen träume. Und zwar träume ich den Tod, den das Tier durchgemacht hat.

Auf der einen Seite entsteht beim Fleischgenuß ein tierisches Wohlgefühl, das in den Bauch hinunterströmt. Auf der andern Seite stellt sich ein Angstgefühl ein, das in den Kopf steigt. Dieses Angstgefühl ist die Todesangst, die das Tier durchgestanden hat.

Es sind demnach sittlich-moralische Gründe, die Sie der Fleischnahrung gegenüber reserviert machen?

Ich verstehe auf jeden Fall die Kinder, die vielfach kein Fleisch zu sich nehmen möchten, obschon ihnen der Eiweiß- und der Kalziumgehalt, die Vitamine und der Blutstoff, die ihnen so zugeführt würden, gut täten. Das Kind scheut sich oft, Fleisch zu essen, weil es Angstträume, die sich in der Nacht leicht einstellen können, vorausahnt.

Sie tendieren eher zu einer vegetarischen Nahrung?

Wenn ich eine Arbeit bewerkstelligen muß, die eine gewisse Aggressivität verlangt, eine Arbeit, mit der ich mich manifestieren kann im Leben, wenn ich beispielsweise den Managerberuf ausübe, komme ich kaum darum herum, Fleisch zu essen.

Umgekehrt wird vielfach der Vegetarier selber zum welken Blatt, und er verbringt temperamentlos sein Dasein.

Fleisch oder kein Fleisch ist eine individuelle Frage, weil die Ernährung eigentlich dazu dient, den menschlichen Geist herauszufordern.

Ernährung – ein Weg zur Selbstverwirklichung: Das ist ein ganz neuer Aspekt.

Ja, an der Nahrung soll der Mensch seinen Geist üben, denn es ist sein Geist, der die Nahrung verdaut.

So müßte im idealen Fall jeder sein eigenes Essen bekommen, jenes, das seiner besonderen Art von Menschsein entspricht. Menüs, die für eine größere Gruppe gekocht werden, Festmenüs und Kantinenkost erschweren eine solche Ernährung.

Der Mensch entwickelt sich je länger, je mehr in seiner individuellen Art. Was Sie sagen, wäre wirklich ein Anliegen für die Zukunft: daß jeder Mensch seine individuelle Nahrung kennenlernt und zu sich nimmt. Jegliche Diätvorschriften gehen nämlich fehl, weil sie nicht auf den individuellen Geist des Menschen abgestimmt sind...

...sondern aus einem Gruppendenken stammen?

Ja.

Die klassischen Grundnährstoffe Fett, Kohlehydrate, Eiweiß wie auch die Salze wären damit einigermaßen zu ihrem Recht gekommen. Was aber ist zu den Vitaminen zu sagen, die seit Jahrzehnten in der Ernährungswissenschaft einen immer wichtigeren Platz erobert haben?

Die Frage ist, was denn überhaupt den Wert der Nahrung ausmacht. Es gab eine Zeit, da man der Ansicht war, die Qualität der Nahrung bestimme sich nach den in ihr enthaltenen Kalorien, einer physikalischen Größe also.

Nach dem Verbrennungswert?

Richtig. Später hat man dann einsehen gelernt, daß der Mensch eine Nahrung nicht erträgt, die nur die lebensnotwendigen Kalorien enthält. Würde man ihm eine künstliche Milch mit allen nötigen Fetten, Eiweißen, Kohlehydraten und Mineralstoffen verabreichen, so würde er trotz genügender Kalorien daran sterben.

Zu Grunde liegt dieser überholten Theorie von der Ernährung offensichtlich die Vorstellung des Körpers als eines Ofens. Man muß ihn mit genügend Brennstoffen heizen, damit er seine Funktionen erfüllen kann.

Es ist die Auffassung der äußeren Laborchemie, die man auf den Leib übertrug.

Das ist später durch die Forschung relativiert worden.

Dann kam eine Epoche, in der man sagte, im Körper müsse so etwas wie Lebensstoff vorhanden sein, und das seien eben die Vitamine. Man bestimmte den Wert der Ernährung danach, wieviele Vitamine sie enthielt.

Das sind Stoffe, die keinen Kalorienwert haben, sondern, wenn ich es richtig verstehe, eine Art Regulierung und Intensivierung der Lebensfunktionen im Körper bewirken.

Aber auch gegenüber dieser Auffassung sind offenbar gewisse Bedenken angezeigt?

Zu viele und zu häufige Vitamineinnahmen bewirken, daß Körper und Stoffwechsel träge werden, faul werden, nichts mehr zu leisten haben. Vitamine sind ja dadurch wichtig, daß sie vom Körper nicht völlig ersetzt werden können. Infolge des Mankos fühlt sich der Körper immer wieder aufgefordert, das Fehlende aus eigener Kraft zu ersetzen, das heißt, er trainiert sich fortwährend im Hinblick auf dieses Ziel. Nehme ich zusätzlich zur Nahrung Vitamine als Tabletten ein, muß der Körper nichts mehr tun, er wird nicht mehr angespornt. Er bleibt dumm.

Habe ich das richtig verstanden: Der Körper möchte von sich aus Vitamine bilden?

Er versucht, Vitamine zu bilden, kann aber seine Absicht nicht ganz verwirklichen.

Bei genauerer Betrachtung der Vitamine bemerke ich, daß in den vier Grundvitaminen A, B, C und D eigentlich vier Planetenprozesse enthalten sind. Im Vitamin A steckt eine prozessuale Silberdynamik, im Vitamin B eine Kupferdynamik, im Vitamin C eine Mars-Eisendynamik und im Vitamin D eine Saturn-Bleidynamik.

An «klassischen» Metallen fehlen uns noch das Zinn – das Jupitermetall – und das Quecksilber des Merkurs. Sind auch deren Prozesse in den Vitaminen zu finden?

Es sind sehr viele Vitamine gefunden worden. Sie lassen sich im Grunde genommen alle auf die vier Hauptvitamine reduzieren, wobei durch das Vitamin F am ehesten eine Abwandlung der Körperprozesse in Richtung Jupiter – Zinn – bewirkt wird, im Vitamin E eine merkuriale Abwandlung der Silberprozesse enthalten ist. Das Vitamin E dient in der Veterinärmedizin ja auch zur Steigerung der Potenz, zur Stärkung der Regenerationskräfte.

Sie bringen die Reproduktionsvorgänge hier mit Merkur, nicht mit der Venus zusammen?

Die Reproduktion ist ein Silberprozeß, der im Drüsensystem zum Merkurprozeß wird. In diesen Bereich spielt das Vitamin E hinein.

Mit der Zuschreibung solcher Verwandtschaften ist jedoch noch nichts gesagt über die Rolle der Vitamine in der Ernährung. Der Körper, sagen Sie, wolle selber Vitamine erzeugen, aber das gelinge ihm nicht ganz. Müssen wir hier nachhelfen oder den Körper besser nach Vitaminen hungern lassen?

Das Vitamin A findet sich auch in den Wurzeln, denn die Wurzeln unterliegen den Mondkräften.

Wir sollen also Wurzelgemüse essen?

Wurzelgemüse, Karotten sind wichtig. Das Karotin ist ja eine Vorstufe des Vitamins A.

Das Vitamin B kommt in den Hüllen, den Schalen des Getreides vor. Die umhüllende, aufnehmende Geste ist eine Geste der Venus.

Also Bohnen und Kefen[29] *essen?*

Und Getreide mit Hülle, Schwarzbrot, aber kein raffiniertes Getreide.

Und ungeschälten Reis?

Gewiß! Im Vitamin C wirken die Mars- und die Sonnenkraft in den Körper hinein. Es ist enthalten im Grün des Blattgemüses; darin hat es genug Vitamin C für den Menschen.

Wo es an der Pflanze grün ist, enthält sie Vitamin C...

...überall wo in ihr ein aktiver Eisenprozeß im Gang ist.

Wie aber steht es in dieser Hinsicht mit Pflanzen anderer starker Färbung, beispielsweise mit den Randen[30]*?*

In den Randen kommt zum roten Eisenprozeß ein Kupferprozeß als Vorstufe zur Blutbildung hinzu.

Das wäre demnach ein kombiniert wirksames Gemüse.

Ja. – Das Vitamin D finden wir in den Ölen, auch in der Butter und im Lebertran. Pflanzliche Öle enthalten die durch den Saturnprozeß verfestigten Samen.

So läßt sich zusammenfassen: Wenn wir bei der Ernährung darauf achten, daß wir sowohl Wurzeln wie auch Blattgemüse und Blüten- und Fruchtanteile zu uns nehmen, erhalten wir genügend Vitamine.

Spielt es bei den Ölen keine Rolle, ob es sich um pflanzliches oder um tierisches Öl handelt?

Doch, das spielt eine große Rolle. Es ist auch wichtig, ob ein Öl in der Pflanze als ätherisches Öl oder als Samenöl vorgefunden wird. Ein ätherisches Öl ist ein Öl aus dem Entwerdungsprozeß der Pflanze, während das fette Öl der Samen durch die Verfestigung der kosmischen Kräfte in der Pflanze entstanden ist, durch einen Inkarnationsvorgang.

Demnach unterscheiden wir zwischen Inkarnations- und Exkarnationsölen. Inkarnationsöle sind Samenöle, Exkarnationsöle sind pflanzliche ätherische Öle, die sich verflüchtigen wollen. Wie unterscheiden sie sich insgesamt von den tierischen Fetten und Ölen? Sie haben den Lebertran erwähnt, und auch die Butter ist ein tierisches Fett.

Noch nicht erwähnt worden sind auch die harten pflanzlichen Fette in der Margarine. Ich möchte das gleich hier einfügen: Sie sind denkbar ungeeignet für die Ernährung. Die Margarine verdankt ihre Entstehung dem Krieg. Man brauchte ein Fett, das auch schwierige Transport- und Lagerverhältnisse gut überstehen konnte. Margarine ist jedoch etwas, das von der Leber überhaupt nicht vertragen wird.

Jetzt aber doch zurück zu den tierischen Fettsubstanzen! Sie sagen, es bestehe ein großer Unterschied zwischen pflanzlichen und tierischen Ölen und Fetten. Was ist denn eher zu meiden? Sind Lebertran und Butter zu empfehlen, oder sollen besser pflanzliche Fette und Öle genossen werden?

Ein Eskimo, der ein Kokosfett zu sich nimmt, wird am Nordpol erfrieren; Kokosfett ist ja deshalb hart, weil es wenig Wärme in sich gespeichert hat. Eine Fettsubstanz, die viel innere Wärme in sich aufgenommen hat, wird eben deshalb zum flüssigen Öl, weil sie unter der inneren Wärmequalität bereits zu schmelzen beginnt.

Sie empfehlen dem Eskimo also Lebertran?

Lebertran, Murmeltierfett, Distelöle von nordischen Pflanzen sind wärmespendende Öle, weil sie viel innere Wärme enthalten. Darum wird ein Schwarzer in Afrika, der Lebertran konsumiert, einen Hitzeschlag erleiden; er kann die innere Wärme des Öles zusammen mit der äußeren Hitze nicht bewältigen.

Wenn in unseren Breitengraden jemand ein «Gfrürli» ist – einer der rasch zu frieren kommt –, tut er sicher gut daran, wenn er nordische Öle zu sich nimmt. Leidet jemand dagegen unter Hitzestauungen, dann ist ein «kühleres» Öl für ihn angezeigt. Die Mitte halten wohl das Sonnenblumen- und das Olivenöl.

Und beide stammen aus der gemäßigten Zone!

Im Rückblick auf unser Gespräch über die Ernährung fällt mir auf, daß unser Körper zu seinem Aufbau vier Hauptsubstanzen benötigt: Salze, Kohlehydrate, Eiweiß und Fette. Steht diese Vierheit in irgendeiner erkennbaren Entsprechung zu unsern vier Wesensgliedern?

Mit Ölen und Fetten ernähre ich den Wärmeorganismus.

Der nötig ist, um unser Ich zu tragen?

Ja, er trägt die Ich-Kräfte. Er ist die Grundlage dafür, daß sich die Kräfte unserer Individualität im irdischen Leben auf gesunde Weise entfalten können.

Mit Eiweißen ernähre ich meinen Luftorganismus; Eiweiß besteht ja aus C, O, N und H, aus Kohlenstoff, Sauerstoff, Stickstoff und Wasserstoff. Aus diesen Substanzen setzt sich auch unsere Luft zusammen.

Mit Kohlehydraten ernähre ich den Äther-, den Lebensleib, und die Salze sind wichtig für die Bildung des Physischen Leibes.

Die Salze, sagten Sie auch, seien nötig für die Gedankenbildung. Da scheint auf den ersten Blick ein gewisser Widerspruch vorhanden zu sein. Läßt er sich mit der Vorstellung auflösen, daß das Denken, unsere geistigste Manifestation, im physischen Gehirn sozusagen sein Widerlager findet?

Die Freiheit im Gedankenleben braucht als Grundlage den physischen Leib, das physische Gehirn mit seinen Salzen.

Viel wichtiger aber ist, daß die Ernährung im Blick auf die Dreigliedrigkeit des Menschen aufgebaut wird.

Welche Dreigliedrigkeit meinen Sie? Körper – Seele – Geist?[31]

Nein, die Dreigliederung der leiblichen Struktur: Nervensystem – rhythmisches System – Stoffwechselsystem.[32] Die

Ernährung dieser drei Funktionsglieder erreicht man am besten dadurch, daß man Wurzelnahrung, Blatt-/Stengel-Nahrung und Nahrung aus dem Blütenbereich der Pflanze zu sich nimmt.

Wurzeln nähren das Nerven-Sinnessystem, vor allem also den Kopf, Blätter das rhythmische System und Blütenbestandteile das Gliedmaßensystem. Die Wurzeln haben mit dem Kopf zu tun, das Fleischige, Krautige der Pflanze mit dem Rhythmus, Blüte und wohl auch Frucht mit dem Stoffwechsel und den Gliedmaßen. Wird da nicht das Unterste zuoberst gekehrt?

Der Mensch ist eine umgekehrte Pflanze: Um das Nervensystem zu stärken, muß er Wurzelnahrung zu sich nehmen, sein rhythmisches System braucht Blatt-/Stengel-Nahrung und für seinen Stoffwechsel benötigt er eben Blütennahrung.

Dadurch erübrigt sich die Analyse der Nahrungsmittel nach Eiweiß, Fett, Kohlehydraten und Salzen.

Die neue Ernährungslehre, wie Sie sie vertreten, orientiert sich also weder an Kalorien noch an Vitaminen, sondern an den pflanzlichen Bereichen Wurzel – Stengel/Blatt – Blüte?

Ja.

Die Dreigliederung des Menschen nach Funktionsbereichen bringt mich auf einen vielleicht etwas seltsamen Gedanken. Jeder Teil, kann man sich vorstellen, braucht ja ein Aufnahmeorgan. Für das Stoffwechsel-/Gliedmaßensystem scheint mir vor allem der Mund Aufnahmeorgan zu sein. Natürlich nimmt dieser auch physische Nahrung für den rhythmischen Menschen und für den Kopfmenschen auf; aber die materielle Nahrung durch den Mund kommt doch in erster Linie dem Kraftorganismus der Gliedmaßen zugute.

Besitzt das rhythmische System nicht auch sein eigenes Aufnahmeorgan – seinen «Mund» – in der Nase und der Lunge, für seinen eigentlichen Nährstoff – die Luft?

Wenn man diesen Gedankengang weiterführt, ließe sich außerdem sagen, daß auch für das Nerven-/Sinnessystem die materielle Nahrung durch den Mund nur die gröbste Aufbausubstanz liefert, für die spezifische Nahrung des Systems jedoch eigene Aufnahmcorgane - feinere «Münder» – vorhanden sind: Auge, Ohr, Tastsinn. Sie wären die Eingangstore für Licht, Klang, Stoffbeschaffenheit, letztlich vielleicht Geist, als Nährstoffe unseres Nerven-/Sinnesmenschen.

Sind solche durch Ihre Ernährungslehre angeregten Vorstellungen ganz abwegig?

In der Tat wird die Ernährung heute einseitig betrachtet. Die Grundernährung ist nämlich die Atmung. Und von ihr aus gesehen, ist die Aufnahme physischer Nahrung bei den Mahlzeiten eine ins Irdische vergröberte Ernährung.

Sie wollen damit auch sagen: Durch die Atmung, durch die Lunge, nimmt der Mensch auch *äußere Stoffe auf, nämlich Luft – genauso wie er durch den Magen physische Materie zu sich nimmt?*

So verstehe ich es. Ich finde es auch richtig, wenn Sie sagen, die Nase sei der Mund für den Luftorganismus. Die Lunge ist eine Darmausstülpung und dient eben auch der Ernährung – der Ernährung durch Luft.

Das Essen am Tisch ist nur eine vergröberte Atmung, eine in die Schwere gezogene, grob gewordene Atmung mit längeren Rhythmen, während die Verdauung durch die Sinnesorgane eine verfeinerte Atmung ist und einer Ernährung im geistigen Sinne entspricht.

Sie sprechen damit Auge und Ohr an und sagen, daß durch diese Pforten Eindrücke in den Menschen kommen, die eine Art Ernährung mit geistiger Substanz bedeuten. So stellt denn auch der Mediziner fest: Der Mensch lebt nicht vom Brot allein?

Der Mensch ernährt sich einerseits mit irdisch stofflicher Nahrung, andererseits mit kosmisch aetherischer.

Die Ernährung mit ponderablen – also meßbaren, auf der Waage wägbaren, auf dem Herd kochbaren – Nahrungsmitteln geschieht durch den Mund, den Magen-Darm-Trakt. Die Ernährung mit imponderablen Substanzen vollzieht sich durch die Sinnesorgane. Die Ernährung durch die Atmung nimmt eine Zwischenstellung zwischen beidem ein.

Luft hat ja noch eine gewisse Substanzeigenschaft, obschon sie sehr fein ist. Gehen wir einen Schritt weiter, gelangen wir, wie ich meine, zum Nichtsubstanziellen, zum Geistigen. Es findet durch die Sinnesorgane Zugang zum Menschen.

Ja, und spürbar wird das daran, daß ich weniger Hunger im Magen empfinde, wenn ich mich durch die Sinnesorgane ernähre.

Können Sie das verdeutlichen?

Wenn ich als Bergsteiger eine Wand hinaufklettere, mich physisch sehr stark verausgabe, sehr viele Kalorien verbrenne, stelle ich eigenartigerweise fest, daß ich weniger hungrig bin, als wenn ich untätig, geistig nicht rege, unerfüllt mich zu Hause zwischen Kühlschrank und Badewanne hin- und herbewege.

Schön ist es zu hören, wenn nicht bloß der Dichter, sondern auch der Ernährungswissenschafter sagt: Sinneseindrücke durch das

Auge, durch das Ohr, wie sie der Wanderer und der Bergsteiger erleben, die Luft, die beide in ihre Lungen atmen, bilden auch einen Teil der Nahrung!

Ja, der Mensch lebt wirklich nicht vom Brot allein! Was braucht er denn, wenn er auf Reisen geht, wenn er in den Bergen, an den Seen, in der Luft Erholung sucht?

Zieht es ihn ans Wasser, sucht er sich in seinen Gefühlen zu ernähren.

Über die Tastorgane, die Sinnesorgane der Haut?

Über alle Sinnesorgane, die die Welt des Wassers wahrnehmen.

Wenn der Mensch in die Berge geht, sucht er über die Sinnesorgane seinen Willen zu stärken, aus der Ernährung mit Bergsubstanz durch die Sinne.

Wenn er in luftige Höhen hinaufsteigt, sich dem Wind aussetzt, will er seinen Mut stärken; er will seine Herzkräfte ernähren. Und wenn ihn die Wärme lockt, will er sich über die Sinnesorgane an der Liebe der Sonne erlaben.

Gefühle aus dem Wasser, Wille aus dem Gestein, der Erde, Mut aus dem Luftigen, Liebe aus dem Licht und der Wärme – gewiß hat diese Stärkung an den vier Elementen auch wieder mit den drei Gliedern der leiblichen Struktur des Menschen zu tun?

Ja. Wenn ich meine Sinne im Denken anwende, ernähre ich mein Nervensystem, wenn ich meine Sinne im Fühlen wirksam mache, ernähre ich mein rhythmisches System, wenn ich meine Sinne im Wollen betätige, ernähre ich mein Stoffwechsel-/Gliedmaßensystem. All dieses geschieht ja nicht durch irdische Nahrung, sondern durch nichtmaterielle Qualitäten.

Im Kontakt mit der Natur, durch die Schönheiten und Wirkungen der Außenwelt, die vom Menschen durch die Sinnesorgane aufgenommen wird.

Ebenso daran beteiligt sind die inneren Sinnesorgane des Menschen, die Nerven, die den Willen wahrnehmen.

Der Mensch verfügt über Sinnesorgane, die nach außen gerichtet sind, die sieben äußeren Sinne, und über Sinnesorgane, die nach innen gerichtet sind, die fünf inneren Sinne. Mit diesen nach innen gerichteten Sinnen kann er seinen Willen wahrnehmen.[33]

Die Entsprechung von physischer Ernährung und Ernährung durch die Sinne läßt auch Entsprechungen in den Regeln für die Nahrungsaufnahme vermuten. Können aus der Aufnahme von gesundenden Eindrücken durch die Sinnesorgane bestimmte Verhaltensweisen für das Essen von materieller Nahrung abgeleitet werden?

Wenn ich Nahrung, pflanzliche Nahrung zu mir nehme, die einseitig mineralisch gedüngt ist, bewirkt das in mir einen durch das Salz hervorgebrachten einseitigen Denk-Bewußtseinsprozeß. Wenn ich jedoch eine biologisch-dynamisch gezogene Pflanzennahrung aufnehme, die nicht nur irdisch durch Salze, sondern auch kosmisch gedüngt wurde, z. B. durch Besprühen mit potenziertem Quarz – mit dem Ziel eben, die unmeßbaren Qualitäten, die Lebensqualitäten in die Pflanze hineinzubringen –, dann werde ich durch diese Pflanze harmonisch ernährt, und sie bewirkt in mir eine Menschwerdung.

Und welche Sorgfalt muß ich bei der Aufnahme von Eindrücken durch Auge, Ohr, Tastorgane und innere Sinnesorgane anwenden?

Wenn ich mich nur mit technischem Wissen ernähre, wenn ich mir vor allem technische Ausstellungen ansehe und es unterlasse, Kunstausstellungen zu besuchen oder mich selber künstlerisch auszudrücken, dann werde ich auch einseitig durch meine Sinnesorgane ernährt.

Hat das eine Störung des seelischen Gleichgewichts zur Folge?

Es bewirkt eine Verschiebung des Menschseins. Der Mensch ist ein Wesen, das sich zwischen Himmel und Erde angesiedelt hat – auf der Erdoberfläche. Er ist dann gesund, wenn er sich in dieser Mitte hält.

Somit müssen wir mit Blick auf die heutige Zeit sagen, daß wir als Gesamtmenschheit diese Mitte verlassen haben, indem wir uns zu sehr den intellektuellen, den mechanischen, den materiellen, den physikalischen, den technischen Kräften überlassen und es versäumt haben, mehr den das Gemüt, die Seele ansprechenden künstlerischen Neigungen und Fähigkeiten zu folgen und diese zu intensivieren.

Das ist eines der Hauptprobleme der heutigen Zeit.

Krebs kann geheilt werden

Wenn der Mensch, wie in früheren Gesprächen ausgeführt, im kosmischen Zusammenhang gesehen wird, wenn wir überzeugt davon sind, daß er von Erdenleben zu Erdenleben schreitet, ergeben sich bei Krankheiten wie dem Krebs neue Möglichkeiten, das Bild der Erkrankung zu betrachten. Sie führen bis in die Behandlung hinein.

Heißt das, daß Krebs eine in früheren Leben verursachte, eine karmische Krankheit ist?

Krebs kann mit früheren Leben zusammenhängen; er kann aber auch während der Inkarnationsphase, während der Schwangerschaft oder aber, beispielsweise durch irgendwelche Schocks, während des gegenwärtigen Lebens veranlagt werden.

Der Arzt muß darauf achten, wie der Mensch, der ja immer vorhanden ist, das Fleisch ergreift, wie er mit dem zur Verfügung stehenden Zellmaterial umgeht. Je nachdem, was für ein Mensch der Patient ist, gelingt es ihm, richtig in den physischen Leib hineinzusteigen, oder es gelingt ihm eben nicht.

Sie meinen, die Individualität des Menschen, sein Wesenskern, der sich mit irdischer Materie umhüllt, habe verschiedene Intensität, sich des Erdenstoffes zu bemächtigen; der eine könne das besser, der andere weniger gut?

Genau so meine ich es, und diese Gegebenheiten können sich auch während eines einzelnen Lebens ändern. Ein Schock kann beispielsweise bewirken, daß das erschreckte Organ von Geist und Seele nicht mehr richtig durchdrungen werden kann. Es gerät dadurch zu stark unter den Einfluß der Wuchertendenz der Zelle, so daß diese von Geist und Seele nicht mehr gestaltet werden kann.

Darf ich das so präzisieren: Geist und Seele haben im gesunden Zusammenspiel mit dem Körper die Aufgabe, die vegetativen Vorgänge so zu lenken, daß sie den Anforderungen der höheren Wesensglieder und nicht einfach den Gesetzmäßigkeiten der vegetativen Natur folgen. Wenn aber besondere Umstände bewirken, daß die geistig-seelischen Kräfte nicht stark genug ins Physische eindringen können, folgen die rein vegetativen Lebenskräfte im Menschen ihren eigenen Gesetzen und wuchern dann am höheren Menschen vorbei, führen ihr Eigenleben.

Der höhere Mensch entsteht nicht aus den Zellen; der höhere Mensch ergreift und durchdringt vielmehr die Zellen. Unser irdisches Mensch-Dasein geht aus zwei Dynamiken hervor, einerseits der Aktivität der sich teilenden Zelle, andererseits dem Eingreifen des menschlichen Wesenskerns in diese Wuchertendenzen, was bewirkt, daß aus den chaotischen Vorgängen durch Gestaltungs- und Bildekräfte die Organe herausplastiziert werden.

Der gesamte auf der Erde in Erscheinung tretende Mensch kann nicht als Resultat einer einzigen Gesetzmäßigkeit, des Lebensprinzipes, verstanden werden, sondern er entsteht aus zwei oder sogar drei Prinzipien, die mit ihrer Eigengesetzlichkeit ineinandergreifen.

Damit ist auch zum Ausdruck gebracht, daß der Krebs kein Zellproblem ist und daß das Studium der Zelle die Ursachen der Krankheit nicht aufdeckt. Krebs ist ein Inkarnationsproblem, eine Störung im Zusammenspiel der Wucher- und Wachstumskräfte und der diese lenkenden und beschränkenden Seelen- und Ichkräfte.

Demnach nützt es nichts, die von Krebs befallenen Stellen lokal zu behandeln. Die Therapie muß dort ansetzen, wo die Krebswuche-

rung verursacht wird: beim Zusammenwirken von Geistig-Seelischem und Körperlich-Vegetativem.

Es gelingt nicht, ein Verkehrschaos zu überwinden, indem wir die Motoren der Autos kontrollieren. Das wäre ein Analogon zum Versuch, die Krebskrankheit durch die Behandlung der Zelle zu heilen.

Durch diese Betrachtungsweise werden die gängigen Therapien, nämlich Strahlentherapie und Chemotherapie, ausgeschlossen, und auch die chirurgische Behandlung muß sich im Prinzip eine Relativierung gefallen lassen.

Diese Behandlungsweisen können als symptomatische Therapien noch immer richtig sein.

Falls der Krebs so weit fortgeschritten ist, daß er sich auf keine andere Weise mehr bekämpfen läßt.

Stellen Sie sich vor, daß ein Baumstamm von einem Draht umschlungen ist. Der Baum wächst, aber in einem bestimmten Augenblick kann das Wachstum nicht weitergehen. Dann ist es sinnvoll, die Schlinge mit einer Schere zu entfernen, damit sich der Baum weiter entwickeln kann.

Ähnlich verhält sich der Chirurg gegenüber dem Krebs. Er schneidet die kranke Stelle heraus, um dem Körper eine Chance zu geben. Im Gegensatz zur Schlinge am Baum ist damit jedoch das Hindernis nicht endgültig entfernt. Die Chirurgie kann den Krebs nicht heilen, auch wenn sie die letzte angegriffene Zelle erwischt, wenn alle krankhaften Gewebe entfernt werden können. Damit ist der Krebs noch nicht überwunden, und es erstaunt nicht, wenn die Krankheit später wieder ausbricht.

Um im Bilde, das Sie gebraucht haben, zu bleiben, müßte also verhindert werden, daß ein schädigender Draht um den Baum gelegt wird. Dann sind später Gewaltmethoden wie das Durchschneiden und Herausschneiden nicht notwendig.

Was geschieht denn durch den Draht? Der Baum wird vom Kosmos abgeschnitten. Das kann auch beim Menschen geschehen. Diese Isolation gilt es in früheren wie in späteren Phasen immer wieder zu überwinden, damit der Mensch den Anschluß an den Kosmos, die Verbindung mit den höheren Wesensgliedern, mit dem höheren Menschsein wieder gewinnt.

Welche ärztlichen Möglichkeiten gibt es, die für den Menschen lebensnotwendige Verbindung mit dem Kosmos wiederherzustellen und aufrechtzuerhalten?

Die Naturbeobachtung sagt Ihnen schon, daß es sehr wohl gelingt, eine Pflanze umzugestalten, wenn wir ihren Standort verändern. Ich nenne als Beispiel den Löwenzahn. In der Ebene ist die Pflanze schlecht ausdifferenziert, das Blatt hat wenig Zacken, ist nicht stachelig. Versetze ich sie in die Bergregion, in die Alpen, wo Licht, Luft und viel Himmel auf sie Einfluß gewinnen, beginnt sie sich den formenden Kräften zu unterwerfen. Licht, Wind und die Berge gestalten sie aus, so daß sie viel zackiger und differenzierter wird.

Was bedeutet das, auf den Krebs übertragen?

Die vegetative Wuchertendenz, welche beim Löwenzahn schon im Flachland etwa zu bemerken ist, steigert sich auf der Erde bis hin zum Tropenwald, in dem das Vegetative gemäß eigenem Drang und eigenen Gesetzen frei wuchern kann. Das ist vergleichsweise die Freiheit des Krebses im menschlichen

Körper. Wenn wir die Krebszellen gleichsam in ein Lebensgebiet versetzen können, in dem starke Formtendenzen und Gestaltungskräfte vorherrschen, wo Licht, Wärme und kosmische Kräfte die Pflanze ausdörren, ausdifferenzieren, ausgestalten, gelingt es eben, dieser Wucherung Einhalt zu gebieten.

Das kann ich als Mensch bewirken, indem ich mich beispielsweise anders ernähre, durch Pflanzen, die in den Alpen gewachsen sind, auf Granit, der stark formend auf den Menschen einwirkt. Solche andere Ernährung ermöglicht, daß sehr viel Licht, Wärme und kosmische Qualitäten in die von Krebs befallenen Zellen einstrahlen. Das vorhandene Ungleichgewicht wird so zugunsten der Formkräfte korrigiert.

Mit anderen Worten: Der unstrukturierte Teig Menschenleib muß von Formkräften durchdrungen und durchlichtet werden, damit unter ihrem Einfluß kräftige und differenzierte Organe ausgebildet werden.

Wann wird ein Mensch ausgeformt, durchgeformt, individualisiert? Dann, wenn er nicht zu viel schläft, wenn er sich intensiv einer Aufgabe widmet, wenn er innerlich bis in jede Zelle hinein durchdrungen ist von dem Willen, etwas zu tun, wenn er ganz erfüllt ist von einer schöpferischen Aufgabe. Dann ist der Mensch ergriffen, und sein Gesicht, das früher vielleicht kindlich aussah, beginnt sich auszugestalten und wird zum Ausdruck des Individuums.

Das ist ein Beispiel dafür, daß die Kraft, die den Menschen gestaltet, Geist ist. Der Mensch erwärmt sich geistig; geistige Betätigung ist immer mit einer differenzierten Durchwärmung des Menschen verbunden. Typisch ist zum Beispiel, daß Krebskranke oft Menschen sind, die über Jahrzehnte kein Fieber hatten und die sich darum rühmen, kerngesund gewesen zu sein. Es fehlte ihnen eben die Erwärmung des Körpers aus geistigen Impulsen heraus.

Wenn es nun gelingt, einen Menschen für eine Aufgabe zu begeistern, gelingt es eben auch, die von seinem Ich nicht durchdrungenen Regionen, in denen der Krebs leicht zu wuchern beginnt, in den durchseelten und durchgeisteten Organismus einzubeziehen.

Und das bewirken Sie vor allem mit der Anwendung von Alpenkräutern, die auf Urgestein gewachsen sind? Oder gibt es noch andere ärztliche Möglichkeiten?

Wenn wir uns nach Pflanzen umsehen, die fähig sind, den Organismus Erde wieder ans Licht, an die Wärme anzuschließen, stoßen wir auf die wintergrünen Pflanzen, jene Pflanzenwelt, die fähig ist, die Welt im Winter zu begrünen, das heißt, Lichtkräfte und kosmische Kräfte in den physisch verhärteten, gefrorenen Boden hineinzubringen.

In allen diesen winterharten Pflanzen haben wir Krebsheilpflanzen vor uns, besonders wenn sie giftig sind oder im Winter blühen.

Zum Beispiel im Efeu?

Efeu, Immergrün, Christrose, Hamamelis – zu deutsch Zaubernuß –, Bauernsenf, alle Flechten – die ja das Verhärtete, das aus dem Organismus Welt ausgeschiedene Gestein ergreifen können –, gehören dazu, aber auch alle Pilze, das Colchium, das heißt die Herbstzeitlose, deren Blüte schon zwanzig Zentimeter unter dem Boden beginnt; auch alle farbigen Wurzeln zählen dazu, zum Beispiel die Rande und die Rübe; sie tragen Lichtqualitäten ins mineralische Dunkel hinein.

Auch Baumflechten sind zu nennen; sie beleben die aus dem Lebendigen herausgefallenen Rinden der Bäume wieder neu. Die Baumflechten im besonderen haben die Fähigkeit, das Wässerige wieder an den Baum heranzubringen, und Wasser ist ja die Grundlage dafür, daß ein erstorbener Baum wieder belebt werden kann. Es gibt viele Pflanzen, die auf das Krebsgeschehen heilend einwirken können.

Nicht erwähnt haben Sie eine Pflanze, die in der anthroposophischen Medizin als Heilmittel gegen Krebs eine ganz besondere Rolle spielt: die Mistel.

Wenn wir die Natur nach Pflanzen absuchen, die die Fähigkeit haben, Licht ins Dunkel zu bringen, fällt die Mistel unter allen wintergrünen und winterblühenden Pflanzen ganz besonders auf, und zwar dadurch, daß sie in ganz extremer Weise vom Himmel her die Erde ergreift.

Was heißt das: die Erde? Beim Baum ist das der Baumstamm. Die Mistel begrünt die Bäume im Winter.

Wenn sie kein Laub mehr haben, nur noch Gerippe sind.

Wenn sie nur noch wie tote Gerippe in der Natur stehen, gelingt es dank der Mistel, diese eigentlich erstorbenen Pflanzen wieder dem Himmel anzuschließen.

Wir haben bereits eine ganze Auswahl: Alpenpflanzen, immergrüne Pflanzen, die Mistel ganz im besonderen. Welcher Pflanze gibt der Arzt den Vorzug? Gibt es Unterschiede in der Anwendung?

Die Mistel beeinflußt die Krebskrankheit generell, während die Pflanzen der Berge und die wintergrünen Pflanzen besondere Beziehungen zu einzelnen Organen aufweisen, so daß sie zusätzlich zur Misteltherapie eingesetzt werden können. Bei Lungenkrebs ist das beispielsweise die Stechpalme, weil sie ihre atmenden Blätter den Winter über trägt und sie dazu noch mit roten, giftigen Beeren ziert.

Die Mistel selber ist ja kugelig, wucherig. Sie ist eine Wucherpflanze, ein Parasit. Es ist darum notwendig, ihre Dynamik genauer zu betrachten. Die Mistel befällt Bäume, die auf magerem Boden stehen.

Oder auf sumpfigem Boden?

Auch auf sumpfigem Boden, wo wenig Grundsubstanz vorhanden ist. Die Wirtspflanze wächst auf einem Grund, der wenig Material liefert, das zur Baumbildung heraufgezogen werden könnte. Die von der Mistel besetzten Bäume sind darum verhältnismäßig klein, sie möchten viel größer werden. Im ätherischen Bauplan ist ein riesiger Baum vorgesehen; dieses Schema ist jedoch nur schwach durchdrungen von einem dünnen Stamm und einer zu wenig großen Krone. Was geschieht mit den überschießenden Lebenskräften? Sie wollen dort, wo in der Nähe des Bodens noch Substanz vorhanden ist, dieses Material aus dem Stamm herausziehen, und so entstehen Baumgeschwülste. In dieser Region möchten auch viele kleine Zweige wachsen, aber es kann nicht viel geschehen, weil zu wenig Erdenstoff zur Verfügung steht.

Was tut nun die Mistel? Indem sie die überschießenden Lebenskräfte, die sich nicht mit Physischem verbinden können, abzweigt, für sich in Anspruch nimmt, können diese im untern Teil des Stammes keine Wucherungen mehr bewirken. Das heißt, der Baum kann wachsen, ohne daß er durch die überwuchernden Lebenskräfte krank wird.

Sie betrachten die Mistel als eine Wohltäterin des Baumes, die ihm hilft, mit seinen überschüssigen Lebenskräften fertigzuwerden?

Genauso ist es! Man schneidet einen Apfelbaum, damit seine Ätherkräfte in die Frucht hineinschießen. Übermäßiges Schneiden kann jedoch dazu führen, daß sich an den Zweigen

Knollen zu bilden beginnen; nicht nur Apfelknollen wachsen, auch an den Zweigen beginnen Wucherungen. Solche Pflanzen kann man heilen, indem man ihnen eine Mistel aufpflanzt. Die Wucherkräfte werden abgesogen, und die Pflanze bildet sich zu einem normalen, gesunden Apfelbaum zurück, wobei die Knollen bei der Pflanze nicht verschwinden.

Bedeutet das, auf den Menschen übertragen, daß durch ein Mistelpräparat krankhafte Krebswucherungen weggeschafft werden?

Die Mistel saugt die überschüssigen Ätherkräfte im Organismus ab, auch im Organismus des Menschen, metamorphosiert sie. Dank ihr kann der Organismus durchlichtet, durchwärmt werden, und es entstehen keine Wucherungen.

Und wenn ganz bestimmte Organe gefährdet oder befallen sind, setzt der Arzt noch Alpenpflanzen oder Präparate aus winterharten Pflanzen ein?

Sicher ist es richtig, noch weitere pflanzliche Heilmittel zu verwenden, vor allem Flechten; die Stechpalme und der Efeu sind ganz wichtig bei der Gefährdung der Lunge.

Ich stelle mir nun ganz konkrete Situationen in ihrer Praxis vor. Ein Mann, eine Frau, die noch keinen Krebs haben, suchen Sie auf, weil sie in Angst vor der Krankheit leben. Sie möchten Verhaltensmaßnahmen und Diagnosemöglichkeiten kennenlernen, die ihnen erlauben, einer Erkrankung auszuweichen oder von ihr so früh wie möglich zu wissen. Ein Patient zeigt Ihnen irgendwelche Wucherungen, die Sie als Krebs erkennen. Ein anderer mit Krebs in fortgeschrittenem Stadium kommt zu Ihnen, er möchte sich Rat holen. Soll er sich einer Operation unterziehen oder vielleicht doch sogar einer Chemotherapie oder Strahlenbehandlung zu-

stimmen? Er hat Angst vor Metastasen. Wie groß ist die Chance, daß der Krebs nicht weiter um sich greift?

Wie verhalten Sie sich in solchen Fällen gegenüber den Patienten?

Wo ich Krebsgefahr vermute oder wo Krebs bereits diagnostisch festgestellt worden ist, in allen Stadien des Krebsgeschehens, erhält der Patient von der ersten Konsultation an Injektionen mit einem Mistelpräparat, mit Iskador.

Sie meinen das Iskador der Weleda?

Ja. Das ist ein speziell zubereitetes Präparat, das mit der Zentrifuge künstlich der Schwerkraft unterworfen wird, damit die Mistel in die physische Materie einbezogen, an die Erdenkräfte angeschlossen wird. Die Mistel kommt ja vom Himmel her; die Beeren werden durch die Vögel von Baum zu Baum übertragen. Die Pflanze wächst nie vom Boden her dem Baum entlang aufwärts, sondern sie kommt vom Kosmos und landet in der Krone.

In jedem Stadium von akutem Krebsbefall ist Iskador das angezeigte Medikament?

Ich spritze es in unterschiedlicher Dosierung, einmal pro Woche, normalerweise eher zwei- bis dreimal in der Woche. Bei fortgeschrittenen Stadien verabreiche ich täglich Injektionen von konzentriertem Mistelsaft, wobei diese Therapie, je nach dem Zustand des Patienten, noch zusätzlich unterstützt wird durch eine Behandlung mit den erwähnten Heilpflanzen, durch Diät, durch eine andere Lebensführung. Zu vermeiden sind zu viel Schlaf und zu viele Bäder.

Krebspatienten sollen die Badewanne nicht zu häufig benützen?

Ja, weil das Wässerige der Bäder und der Schlaf zu stark regenerieren. Ein Bad, das wohl erquickt, erquickt auch die Krebszellen, weil diese ja die vegetativen Kräfte für sich in Anspruch nehmen. Ein Kind wächst nur im Schlaf; tagsüber wird sein Organismus durch die Sinneseindrücke gestaltet.

Zur Krebsprophylaxe: Ist denn die verbreitete Krebsangst bereits ein Indikator für ein mögliches Entstehen des Krebses – so daß Sie auch in diesen Fällen mit Iskador behandeln?

Die Mistel ist keine gefährliche Heilpflanze. Sie kann – im Unterschied zur Chemotherapie – eingesetzt werden, ohne daß ein Krebs bereits vorhanden ist.

Angst ist im übrigen bereits ein Zeichen dafür, daß der Mensch den Zusammenschluß mit dem Kosmos verloren hat. Er fühlt nur noch die irdische Schwere und die Zerfallstendenzen, die Todesgesetze der Erde.

Also ist sie unter Umständen eine kanzerogene Empfindung?

Sie ist ein krebserzeugendes Gefühl, weil Angst und Zweifel vom kosmischen Zusammenhang weg in den Zerfall führen.

Ich schaue mir Leute mit Krebsangst auch etwas genauer an; ich möchte wissen, wie stark ihr Organismus durchseelt und durchgeistet ist. Das heißt, ich stelle fest, ob es im Körper Stoffwechselablagerungen gibt, Zonen, die eben aus dem Menschen herausfallen. Dazu gehören Fettablagerungen und Gicht, das heißt Kristallbildungen, die so entstanden sind, daß die Ausscheidungsprozesse durch den Ätherleib nicht lebendig begleitet wurden, bis die Rückstände den Körper verlassen haben.

Krebsgefährdet sind auch Leute, die zu Gallen- und Nierenstein neigen, und Leute mit arteriosklerotischen Ablagerungen in den Gefäßen; bei ihnen haben sich die Lebenskräfte bereits

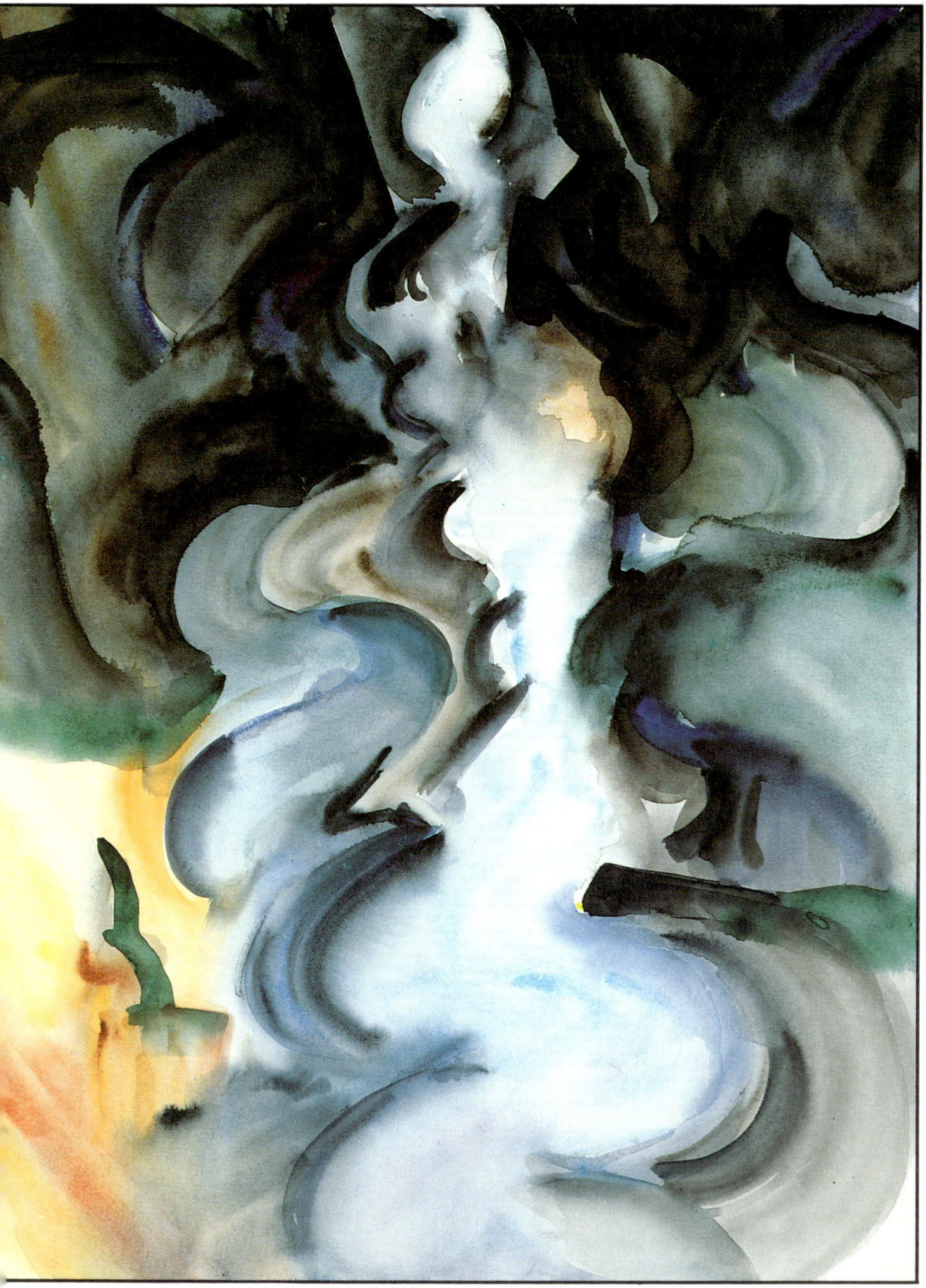

Rosenlauischlucht

Feuchtigkeit und Durchzug, reißender Wildbach in der Enge und Dunkelheit. Das ist der Lebensbereich der Schluchtheilpflanzen. Farne, Moose und Weiden sind auch die Heilpflanzen einer Schlucht im Menschen: des Darmes.

aus den Blutgefäßen zurückgezogen. Gefährdet sind Menschen, die verstopft sind, deren Ausscheidung zu wenig belebt, zu wenig von der Seele durchdrungen ist, die die Därme ergreift, auswindet und für die morgendliche Entleerung sorgt. Gefährdet sind Leute mit vielen Warzen – die anzeigen, daß der Mensch zerbröckelt, weil er nicht mehr bis in die Haut hinein belebt ist. Gefährdet sind auch Menschen mit bleichem Gesicht; sie sind – vielleicht aus Angst – nicht bis zur Peripherie durchblutet, die Haut wird dem Leben entzogen, und es entstehen Ekzeme.

Zählen Sie auch Leute mit Untertemperatur zum Kreis der Krebsanfälligen?

Sicherlich. Das sind Leute, die nicht richtig durchwärmt sind, Menschen, die zu allen Varianten der rheumatischen und degenerativen Leiden neigen, zu allen Versteifungskrankheiten, allen seelischen Blockierungen, die sich im Körper als Rheuma manifestieren können.

Ich habe schon von einer typischen Krebspsyche sprechen gehört, einem seelischen Zustand, der bemerkbar wird, bevor ein Krebs körperlich manifest wird. Was sagen Sie dazu?

Das ist eine Kältekrankheit der Seele.

Sozusagen eine Erkältung der Seele?

Die Seele kann nicht mehr natürlich reagieren, sie ist teilweise aus dem Lebendigen herausgefallen.

Ist das für den Arzt spürbar?

Es ist sofort spürbar, wenn ein Mensch mit einem bewegungslosen Gesichtsausdruck, mit leblosem Gesicht, ohne Kraft in den Augen, in die Sprechstunde kommt. Das sind Zeichen dafür, daß die Lebensprozesse in Richtung Karzinombildung steuern. Bestimmte Regionen des Körpers beginnen aus dem lebendigen Organismus herauszufallen, sie gehorchen den selbständig gewordenen Zellprozessen statt den übergeordneten Organ- und Geist-/Seeleprozessen.

Ist auch eine solche Krebspsyche für Sie ein Symptom, das nach der Anwendung von Iskador verlangt?

Mistel ist eines der wichtigsten Heilmittel für alle degenerativen Krankheiten, für Untertemperaturen, Arteriosklerose, Ablagerungen bis ins Blut hinein, die sich bei rheumatischen Leiden durch eine erhöhte Blutsenkung anzeigen können. Mistel ist das universelle Heilmittel der degenerativen Erkrankungen bis hin zum Krebs.

Unterscheiden Sie zwischen einem Krebs, der durch irgendwelche Ereignisse in einem früheren Leben veranlagt wurde, und einem Krebs, der in diesem Leben durch Angst, Schock oder andere Ursachen erworben wurde? Sind das verschiedene Arten der Krankheit? Ist der eine Krebs hartnäckiger als der andere, oder lassen sich beide in der gleichen Weise in diesem Leben behandeln und heilen?

Es gibt alle möglichen Verlaufsformen des Krebses. Es gibt Formen, die sich, gerade durch die Misteltherapic, heilen lassen und andere, woran die Patienten auch bei Misteltherapie sterben, bei solcher Behandlung allerdings vielfach schmerzfrei zu Hause, ohne daß die Organe zerfallen. Es macht wirklich einen Unterschied in der Beurteilung, ob ein Krebsgeschehen weit zurückreicht oder jünger ist. Man muß wohl auf die Illusion verzichten, daß man alles heilen könne. Mir ist es aber ein Anliegen, dafür zu sorgen, daß mit dem Tod das Krebsgeschehen überwunden ist – es könnte nämlich auch weitergehen, in ein kommendes Leben hinein.

Im Falle eines alten, karmischen Krebses reicht die Misteltherapie vielleicht nicht aus. Es müssen auch menschliche Fortschritte gemacht werden.

Meinen Sie, die Mistel beeinflusse nur das ätherische Geschehen, und was darüber hinaus in der Seele liege, müsse durch andere Therapien beeinflußt werden?

Nein, die Wirkung der Mistel reicht nicht nur ins Ätherische – das sie wegsaugt –, sondern sie durchlichtet und durchatmet den ganzen Organismus. Die Mistel ist selber stark gelblich phosphoreszierend, also stark lichtdurchdrungen, und sie wärmt darum auch den Organismus, so daß es dem Menschen wieder möglich wird, zu erwarmen. Die Mistel hat auch seelische Wirkungen.

Aber diese seelischen Wirkungen reichen noch nicht aus, um einen alteingesessenen Krebs zu überwinden?

Sie müssen noch ins Bewußtsein gebracht werden, damit sie der Mensch frei anwenden kann.

Und wie bewirken Sie das therapeutisch?

Ich betrachte alle diejenigen Ereignisse im Leben als krebsheilend, die den Menschen zum innigen Mitmachen, zum inneren Erwärmen für die andern Menschen, zur Freude an zwischenmenschlichen Beziehungen hinführen.

Heilkräftig ist also auch eine aus dem Herzen kommende Intensivierung der sozialen Beziehungen?

Eigentlich sollte das Gefühlsleben im Laufe des Lebens immer stärker und intensiver werden. Ein Liebeserlebnis, vor allem das erste Liebeserlebnis – das den Menschen sehr stark ergreift und zu innerer Wärme führt –, sollte im Laufe des Lebens gesteigert werden, so daß es in späteren Jahren zu starken zwischenmenschlichen Herzerlebnissen führen kann.

Wenn es dem Menschen gelingt, im späteren Alter mit den ersten Liebeserlebnissen vergleichbare innere Erlebnisse zu erschaffen, die ihn stark durchwärmen, so ist ein großer Teil der Krebsgefahr überwunden.

Was würden Sie dem Patienten zu tun empfehlen, um diese Liebeskräfte zu verstärken? Gibt es Methoden dafür, gibt es eine Anleitung, wie man dabei vorgeht?

Ein erster Schritt wird sicher damit getan, daß der Mensch die Liebe zum Schöpferischen entwickelt, zum Malen, zum Dichten, zur inneren seelischen und geistigen Betätigung.

Gehören auch Eurythmie[34], Sprachgestaltung[35], Theaterspielen, Zeichnen, Singen, Musizieren dazu?

Alle diese Dinge sind heilend, wenn sie nicht auf äußere Weise betrieben, sondern vom Menschen innig durchdrungen werden. Die Kunst darf eben nicht Selbstzweck bleiben; das schönste Kunstwerk, das schönste Objekt des künstlerischen Bemühens ist weder der Lehm, noch die Farbe, noch der Ton, sondern der Mitmensch.

Ich nehme jedoch an, daß Krebs nicht, wie es nun den Eindruck erwecken mag, nur aus einer falschen psychischen Einstellung des Patienten zu seiner Körperlichkeit entsteht, sondern daß es auch rein physische Substanzen und Vorgänge gibt, die krebsfördernd sind.

Ich bin froh, daß Sie das sagen, denn falsche Überlegungen könnten leicht dazu führen, Patienten, die an Krebs leiden, selber für ihre Krankheit verantwortlich zu machen. Dem Krebskranken einfach gedankenlos die Schuld für seine Krankheit zuzuschieben, wäre nicht nur hartherzig, sondern in vielen Fällen auch unrichtig.

Wer von Krebs befallen wird, braucht die Schuld an seiner Krankheit nicht mit schlechtem Gewissen allein zu übernehmen?

Es gibt heute ja wirklich sehr viele Noxen, Schadstoffe, die zu Krebs führen. Und zwar handelt es sich um all jene Substanzen, die vom Körper nicht verarbeitet, vom Menschen nicht überwunden werden können, um Stoffe, die von den Bildeprozessen in der Natur, welche mit den Bildeprozessen des Menschen verwandt sind, losgelöst erscheinen.

Woran denken Sie?

An alle Allergene, künstlichen Bakterien, Viren, vor allem auch an Substanzen, die durch des Menschen Geist der Natur entfremdet wurden und darum in den Menschen eine Eigendynamik entwickeln, weil sie nicht verdaut werden können.

Meinen Sie damit chemische Präparate?

Synthetisch-chemische Stoffe sind alle krebserzeugend, ganz besonders jene, die aus der Teerchemie stammen, also aus der unterirdischen mineralischen Welt. Diese Welt ist sowieso schwierig vom Leben zu ergreifen, ihre Stoffe werden aber durch den Gedankenprozeß des Chemikers noch mehr von der Natur entfernt und führen dann im Menschen eine krebserzeugende Eigenexistenz. Konservierungsmittel gehören zum Beispiel dazu.

Nicht zu vergessen sind auch die von künstlichen Quellen erzeugten Sinneseindrücke: synthetische, elektrische Wärme – die vom Menschen mit seiner menschlichen Wärme nicht ohne weiteres überwunden werden kann –, synthetisches Licht...

...von Glühlampen, von Halogenlampen?

Licht von Glühlampen ist noch nicht so schädlich; Halogenlampen sind schon viel schlimmer. Das Auge verdaut das Licht, indem es die Gegenfarbe erzeugt. Auf Rot reagiert es beispielsweise mit Grün. Rot und Grün ergeben Schwarz; damit ist das Licht überwunden, und der Körper wird in seinem eigenen Lichthaushalt nicht gestört. Wenn es ihm jedoch nicht gelingt, das eindringende Licht in kurzer Zeit zu überwinden, wirkt der Reiz auch krebserzeugend.

Die Einsicht in diese Zusammenhänge ergibt auch einen Hinweis auf die Stimulierungstherapie mit Farben, bei der die Erzeugung von Nachbildern als Reaktion auf die äußere Farbenwelt durch Schulung geübt wird.

Gesundheitsschädigend ist auch der synthetische Ton. Töne aus der Natur und von herkömmlichen Musikinstrumenten können verarbeitet werden, der elektronische Ton jedoch ist nicht mehr ohne weiteres zu bewältigen und wird zur Krebsnoxe.

Das sind von der Technik erzeugte Bedrohungen, denen wir leider alle mehr oder weniger ausgeliefert sind. Gibt es denn nicht wenigstens den Trost, daß sich der Körper auch gegen den Krebs wehren kann? Lassen sich solche Abwehrkräfte noch verstärken?

Die Natur zeigt uns selber, was sie gegen den Krebs unternimmt. Vielfach tritt im Anfangsstadium des Lungenkrebses zuerst eine Lungenentzündung auf. Der Patient sucht einen

Arzt auf. Dieser verschreibt ihm Antibiotika. Diese Mittel sind dann gerade der Startschuß für die Wucherung des Krebses.

Betrachten Sie die Lungenentzündung demnach als eine Abwehr-, eine Selbstheilreaktion des Körpers auf die Bedrohung durch Krebs?

Solange noch Abwehrkräfte im Menschen vorhanden sind, beginnt der Körper immer, eine Entzündungszone um den Krebsherd herumzulegen. Er sucht mit Wärme- und Blutzufuhr den Krebs zu überwinden.

Sind denn Entzündungen ein polares Geschehen zum Krebs?

Krebs ist eine degenerative Kältekrankheit. Entzündung, Wärme bringen Heilung; sie stehen in Polarität zum Krebs.

Beim Krebs wird das Gewebe also unterkühlt, es entsteht Kälte, das heißt, die konstruktiven Lebensprozesse entfernen sich daraus. Durch einen entzündlichen Vorgang wird die erkaltete Zone wieder besser belebt.

Daher sind Überhitzungsbäder, bei denen der Körper auf vierzig und mehr Grad aufgewärmt wird, etwas vom Heilendsten, besonders wenn im Zustand der größten Erhitzung noch heißer Lindenblütentee getrunken wird.

Empfehlen Sie auch die Sauna?

Auch die Sauna wirkt sehr günstig. Für einen Krebspatienten ist es ein Glück, wenn er eine Überhitzung oder Fieber von vierzig Grad oder sogar mehr aushalten muß . . .

. . . weil dann der Körper den Krebs selbständig zu heilen beginnt?

Die Einschmelzungskräfte des Fiebers sind so groß, daß Krebszellen eine Woche mit vierzig Grad Fiebern kaum überstehen. Läßt man eine Lungenentzündung aufblühen, so ist der Krebs geheilt.

Sollte der Arzt demnach bei Krebserkrankungen nicht für künstliche Entzündungen sorgen?

Es gibt Krankengeschichten, die berichten, daß Krebs nach einem Abszeß geheilt wurde, zum Beispiel bei Frauen mit Unterleibs-, mit Gebärmutterkrebs. In der betreffenden Leibesgegend entstand ein Abszeß, und die starke Entzündung zusammen mit dem entstehenden Fieber heilte die Krebsgeschwulst.

Würden Sie als therapeutische Maßnahme unter Umständen Abszeßzellen in die Nähe eines Krebsherdes einspritzen?

Ja, und zwar in einer ganz bestimmten Form. Das Tuberkel-Bazillum ist ein Entzündungserreger, der dazu neigt, die Organe im Eiter aufzulösen. Wenn ich die Tuberkel-Bazillen in einer Schildkröte – die ein sehr kosmisches Tier ist – züchte, erhalte ich einen Impfstoff, den ich als tierische Mistel bezeichnen möchte, weil er annähernd die Anti-Krebskraft der Mistel entwickelt. Dieses Präparat existiert bereits auf dem Markt; es heißt Anningzochin[36]. Wiederholte Impfungen mit Anningzochin in verschiedener Stärke können meiner Meinung nach das Krebsgeschehen überwinden helfen.

Jede Art von Entzündung, beispielsweise ein Erysipel, eine fiebrige Hautentzündung, kann krebsheilend sein. Auch ein Erysipel läßt sich künstlich erzeugen.

Heilpraktiker führen künstliche Entzündungen mit Schröpfen oder mit Hilfe der Baunscheidt-Methode[37] herbei. Akupunkteure benutzen den Moxa-Stift. Er besteht aus einem

Kraut, das man verrauchen, glimmen, verglühen läßt, und mit der Glut des Krautes wird ein Gebiet der Haut lokal erwärmt. Dieses Moxa-Kraut wird von den Chinesen in eine Art Zigarrenform verarbeitet. Moxa ist Artemisia vulgaris, Gemeiner Beifuß, eine Wermutart.

Zur Erzeugung von Wärme im Körper pflege ich auch den Patienten Bienengift, Ameisensäure, Schlangengift einzuspritzen. Das sind alles Sekrete von geistdurchdrungenen Tieren, die – wie beispielsweise die Schlange – den Geist auf die Erde heruntertragen und darum sehr nahe am Boden kriechen.

Durch diese Gifte wird die Therapie wesentlich intensiviert, und sie sorgen für Fieber, weil Gift Fieber erzeugt.

Wie lange dauert eine Krebstherapie? Läßt sich darüber etwas Allgemeingültiges sagen?

Durch eine intensive kombinierte Therapie kann innerhalb zweier Wochen bereits eine Rückbildung erzielt werden. Die Behandlung muß jedoch über ein halbes Jahr – mit etwas gelockerter Intensität – fortgesetzt werden. Auch später, wenn die Krebsgeschwulst nicht mehr sichtbar ist, empfiehlt es sich, über Jahre hinweg zu allen vier Jahreszeiten eine Behandlung mit Iskador durchzuführen.

Wobei wohl auch gesagt werden muß, daß es Fälle gibt, in denen nur eine graduelle Rückbildung erreicht wird, weil der Grund für die Krankheit schon in früheren Leben gelegt wurde?

Auch dieser Krebs kann eigentlich ganz geheilt werden, aber in der zur Verfügung stehenden Zeit kann die Heilung vielleicht nur bis zur Schmerzfreiheit, bis zur Verhinderung des Organzerfalls, bis zur Hemmung rascher Ausbreitung von Metastasen geführt werden. Solche graduellen Heilungen können immer bewirkt werden.

Empfehlen Sie auch nach Operationen Iskador-Einspritzungen zur Verhinderung von Metastasen?

Zur Stärkung der Formkräfte, der Gestaltungskräfte, damit sich im Gebiet der Operation nicht normale Zellen wieder in Krebszellen umwandeln. Gerade das Gegenteil dieser Entartung muß geschehen: Krebsförmige Zellen sollen sich unter der Iskador-Behandlung wieder in normale Zellen verwandeln.

Das ist der Unterschied zur Chemotherapie. Die Chemotherapie will die Krebszellen töten, durch die Mistel werden sie in gesunde Zellen zurückverwandelt.

Beim vorinkarnatorischen Krebs, um ihn nochmals zu erwähnen, ist es in allen Fällen angezeigt, Epiphysis zu spritzen, das Hormon der Epiphyse, der Zirbeldrüse.

Wo befindet sich dieses Organ?

Es liegt im Gehirn, im Bereich des Hinterkopfes, etwas unter der Stelle des Haarwirbels.

Zum vorinkarnatorischen Krebs gehört sehr oft die Leukämie, aber auch jeder andere Krebs im Jugendalter ist mit großer Wahrscheinlichkeit auf vorinkarnatorische Wurzeln zurückzuführen.

Wie steht es denn mit der therapeutischen Bedeutung anderer Hormone?

Hormone sind Botenstoffe, Hormon heißt Botenstoff. Das Hormon der Epiphyse vermittelt dem gegenwärtigen Körper die Botschaft früherer Leben. Es ist das Hormon zur Behandlung von vorinkarnatorischem Krebs.

Bei allen übrigen Krebserkrankungen können ebenfalls Hormone eingesetzt werden, weil sie seelisch-geistige Botschaften in die ihnen entsprechenden Regionen des Körpers tragen.

Bei Krebs in der Gegend des Gesichtes und des Vorderhirns kann Hypophysis verabreicht werden. Mit dem Schilddrüsenhormon können Erkrankungen im Bereich des Halses und der darunter liegenden Regionen behandelt werden; es bewirkt auch eine verstärkte Atmung und Erwärmung des Körpers, der Stoffumsatz wird größer. Durch Einspritzungen des Hormons der Thymusdrüse wird eine Immunstimulation erzielt. Mit ihrem eigenen Hormon wird die Funktion der Bauchspeicheldrüse angeregt, die mit der Milz zusammen - deren Substanz als Organpräparat ebenfalls zu injizieren ist – wichtige Aufgaben bei der Abwehr von Allergien übernimmt.

Um die Reihe fertigzumachen: Geschwülste im Unterleib, Krebse des Mannes und der Frau in dieser Region, können mit den entsprechenden Hormonen des Gegengeschlechts behandelt werden, Nierengeschwülste mit potenziertem Nebennierengewebe.

Wer die Wahl hat, hat die Qual. Sie haben von Iskador gesprochen, von anderen Pflanzenpräparaten, von der Stimulierung der körpereigenen Abwehrkräfte, von der Vermeidung organfremder Einflüsse, von der Schildkröten-Tuberkulose als Impfstoff, von Hormonen. Was tut der Arzt angesichts der großen Fülle dieser therapeutischen Mittel?

Die Möglichkeiten für die Durchführung einer Therapie sind individuell sehr verschieden. Als Regel gilt aber, daß der Arzt als erstes die Misteltherapie vorschlägt und zweitens die Unterstützung aller fiebererzeugenden Reaktionen und Prozesse. Dabei hilft die die Abwehrkräfte stimulierende Pflanze Echinacea, die bei jeder Krebstherapie mit der Spritze oder als Tropfen verabreicht werden sollte.

Das reicht im Normalfalle schon aus. Soll die Therapie jedoch intensiviert werden, müssen zusätzlich tierische Präparate eingesetzt werden, vor allem die Sekrete von Gifttieren.

Sie sind zwei- bis dreimal in der Woche zu spritzen. Es müssen, und zwar täglich, auch spezifische Pflanzen eingesetzt werden, beim Melanom, einem Hautgeschwür, zum Beispiel die Trüffel, die schwarze Trüffel.

Zusätzlich können mit homöopathischen Hormonspritzen immer die Hormondrüsen angeregt werden. Eine bewußtere Lebensführung und eine gesundere Ernährung, durch die die Zellatmung verbessert wird, gehören dazu, vor allem auch Einspritzungen von Milchsäure. Die Krebszelle gärt statt zu atmen. Die Gärung endet in der Milchsäure. Durch eine besondere Diät und eben durch die Verabreichung potenzierter Milchsäure wird die Atmung der Zelle verbessert.

Wichtig bei der Behandlung sind auch alle als Katalysatoren wirkenden Metalle, weil katalytische Metalle eben die höheren Wesensglieder heranziehen und im Stoffwechsel zur Wirksamkeit stimulieren können.

Was sind das für Metalle?

Das ist Platin, ist Kobalt, Kupfer, Molybdän, Caesium, sind einige Schwermetalle und seltene Spurenelemente. Sie werden als Homöopathika zur Unterstützung der normalen Krebstherapie gespritzt.

Im weiteren sind auch einige lichttragende Mineralien wie Phosphor und Cerit zu erwähnen. Sie werden zum Teil auch in der Chemotherapie, allerdings ihrer Natur etwas entfremdet, verabreicht. Licht trägt ja die Seeleneigenschaften in den physischen Leib hinein.

Während Krebs eine Verdunkelung bedeutet, ein Sich-Abwenden des Physischen von den Lichtkräften des Kosmos?

Ja, alle lichtenthaltenden Elemente sind heilend.

Ich möchte mit einer mehr generellen und psychologischen Frage abschließen. Patienten klagen oft darüber, daß sie der Arzt über die Art ihrer Krankheit und die Medikamente, die er einsetzt, im unklaren läßt. Erfordert die von Ihnen dargestellte Behandlungsweise, weil sie so stark an das Bewußtsein und die Mithilfe des Patienten appelliert, nicht gerade auch in dieser Hinsicht eine Änderung des Verhältnisses zwischen Arzt und Patient?

In der Naturheilpraxis ist das gar kein Problem, weil die Naturvorgänge durchsichtig sind und die Menschen nicht davor zurückschrecken. An Hand der Erklärung der Phänomene können sie sich selber davon überzeugen, daß sie den vorgeschlagenen Heilungsweg gehen möchten. Auf keinen Fall verabreiche ich ein Mittel, mit dem der Patient nicht einverstanden ist.

Muß der Patient nicht auch bei jeder Art von Krankheit wissen, mit welcher Art von Leiden er es bei sich zu tun hat und wie das Krankheitsbild aussieht?

Ich empfinde es als überheblich, wenn der Arzt beurteilt, ob ein Patient die Wahrheit erträgt oder nicht. Ich sehe aber auch, wie wichtig es ist, daß sich der kranke Mensch selber mit der Realität konfrontieren kann, damit er die Möglichkeit hat, sein Leben zu ändern und in besserer Weise weiterzugestalten. Zwischen Arzt und Patient sollte jederzeit ein offenes und vor allem auch liebevolles Gespräch geführt werden, denn der Patient selber muß die Krankheit weitertragen oder überwinden.

Der Mensch hat zwölf Sinne

Das Krebsgeschehen mag einen einerseits erschrecken, andererseits muß man sich doch bewußt sein, daß der physiologische Prozeß, der die Krebsgeschwülste verursacht, eigentlich ein normaler Prozeß ist, der, wenn er am richtigen Ort stattfindet, zu den Sinnesorganen führt. In den Krebswucherungen aber erfährt der Mensch am falschen Ort eine Art Bildung von Sinneskeimen.

Worin unterscheidet sich denn das wilde Sinnesorgan vom berechtigten, gesunden?

Die Entstehung eines Sinnesorgans beruht darauf, daß im betreffenden Körpergebiet, zum Beispiel im Auge, das Seelische und Geistige sich vom Körperlichen befreien. Das Auge muß geklärt und durchlässig werden für Seelisches und Geistiges, damit der Mensch mit der Außenwelt und der höheren Welt in Kontakt treten kann.

Ich und Seele haben demnach im Sinnesorgan nichts zu suchen, das Organ wird gegenüber den höheren Wesensgliedern verselbständigt?

Ja, und wenn dieser Prozeß nun an einem Ort stattfindet, wo sich das Lebendige nicht zurückgezogen hat wie in den Sinnesorganen, dann können Seele und Geist, die es sonst durchdringen, das Lebendige nicht ergreifen, so daß es selbst zu wuchern anfängt.

Sie sagen damit, daß sich im gesunden Sinnesorgan nicht nur das Ich und die Seele, sondern auch das Vegetative, der Ätherleib, zurückgezogen haben, so daß fast nur ein physisches Organ zurückbleibt, während beim Krebs das Vegetative im Gewebe zurückbleibt und eben seine eigenen Wege geht und zur Krankheit führt?

Genau so verhält es sich. Derart betrachtet, können wir den Krebs auch als einen Versuch der Natur ansehen, einen vom Geistigen abgeschnittenen Menschen durch neu geschaffene Sinnesorgane wieder mit den höheren Welten in Verbindung treten zu lassen.

Sehr interessant ist die Feststellung, daß Leute mit Krebsneigung hellhörig werden, während bei Menschen, die im Hören schwach werden, oft zu beobachten ist, daß sie weniger krebsanfällig sind.

Krebs macht in gewisser Weise also auch feinfühliger.

Im Gespräch mit Krebskranken läßt sich auch beobachten, wie solche Menschen den Zugang zu höheren Welten finden, der ihnen vielleicht über Jahre verschlossen war; man kann erkennen, wie sich bei ihnen aus inneren Gründen die Tore öffnen. Mit krebskranken Leuten kann man sehr gut über geistige Dinge sprechen.

Heilung beruht ja im weitesten Sinne darauf, daß wir mit den höheren Welten in Verbindung treten. Für den Arzt ist es darum wichtig, daß er die Sinnesorgane genau kennt, weil sie Pforten des Geistes und der Seele sind, durch die der Mensch mit den objektiven, den realen Welten in Verbindung treten kann.

Sie meinen, daß die Krebskrankheit auch als Aufforderung zu verstehen sei, die normalen Sinnesorgane ernstzunehmen und zu entwickeln, damit durch sie Kontakte mit den übersinnlichen Welten – die im Krebs krankhaft anvisiert werden – in gesunder Weise entstehen können?

Das wäre jedenfalls eine Möglichkeit, diesen Krankheiten vorzubeugen.

Wie ich Sie bis jetzt verstanden habe, sind Sinnesorgane allerdings Tore, durch die nicht die geistige, sondern die äußere, gegenständliche Welt in uns eindringt.

Beides dringt in uns ein. Es gibt Sinnesorgane wie das Auge und das Ohr, durch die sich die äußere Welt recht äußerlich kundtut.

Wenn wir jedoch einen Körper ertasten, gibt er sich zwar auch mit den Eigenschaften eines äußeren Gegenstandes zu erkennen; bei größerer Aufmerksamkeit spürt man jedoch, daß man sich an Hand dieses Objekts auch selber wahrnimmt, die Wahrnehmung ist eine innere.

Läßt sich dieser Unterschied der Sinneseindrücke noch präzisieren?

Es gibt Sinne, durch die wir von der äußeren Welt Kunde haben.

Sehen, Hören, Riechen, Schmecken und Tasten sind die landläufigen fünf Sinne. In neuerer Zeit sieht sich die Physiologie jedoch auf Grund von anatomischen Versuchen genötigt, ihnen neue hinzuzufügen. Der Gleichgewichtssinn ist hinzugekommen, auch ein Sinn, der die Bewegung in den Gelenken feststellt. Hier registrieren Sinnesorgane die Bewegungen; Nervenfasern führen sie sensitiv ins Gehirn und bringen sie uns zum Bewußtsein.

Gehört nicht auch das Empfinden für die körperliche Bewegung dazu? Wenn ich einmal Radfahren gelernt habe, kann ich das für immer. Mir scheint, daß ich auch dafür ein Organ bilden muß.

Ja, dieser Bewegungssinn muß entwickelt werden. Ein Kind, das in den ersten Jahren heranwächst, kann eine solche Bewegung noch nicht ausführen.

Wenn ich dann später zum Beispiel das Klavierspiel lernen möchte, muß ich mein Sinnesorgan, das die Beweglichkeit der Finger feststellt, weiterentwickeln.

Auch Gleichgewichtssinn und Bewegungssinn vermitteln Wahrnehmungen von innen. Das heißt, in ihnen empfinde ich mich selber und über meine inneren Vorgänge indirekt meinen Bezug zur äußeren Welt.

Es gibt also Sinne, die ihre Meldungen direkt von außen einstrahlen, und solche, deren Wahrnehmungen über meinen Stoffwechsel, meine inneren Tätigkeiten in die Seele hinaufstrahlen und mich in Beziehung mit der Umwelt und dem Kosmos bringen.

Wieviele Sinne braucht ein Arzt Ihrer Richtung, um die Wahrnehmungswelt des Menschen ganz zu beschreiben?

Wenn wir uns fragen, was der Mensch braucht, um diese physische Welt vollständig wahrzunehmen und in ihr ganz leben zu können, sind wir genötigt, zwölf Sinne anzunehmen.

Das erinnert mich an die Sinneslehre von Rudolf Steiner, der als erster die Meinung vertreten hat, der Mensch verfüge über zwölf Sinne. Er nennt sie: Geschmackssinn, Sehsinn, Wärmesinn, Hörsinn, Wortesinn, Gedankensinn, Ichsinn, Lebenssinn, Bewegungssinn, Gleichgewichtssinn, Tastsinn und Geruchssinn. Er unterscheidet zwischen sieben Tag- und fünf Nachtsinnen.[37]

Auch ich bin durch die Anthroposophie zu diesen zwölf Sinnen gekommen. Wichtig scheint mir aber, daß jedermann durch die Erfahrung die Richtigkeit dieser Sinneslehre bestätigen kann: Wenn wir den Menschen verstehen wollen, müssen wir zwölf Sinnesorgane wahrnehmen.

Meine praktische Tätigkeit als Arzt kann ich mir kaum mehr vorstellen, ohne daß ich ständig diese zwölf Möglichkeiten des

Eintrittes in den Menschen und des Austrittes aus ihm im Bewußtsein halte. Die zwölf Sinnesorgane sind mein Werkzeug, mit dem ich einen Menschen erfassen kann.

Können Sie aus medizinischer Sicht, mit einem ärztlichen Menschenbild, die von Steiner gebrauchten Bezeichnungen und die Unterscheidung in Tag- und Nachtsinne akzeptieren, oder ist es für den Arzt notwendig, sie zu modifizieren und zu ergänzen?

Steiner hat ja seine Sinneslehre erst allmählich entwickelt. Vieles ist noch offengeblieben und der Forschung bietet sich hier ein weites Feld.

Wenn der Mensch in seinem Körper eingesperrt bleibt, also wenn er die Fähigkeit noch nicht entwickelt hat, durch die zwölf Sinnesorgane hinauszutreten, dann stellt sich eben, was durch die Sinnestore hereinkommt, als Ton, als Farbe, als Geschmack, als Geruch oder als Tasteindruck dar. Das sind die Bezeichnungen vom Menschen her, der seine Sinnesorgane nicht verlassen kann oder sie nur unbewußt verläßt, wie das im Schlafe geschieht.

Als Mensch, der heilen will, möchte ich meine Sinnespforten jedoch öffnen, um selber hinauszutreten, um mein Gegenüber, meinen Patienten, wahrzunehmen.

Unter diesem Blickwinkel möchte ich, wie das Rudolf Steiner auf seine Weise oft auch tut, lieber die Funktion der Sinnesorgane zeigen, als sie fix benennen, denn ihre bloßen Namen sind nur ins Physische projizierte, erstarrte Bezeichnungen dessen, was als Wesenhaftes durch die einzelnen Pforten eindringt.

Wollen wir also an Hand seines Schemas unseren Weg durch die Sinne suchen und sie auf Grund ihrer ärztlichen Erfahrungen beschreiben und charakterisieren?

In der von Ihnen vorher eingeschlagenen Reihenfolge möchte ich als erstes einen Sinn nennen, der dem Menschen Imaginationen zeigt, die als solche noch etwas ins Physische gezogen erscheinen: den Geschmackssinn.

Es gibt aber auch einen Sinn, in dem sich die Imaginationen rein darstellen: den Sehsinn. Wenn dessen Imaginationen ins Bild ersterben, dann empfängt der Mensch das gewöhnliche Bild der Sinneswelt.

Weiter besteht die Möglichkeit, Imaginationen wahrzunehmen, in denen Seelisches lebt: diese Fähigkeit vermittelt der Wärmesinn. Im Seelischen kann die Seele eben frösteln oder sich erwärmen; die physische Manifestation davon ist die gewöhnliche Wärmeempfindung.

Daneben gibt es einen inspiratorischen Sinn, einen Sinn, der dem Menschen innerliches, inspiratives Hören zukommen läßt; mit der Schulung dieses Hörsinnes kann das äußere Hören in ein wesenhaftes Hören erweitert werden.

Und wenn wir das umkehren, können wir sagen, daß das physische Hören die Kundgebung eines inneren, höheren Hörens ist . . .

. . . des inspirativen Hörens.

Inspirationen können aber auch so vernommen werden, daß sie sich verbinden mit einem inneren Erleben. Das ist die Funktion des Wortsinns.

Im Wort nehmen wir die Welt inspirativ wahr, und zwar so, daß sie durch unser eigenes Seelisches gefärbt wird.

In den Dialekten ist die Empfindung dafür äußerst stark ausgebildet, gerade in den Schweizer Dialekten der Berge. Hört man «e Schifere» für eine Steinplatte, dann empfindet man im Wort bereits eine Struktur des Steines, man lebt mit, man sieht, man empfindet, man hört in diesem Fall – man hört –, wie diese

Schieferplatte den Berg hinunterrutscht. Mit dem Wort ist eine innerlich-seelisches Erlebnis verbunden.

Der Sinn, mit dem ich im Physischen Intuitionen in reiner Form erleben kann, ist der Gedankensinn. Und wenn ich Intuitionen in Verbindung mit Wesen erleben kann, dann heißt das, daß ich ein anderes Ich vom eigenen Ich unterscheiden kann. Ich erfahre, daß es andere Menschen als mich gibt. Daß ich das andere Ich nicht mit dem eigenen vermische, sondern es als Eigenwesenheit erkenne und anerkenne, dazu verhilft mir der Ichsinn.

Sie beschreiben damit einen seelischen und geistigen Hintergrund von sieben Sinnen, die dann in Tätigkeit sind, wenn der Mensch im aktiven Leben steht, wach ist, in der Helligkeit des Tages arbeitet, nach außen gewendet ist.

Ja, damit sind die Tagsinne dargestellt, jene Sinne, zu deren Wahrnehmungen ich ein Bewußtsein erlangen kann.

Im Gegensatz zu ihnen stehen die mehr im Unbewußten tätigen Sinne, die Nachtsinne. Die Wahrnehmungen verlaufen so gut wie ganz im Unbewußten, aus dem nur wie Blasen einige Kundgebungen ins Bewußtsein, ins Seelische aufsteigen. Diese Sinne sind daher viel schwieriger zu erforschen.

Wie beschreibt der Arzt diese Nachtsinne?

Wenn wir in der gleichen Richtung der Anordnung bei Rudolf Steiner weiterfahren, gehören der Lebenssinn, der Bewegungssinn, der Gleichgewichtssinn, der Tastsinn und der Geruchssinn dazu.

Den Lebenssinn möchte ich Wahrheitssinn oder auch Krankheits- und Gesundheitssinn taufen. Mit ihm empfinde ich, ob etwas wahr ist oder nicht. Wenn mich nämlich etwas krank macht, dann ist es nicht wahr.

Ist Krankheit Unwahrheit?

Krankheit ist Unwahrheit. Wenn ich Wohlgefühl als Grundempfindung im Körper wahrnehme, und das tue ich durch den Lebenssinn, dann hat das etwas mit Wahrheit zu tun. Der jenseitige Hintergrund läßt mich den Lebenssinn auch als Wahrheitssinn empfinden.

Es gibt auch die Fähigkeit, die innere Freiheit zu ermessen. Diesem Sinn für die innere Freiheit, diesem Freiheitssinn, entspricht, ins Physische projiziert, der Bewegungssinn. In der Bewegung erlebe ich meine physische Freiheit.

Als Bergsteiger, als Kletterer, kann ich hier anfügen, daß als eines der größten Freiheitserlebnisse das Klettern an einer freistehenden Felswand oder Kante empfunden wird; unerhörte Freiheitserlebnisse strahlen dabei in die Seele hinauf.

Um eine Erscheinung der Gegenwart hier zu erwähnen: Kann man die explosive Entwicklung des Sportes in unseren Tagen als Zeichen für ein Bedürfnis nach Befreiung, nach Freiheit betrachten, allerdings eine Befreiung im Physischen? Darf man das so ansehen, daß der im Sport sich auslebende Bewegungssinn kollektiv auf einen großen Freiheitswunsch der Menschheit hinweist?

Sport ist sicher eine Stufe in der Entwicklung des Freiheitssinnes. Sie muß durchschritten werden, dann wandelt sich die Freiheit der Bewegung zur inneren Freiheit.

Die äußere Freiheit, die in der Jugend erlebt und erarbeitet wird, die in dieser Zeit in den Menschen hineingemeißelt, inkorporiert werden muß, stellt sich später als Gedankenfreiheit dar.

Die ganze Sportbewegung kommt aber weder kollektiv noch in der Regel beim einzelnen Sportler individuell über die körperliche

Leistung hinaus. Der Sport als große, viele Menschen begeisternde Erscheinung ist lediglich als Symptom eines Bedürfnisses nach Freiheit zu begreifen; er bleibt auf halbem Wege stehen.

Sport orientiert sich am Physischen Leibe, der sich in Raum und Zeit bewegt, und führt vom Seelisch-Geistigen weg. Daraus resultiert Materialismus, Krankheit und seelische Unterentwicklung.

Im Tanz und in der Eurythmie dagegen werden die Bewegungen des kreisenden und zirkulierenden Flüssigkeitsorganismus des Ätherleibes nachgebildet. Der Physische Leib wird an die höheren Wesensglieder angeschlossen, und das bewirkt eine Gesundung des Menschen. In den Schulen wird jedoch aus militärischen Gründen weltweit die rein sportliche Ertüchtigung gefördert, die den Menschen vom Geiste ablenkt.

Im Reichtum unserer Argumentation zeigt sich die besondere Aktualität dieses Sinns in unserer nach hektischer Aktivität strebenden Zeit!

Im weiteren gibt es auch einen Sinn, mit dem ich mich als Geist empfinde, mit dem ich das Gefühl wahrnehmen kann, daß ich mich mit Geist und Seele in meinem Körper frei bewegen kann. Er läßt mich auch feststellen, ob ich innerlich ruhig oder gereizt bin. Im Physischen ist dieser Sinn der Gleichgewichtssinn. Er vermittelt mir auch die Zeitunabhängigkeit; dank ihm kann ich mich morgen als derselbe Mensch erleben, der ich heute bin.

Hinter dem körperllichen Empfinden für waagrecht und senkrecht verbirgt sich demnach im Geiste das Verlangen nach Orientierung und Ausgleich in jeder Hinsicht.

Ja, und wenn ich weiterschreite und mich selber im Tasten empfinde, schiebe ich eigentlich durch eine Berührung meinen eigenen Körper in mich hinein. Ich spüre meine eigene Materie als göttlich geschaffene Substanz, und dadurch empfinde ich Gott in mir selber.

Dieses Empfinden des Gotterfülltseins im Physischen kann der Tastsinn vermitteln. Der gute Masseur teilt ja dem Patienten das Gefühl mit, daß er selber Gottgeschöpf ist, daß die Substanz, aus der er besteht, nichts anderes als Gottessubstanz ist.

Schließlich komme ich zu einem wieder anders gearteten Sinneseindruck. Besondere Empfindungen, schöpferische Gedanken oder Erinnerungen stellen sich ein, wenn ich etwas rieche. Ich werde an die Kindheit erinnert, in der ich mich in Entwicklung befinde.

Bei Kindern ist ja der Geruchssinn, übrigens auch der Geschmackssinn, ausgeprägter als beim Erwachsenen.

Dieser Geruchssinn metamorphosiert sich auch, so daß ein Duft wie der des Weines nach der Pubertät als angenehm empfunden wird, während er in früheren Jahren eher abstoßend wirkte. Das heißt, daß ich im Riechen eigentlich nicht das Äußere, sondern mich selber empfinde. Der Geruch ist nur ein nach außen projiziertes inneres Erlebnis.

Wenn jemand eine instinktive Empfindung für das Wesen eines anderen Menschen hat, wenn er, beispielsweise bei Geschäften, Entwicklungen gut vorausahnen kann, sagt man auch, er habe eine «gute Nase».

In dieser Wendung kommt ein schöpferischer Prozeß, der durch die Nase aufgespürt wird, genau zum Ausdruck. Damit ist die innerlich erlebte Empfindung gemeint, daß ich nicht nur Gottes Substanz bin, sondern daß hinter ihr auch ein schöpferischer Prozeß steckt.

Interessant ist in diesem Zusammenhang auch, daß ich durch die Nase die Geburtswehen auslösen kann. Wenn es Zeit ist, daß eine schwangere Frau gebären sollte, kann der Arzt durch Hormongaben via Nase den schöpferischen Prozeß der Geburt in Bewegung setzen.

Unterschiedlich beim Riechen ist auch das Verhalten von Mensch und Tier. Wenn der Hund riecht, wedelt er automatisch mit dem Schwanz. Der Mensch wedelt nicht; was der Hund beim Wahrnehmen von Gerüchen nach außen auslebt, hat der Mensch verinnerlicht und dadurch erreicht, daß ihm im Innern Schöpfungsgedanken aufsteigen.

Dieses innerliche Erleben von göttlichen Schöpfungsgedanken durch den verfeinerten Geruchssinn hat der Mystiker voll ausgebildet.

Ist der Mystiker ein Riecher nach innen?

Rudolf Steiner sagt, daß beim Lesen eines Mystikers innerlich ein Rautengeruch entstehen kann, der sich sogar außen bemerkbar machen möchte, der Geruch der Ruta graveolens, der schlechtriechenden Weinraute.

Durch subtile Beobachtung kann man selber zur Empfindung kommen, daß Gerüche in einem aufsteigen. Der Ausdruck «Es stinkt mir» ist ein Beleg für solches eigenes mystisches Erleben. Es gibt aber auch Mystiker, die wohlgefällige Gerüche verbreiten.

Eben, mystisches Leben muß nicht unbedingt zu widerlichen Gerüchen führen; große Mystiker, wie man sich das zum Beispiel von dem indischen Mystiker Sai Baba[38] *erzählt, verströmen doch eher Wohlgeruch.*

Sicherlich. Der Geruchssinn steht an der Grenze zwischen Nacht- und Tagessinnen. Oberhalb dieser Grenze, aber sozusagen noch in der Dämmerung schließt sich der Geschmackssinn an. Auch in ihm durchdringen sich Innen- und Außenwelt. Er liegt an der Stelle, wo ich mich selber empfinde, und wo umgekehrt ein Stoff der Außenwelt, ein Salz beispielsweise, sich nach innen kundtut. Auch in der Nähe dieses Sinnes wird die Sprache doppeldeutig. Man sagt, jemand habe einen guten Geschmack und meint damit, daß das Äußere mit inneren erfreulichen Empfindungen des Kostens und Prüfens übereinstimmt.

Fünf, vielleicht auch sechs oder sieben Sinne sind dem Menschen bekannt, und dieser vertraut auf ihre Funktionen, weil er die Organe von der Natur geschenkt bekommen hat. Wie wir aber sehen, reichen sie dem Arzt für seine Arbeit nicht aus. Er muß zwölf Sinnesorgane annehmen, um den Patienten zu verstehen. Stellt sich damit dem Menschen die Aufgabe, auch jene Sinne zu entwickeln, von denen er selber nicht ohne weiteres spürt und weiß, daß er sie besitzt?

Normalerweise ist das Auge ein Geschenk, das der Mensch mitbekommt, aber es gibt Leute, die blind auf die Welt kommen. Es gibt auch Menschen, die gedankenblind leben. Eigentlich sind alle zwölf Sinnesorgane im gesunden Menschen vorhanden; er muß aber die weniger entwickelten durch Tätigkeit vervollkommnen.

Ich muß das noch genauer aussprechen: In den ersten Entwicklungsjahren entwickeln sich auch die physischen Anlagen aller zwölf Sinne, denn sie werden jedem Körper mitgegeben. Bei den Tagsinnen kann man die physische Entsprechung im Großhirn und die mitbeteiligten Strukturen genau feststellen. Bei den Nachtsinnen ist das schwieriger, und doch können auch für sie die einzelnen Nervenfasern untersucht werden, die ins Kleinhirn, den Spiegelungsapparat für das Bewußtsein, führen.

Übers Kleinhirn kann die Innenwelt erforscht werden, übers Großhirn tut sich die Außenwelt kund. Für alle zwölf Sinne kann ein physisches Korrelat angegeben werden.

Können wir das noch besser verständlich machen? Für den Sehsinn haben wir das Auge, für den Hörsinn das Ohr, für den Geruchssinn die Nase, für die Geschmackssinn den Gaumen, für den Tastsinn die Tastorgane in der Haut...

Für den Gleichgewichtssinn haben wir das Labyrinth im Ohr...

Ja, und für den Wärmesinn?

Da stellt unser ganzer Mensch das Sinnesorgan dar, weil die Wärme den ganzen Körper durchdringen kann.

Das Sinnesorgan für die Wärmeempfindung ist der Mensch als Ganzes, der ganze Körper und besonders das Herz, wobei sich aber in der Haut einige Nerven mit spezieller Reaktion auf die Wärme ausbilden und diese Wärme zum Bewußtsein bringen.

Nerven, die von Tastsinn abgesondert sind?

Es sind vom Tastsinn abgesonderte Nerven.

Wie steht es denn beim Bewegungssinn, beim Lebenssinn?

Beim Bewegungssinn finden wir Nervenfasern, die in den Gelenken und in den Muskeln ihren Ursprung nehmen und im Gehirn enden. Mit ihm wird die Bewegung des Körpers gegenüber der Außenwelt empfunden.

Das dem Auge vergleichbare physische Organ des Bewegungssinns sind also bestimmte Gelenkstellen?

Alle physischen Sinnesorgane beruhen auf Nervenkörperchen, den Pacinikörperchen. Sie wurden von dem Arzt Pacini[39] entdeckt. Die kleinen Körperchen sehen wie Zwiebeln aus. Aus ihrer einen Seite wächst ein Faden, der sich bis ins Hirn fortsetzt. Etwas anders gesagt: Es handelt sich um lauter kleine Zwiebelchen, die im Gehirn zum Blühen kommen.

Ich stelle mir eine Art Zwiebelgewächs vor, das irgendwo an der näheren oder entfernteren Peripherie wurzelt und mit einem langen Stengel dem Hirn entgegenwächst, wo es in Form einer Verbindungsstelle eine Art Blüte treibt.

Das Hirn ist ein Sammelsurium solcher Blüten. Die Pacinikörperchen wurzeln unter der Haut – die wir gewissermaßen als Erde betrachten können. Je nach Sinn metamorphosieren sie sich etwas. Sie sehen beim Geschmackssinn in der Zungenregion etwas anders aus als beim Tastsinn, beim Wärmesinn, beim Bewegungssinn.

Sind diese Pacinikörperchen beim Bewegungssinn in den Gelenken zu finden?

In den Muskeln und in den Sehnen, die durch Dehnung und Verkürzung gequetscht werden, wodurch eben eine Empfindung hervorgerufen wird.

Wo habe ich diese Körperchen beim Lebenssinn zu suchen?

Da wird es schwierig. Wenn wir jedoch die Sprache zu Hilfe nehmen, gibt sie uns einen Hinweis. Es gibt ein Organ, das Thymus heißt. «Thymos» ist griechisch und heißt «Lebenskraft».

Sie denken an die Thymusdrüse im Bereich des Brustbeins?

Sie liegt unterhalb des Brustbeins, im Bereich des Herzens. Diese Thymusdrüse ist in letzter Zeit sehr wichtig geworden. Viele Zellen des Immungeschehens sind in ihrer Region zu Hause. Wenn nun ein Fremdkörper in der Haut oder ein fremdes Virus im Körper meine Identität bedroht, wenn mein eigenes durch ein fremdes Ich verletzt wird, treten die Zellen dieser Drüse in Aktion.

Die Thymusdrüse ist dem Lymphsystem angeschlossen, so daß das Sinnesorgan für die Wahrnehmung des Lebens im ganzen Lymphorganismus zu sehen ist.

Noch bleiben Ichsinn, Gedankensinn und Wortesinn im physischen Leib zu lokalisieren.

Der Ichsinn, die Fähigkeit also, andere Menschen als Ich wahrzunehmen, sitzt im Vorderhirn; dort kann seine Funktion erkannt werden.

Gedankensinn und Wortesinn beschäftigen, was die Endigungen der Pacinikörperchen angeht, die Hirnzentren. Werden diese durch eine Hirnoperation oder einen Unfall geschädigt, verliere ich die Fähigkeit, Gedanken zu empfangen oder ein Wort in seinem Sinn zu erkennen.

Beim Gedankensinn spielt die Schilddrüse eine wichtige Rolle. Gedanken werden durch die Schilddrüse empfangen und ins Gehirn geleitet. Bei Schilddrüsenstörungen wird das ganz deutlich. Ein Kretin ist schwachsinnig, er kann nicht denken. Schon bei leichteren Unterfunktionen der Schilddrüse stellen sich Denkstörungen ein; das ist eine alltägliche Erfahrung in der ärztlichen Praxis.

Läßt sich umgekehrt auch sagen, daß ein Mensch bei einer Überfunktion der Schilddrüse von Gedanken überfallen wird?

Dann wird er von den Gedanken verfolgt.

Wo liegen aber, wenn ich sie so nennen darf, die Empfangsorgane des Ichsinns und des Wortesinns?

Über die genauen körperlichen Grundlagen des Ichsinns und des Wortesinns weiß ich noch zu wenig Bescheid. Da sind weitere Forschungen nötig.

Solche Untersuchungen werden mit Sicherheit ergeben, daß auch für diese Sinne im physischen Körper liegende Aufnahmeorgane vorhanden sind.

Um weiterzufragen, komme ich auf den Anfang zurück: Sinnesorgane sind völlig selbstlos gewordene Körperpartien, durch die die Außen- und Innenwelt in den Menschen einfällt.

Wie haben wir uns dieses Zurückziehen der höheren Wesensglieder, die Entstehung der Sinnesorgane vorzustellen?

Damit ein Sinnesorgan funktionstüchtig ist, müssen sich Ich und Seele frei hindurchbewegen können. An der Ausformung des Organs bei der Entstehung sind aber Ich und Seele sehr stark beteiligt.

Durch die dafür in Frage kommende Kraft meißelt sich die geistige und seelische Welt bei jedem der zwölf Organe in den Menschen hinein. Intuitionen, Inspirationen, Imaginationen, Kräfte der realen geistigen Außenwelt, arbeiten sich in den Menschen hinein und formen so eben den Ichsinn, den Gedankensinn, den Wortesinn.

Auch das Licht meißelt sich in den Körper hinein und bildet das Auge. In der Embryologie ist das gut feststellbar; das Auge entsteht von außen in den Menschen hinein. Ganz ähnlich verhält es sich beim Ohr. Der Ton dringt von außen in das Kopfskelett ein, meißelt sich ins Felsenbein ein; der Schnekkengang ist eigentlich selber Ton. Ist das Ohr so geformt, zieht sich der Ton wieder zurück, und das Organ wird für den Klang durchlässig.

Sind es nicht eine Art Höhlen, die die Außenwelt – auch den inneren Kosmos – in den Menschen hineingräbt?

Es sind Golfe, die in den Menschen hineinragen.

So läßt sich denn Goethes wunderschöne Formulierung, daß das Auge «am Lichte fürs Licht»[40] gebildet ist, mutatis mutandis auch auf die anderen Sinnesorgane übertragen.

Ja, und mit solchem Wissen läßt sich die Betrachtungsweise auch umkehren. Wir sind gewöhnt, das Auge für ein Instrument zu halten, mit dem wir in die Welt hinaussehen. Die Sinnesorgane sind jedoch auch Eingangspforten, durch die die objektive, reale, wesenhafte Welt in die physisch abgeschlossene Welt unseres menschlichen Daseins zwischen Geburt und Tod eintritt.

Durch diese Pforten fällt die Außenwelt, auch der innere Kosmos in den Menschen ein.

Wie aber läßt sich nun verstehen, daß aus Eindrücken, die sich an der Wurzel der Pacinikörperchen in Nervensignale verwandeln, in der Seele ein gültiges Bild der Welt entsteht? Wie wandeln sich äußere Eindrücke in innere Wahrnehmungen um; wie wird die Außenwelt zur Innenwelt?

Das vollzieht sich in einem Atmungsprozeß. Das Bewußtwerden der Sinnesempfindungen – die ja anfänglich im Unbewußten verlaufen – wird durch einen verfeinerten Atmungsprozeß bewirkt, den ich ausführlicher erklären muß.

Das Gehirn schwimmt mit einem Gewicht von ungefähr 20 bis 25 Gramm im Kopf, es ist eigentlich schwerelos.

Ist das ein Restgewicht, das nach Abrechnung des Auftriebs im Gehirnwasser noch übrigbleibt?

Es ist ein Restgewicht, denn das Gehirn wiegt zwischen 1200 und 1500 Gramm; aber es schwimmt eben und drückt nur mit 20 Gramm oder etwas mehr auf die Hirnbasis. Diese 20 Gramm sind der Anteil des Bewußtseins an unserem Seelenleben. Sie sind der irdischen Schwerkraft ausgeliefert, und das Bewußtsein ist nur aus der Schwere zu verstehen.

Bei einem Gehirngewicht von 1500 Gramm dienen etwa 1480 Gramm unbewußten Vorgängen, die sich in der Seele abspielen, und nur mit etwa 20 Gramm Gehirnsubstanz sind wir an Vorstellungen und Gedanken beteiligt, die ins Bewußtsein aufsteigen.

Durch die Atmung wird das Gehirn immer ein wenig gehoben und gesenkt, gehoben und gesenkt. Dieser Vorgang ist sehr subtil. Wenn Sie niesen und husten müssen, kann das eine Druckwelle auslösen, diese wirkt sich auf die Wirbelsäule aus, und Sie haben in einem Augenblick den schönsten Hexenschuß. Der Auftrieb im Hirn ist in allerfeinster Weise korrelativ mit dem Atmungsvorgang.

Wenn ich etwas ansehe, das mich erschreckt, bleibt mir der Atem weg, er stockt. Diese Unterbrechung ist sehr wichtig, weil durch sie auch die Wahrnehmung beeinflußt wird. Die Sinnesempfindung ist eine verfeinerte Atmung.

Haben die Atemübungen im Joga, der ja bei uns einen enormen Aufschwung nimmt, damit zu tun, daß man auf diesen normalerweise doch ganz unbewußten Zusammenhang von Atmung und Sinneswahrnehmung Einfluß nehmen will?

Hier liegt der eigentliche Grund dafür. Joga ist vom Körperlichen her die Technik, um hellsichtig und hellhörig zu werden. Es gibt dabei zwei Pole: die Atmung und die Wahrnehmung. Ich atme ein, atme aus und halte den Atem an, schule also die Lungentätigkeit. In der Ruhe des gleichmäßigen und vor allem des angehaltenen Atems kann ich dazu einen Gegenstand ansehen, so lange bis er mir verschwindet. Gleichzeitig steigt dann ein inneres Bild des Gegenstandes in mir auf, ein wesenhaftes Bild. Es zeigt den innersten Kern der Sache, der sich bei gewöhnlicher Atmung nur als Sinnenbild kundtut.

Innere Ruhe, die durch eine Schulung des Gleichgewichtssinnes erarbeitet werden muß, ist ja auch die Voraussetzung für eine uns gemäßere geistige Schulung.

Raten Sie also von Joga ab?

Wer den äußeren technischen Weg beschreiten will, kann es ja damit versuchen. Er wird aber sicher nicht gewappnet sein, dem zu begegnen, was er wahrnimmt.

Wollen Sie damit sagen, daß Joga ein unkontrollierbarer oder schwer kontrollierbarer Weg ist, eine Methode, die zwar zu Geistigem führt, aber Erlebnisse verschafft, die schwer zu durchschauen sind?

Es gibt zwei Schlüssel zur geistigen Welt: die Wahrnehmung und das Denken[41]. Beides, die Begriffsbildung und die Wahrnehmung, müssen zusammengebracht werden. Wenn ich nur die Wahrnehmung trainiere und nicht die Begriffsbildung, das Denken, gleich weit entwickle, werde ich vom Wahrgenommenen überwältigt. Daß ich nicht hellsichtig bin, ist auch ein Schutz.

Wenn die Leute wahrnehmen könnten, was im Geistigen vorgeht, könnten sie, ohne Vorbereitung, ganz fürchterlich erschrecken.

Also Achtung vor Joga?

Der Mensch ist frei. Er kann und soll alles prüfen, was ihm prüfenswert scheint.

Rudolf Steiner bringt die zwölf Sinne in Verbindung mit dem Tierkreis. Das nach gewöhnlicher Auffassung Niedrigste am Menschen hat seine Entsprechung im Höchsten der Sternenwelt, dem zwölfteiligen Fixsternhimmel. Der physische Mikrokosmos ist ein Abbild des Makrokosmos.

Der Physische Leib ist eine Art Spiegelung des Fixsternhimmels im Menschen, und die Sinne sind eben die Tore zu den zwölf Wesenheiten im Himmel. Es gibt exakte Beziehungen. Im Widder lokalisiert Rudolf Steiner den Ichsinn. Er gehört zur Stirnpartie, die in einer Darstellung nach hinten, gegen die Epiphyse zu, etwas durchleuchtet erscheinen sollte. Der Gedankensinn ist dem Stier zugeordnet und im Menschen eben der Kehle, wo die Schilddrüse sitzt. Der Wärmesinn entspricht dem Sternbild des Löwen, dessen mutige Kraft ihre Entsprechung in der Herzpartie finden.

So läßt sich im Physischen für jede Sternregion eine mit dem zugehörigen Sinnesorgan verbundene Region finden. Gegenüber dem Hörsinn, der im Zenit unseres Kreisschemas, im Sternbild des Krebses, die Inspiration wahrnimmt, findet sich im Nadir, im Sternbild des Steinbocks, der Gleichgewichtssinn. Alle Gelenke am menschlichen Körper gehören zum Steinbock.

Es gibt mittelalterliche Darstellungen, in denen die einzelnen Regionen des Menschen bestimmten Tierkreiszeichen zugeteilt sind. Wir erneuern hier altes Wissen.

An den Gleichgewichtssinn schließt sich der Bewegungssinn. Er nimmt seinen Ursprung in den Muskeln, und die Muskeln der langen Röhrenknochen sind ausgesprochen die Region des Wassermanns. Der Lebenssinn fällt in die Region der Fische. Der Wortesinn hat mit dem Sternbild der Zwillinge zu tun, aus dem das Merkurielle besonders wirksam ist.

Das Himmelsgebiet des Sehsinns mit seinen stark imaginativen Kräften ist die Jungfrau, und der Geschmackssinn gehört zur Waage. Der Geruchssinn schließlich ist mit der Region des Skorpions verwandt und der Tastsinn mit dem Schützen.

In alten Darstellungen sind den einzelnen Tierkreiskräften im Körper ganz bestimmte Abschnitte zugeordnet worden. Zu dieser «klassischen» Gleichsetzung kommt aber die funktionale. Gelenke finden sich überall; das heißt, die Kräfte des zugehörigen Steinbocks sind überall im Körper wirksam, der Steinbock ist überall, der Wassermann auch usw.

Nun gibt es schon bei den landläufig bekannten Sinnen Ausfälle, dem Blinden fehlt das Licht, dem Tauben der Klang. Die Kräfte ganzer Himmelsregionen scheinen solchen Behinderten nicht erreichbar zu sein. Wie ist das zu verstehen?

Der Ausfall des Sehsinnes kann bewirken, daß der Blinde die zugehörige übersinnliche Fähigkeit ganz besonders entwikkeln kann. Obschon er die sichtbare Welt nicht wahrnimmt, und vielleicht gerade deshalb, ist ihm möglicherweise das Geistige der Imaginationen desto besser zugänglich.

Ein Franzose bestätigt das. Jacques Lusseyran verlor mit acht Jahren das Augenlicht. In einem – später gedruckten – Vortrag und andern Schriften berichtet er, daß er nach seiner Erblindung «ein neues Sehen der Welt» gewonnen habe, nämlich innere Bildwahrnehmungen, die seinem Leben einen gesteigerten Sinn gegeben hätten.[42]

Eine ausgesprochene Gefahr für eine geistige Entwicklung besteht bei Menschen, die nur glauben, was sie sehen. Die setzen sich selber in ihrer materiellen Sinneswelt gefangen und werden nicht so leicht zur Wahrnehmungsstufe der Imagination aufsteigen können.

Hier läßt sich beifügen, daß durch Märchenspiele, vor allem auf dem Bildschirm, und durch Märchenbilder in Büchern die Phantasie der Kinder auf eine bestimmte Vorstellung fixiert wird. Das hindert sie daran, eigene Vorstellungen zu bilden, die doch viel schöner sein können als jede noch so prächtige von außen gegebene Darstellung. Sind Sie nicht auch der Meinung, daß Märchen allein dem Wort überlassen werden und nicht durch Bilder fixiert werden sollten?

Das Zurücknehmen äußerer Bilder stimuliert die Phantasie und bewirkt ein Fortschreiten in der Entwicklung höherer Sinnesorgane.

Der Ausfall eines Sinnesorgans ist zwar eine Behinderung und Komplizierung des normalen Lebens, aber er kann einem Menschen, der ihn als Chance versteht und nutzt, auch eine enorme Bereicherung und Förderung bringen.

Ich erwähne ein Beispiel aus dem Gebiet des Bewegungssinnes: Es fällt auf, das manche Sportler bei ihrer Tätigkeit einen Unfall erleiden. Das Sinnesorgan, dem sie viel verdanken und von dem sie abhängen, fällt aus. Ihre äußere Freiheit wird an der empfindlichsten Stelle beschnitten. Der Sportler kann nun entweder verzweifeln daran, daß er sich beispielsweise nicht mehr bewegen kann, oder es kann der Fall eintreten, daß er sich verinnerlicht und zu einer vorher nicht gekannten inneren Freiheit durchringt.

Durch die Entwicklung der geistigen Seite der Sinne läßt sich innere Freiheit gewinnen?

Ja. Wenn jemand wirklich nur das glaubt, was er in der Sinneswelt sieht, betrachte ich das als eine Unterentwicklung des Sehsinnes. Ein solcher Mensch muß angehalten werden, mit

Hilfe von künstlerischen Mitteln, zum Beispiel durch Malen, tiefer in das Sehen einzudringen.

Der ungläubige Thomas hätte malen lernen müssen, dann hätte er nicht nötig gehabt, Christi Wundmale selber zu sehen und zu betasten.

Eigentlich glaubt ja der Mensch doch nur, was er betasten kann, weil er sich dadurch von der Gottessubstanz überzeugen kann. Tasten ist ein Empfinden des Göttlichen.

Ein ganz enger körperlicher Kontakt mit dem Göttlichen.

Tasten ist der einzige Sinn, der ganz überzeugend wirkt, weil Sehen oft noch nicht zum Glauben genügt; man muß die Sache berührt haben. Eine Unterentwicklung des Tastsinnes bedeutet darum, daß ein Mensch Gott nicht erfahren kann. Gottesleugner, Atheisten, sind Leute, deren Tastsinn nicht ausgebildet ist. Im Tasterlebnis können sie nicht die göttliche Substanz wahrnehmen. Für sie sind Massagen heilend.

Menschen mit unterentwickeltem Geruchssinn andererseits ist die Möglichkeit genommen, das Göttliche in mystischer Weise innerlich zu erleben. Wenn mich ein Mensch in der Praxis aufsucht, der im Innern noch nie etwas von der göttlichen Welt verspürt hat, muß ich mir möglicherweise sein Geruchsorgan ansehen und mir überlegen, wie ich ihm helfen kann, den Geruchssinn zu intensivieren.

Soll durch das Verbrennen von Räucherstäbchen bei Meditationen das mystische Erleben verstärkt werden?

Das ist eine Möglichkeit. Hier schließt sich auch die ganze weite Welt des Parfums an, deren Wohlgerüche zu einer magischen Steigerung innerer Vorgänge beitragen können.

Chemisch betrachtet, stammen die Parfumdüfte aus der Blütenregion. Wenn solche Aromen allzustark konzentriert sind, nehmen sie Gerüche wie Fäkalien an. In der Chemie hat man diese Verwandtschaft erkannt. Aus Fäkalien stellt man die besten Parfums her.

Moschusgeruch verhilft zu einem innerlichen Wachwerden für Schöpfungsgedanken, die, ins Physische banalisiert, als Sexualbegierden befreit werden.

Übermäßig gut riechen können, ist eine Störung des Geruchssinnes und bedeutet, daß ein Mensch Gerüche zu wenig sublimieren kann. Andererseits ist nach einem Schnupfen oder nach einer Behandlung mit Antibiotika, das Gefühl, von Gott ergriffen zu sein, behindert, und auch das erfordert eine therapeutische Behandlung.

Wenn jemand innerlich nicht zur Ruhe kommt, beruht das auf einer Störung des Gleichgewichtssinnes, das Hineingestelltsein in die Welt ist beeinträchtigt.

Eine Störung des Lebenssinns macht sich als Verlust des heraufströmenden Wohlgefühls bemerkbar. Das läßt immer auf eine Krankheit schließen. Wenn ich merke: ich werde krank, ich bin krank, diagnostiziere ich eine Behinderung des Lebenssinnes.

Ist der Wärmesinn gestört, bedeutet das, daß ich seelische Wärme und Kälte, die von Menschen ausströmt, nicht mehr empfinden kann. Die Therapie besteht in einer Entwicklung des innern Wärmeschauens, des Imaginierens von Wärme.

Der Hörsinn kann durch Musikhören verbessert werden. Wenn dieser Sinn auch auf der geistigen Seite entwickelt ist, kann er sogar die Sphärenmusik wahrnehmen.

Daß unser Wortsinn unterentwickelt ist, spüren wir alle, wenn wir zum Beispiel Japanisch lernen, weil wir uns die Wörter zwar aneignen, ihren Sinn aber lange Zeit nicht innerlich miterleben können. Durch das Lernen von Sprachen kann dieser Sinn geübt werden. Es ist der Sprachsinn.

Wissenschaftler haben ihr Sprachvermögen oft nur auf die Wortsinne ausgerichtet. Die reine Wortbedeutung reicht aus, um ein Experiment zu beschreiben oder die Anleitung für den Gebrauch einer Maschine zu verfassen. Ein Naturwissenschaftler kann mit einem Gedicht oft nicht viel anfangen. Es zu verstehen, braucht mehr.

Der Dichter geht weiter. Er braucht die Wörter, um einen Gedanken durch ein Gedicht zu führen.

Die Wörter sind ja nur Bausteine. Durch die Gedanken werden sie zu einem Ganzen verbunden. Sprache und Gedanke, Sprechen und Denken sind nicht dasselbe.

Nein. Darum ist es auch sehr wichtig, daß wir den Kindern Gedichte vorlesen. An ihnen lernen sie, in der Sprache Gedanken wahrzunehmen und Gedanken durch die Sprache aufblühen zu lassen.

Mit einem gestörten Ichsinn ist der Mensch nicht fähig einzusehen, daß es außer ihm noch andere Leute gibt und daß diese Leute auch anders denken können. In der Politik läßt sich insbesondere vielfach beobachten, wie Persönlichkeiten des öffentlichen Lebens eine Sache vertreten und überzeugt davon sind, daß eigentlich alle andern so denken und so sein sollten wie sie. Das läßt auf eine Unterentwicklung des Ichsinnes schließen.

Bei diesem Gang durch die Sinne und die Sinnesdefekte haben Sie gewisse seelische Hilfen genannt, die es ermöglichen, Mängel an den Sinnesorganen auszugleichen, Schwachstellen aufzufüllen. Bei schwachentwickeltem Wärmesinn soll der Mensch innere Wärme entwickeln, wer mit dem Auge Mühe hat, sollte malen lernen usw.

Gibt es auch physische Heilmittel, die helfen, Sinnesstörungen zu heilen und Sinne zu entwickeln?

Die physischen Heilmittel zur Stärkung der leiblichen Sinnesorgane sind die Edelsteine, die Kristalle. Durch die Erdentwicklung ist das Muttergestein geklärt worden. Das Seelische und Ichhafte des Organismus Erde hat sich befreit, die Muttergesteine sind durchlässig geworden für die höheren Welten, welche durch die Edelsteine in die physische Welt hineinschauen.

Wie arbeitet der Arzt mit Edelsteinen, mit Edelsteinmedikamenten?

Bei Erblindung gebe ich Chrysolith.

Homöopathisch?

Ich kann ihn direkt als Stein auflegen. Wenn ich die Heilung beschleunigen möchte, verabreiche ich ihn homöopathisch, in der Potenz D 30.

Chrysolith empfiehlt Rudolf Steiner für den Sehsinn, Jaspis für den Geruchssinn, Topas für den Geschmackssinn, Onyx für den Gehörsinn, Karneol für den Tastsinn. So weit reichen seine Angaben.

Ich habe mich bemüht, diese Reihe zu erweitern und bin darauf gekommen, daß für den Gedankensinn der Diamant eine Bedeutung hat.

Weil er ein harter, strahlender Stein ist?

Er ist der Stein der Weisen!

Die aktive Gedankenbildung wird durch den Rubellit unterstützt, eine rote, marsische Variante des Turmalins. Rubellit wird auch in der anthroposophischen Medizin gebraucht, um Gedankenschwäche zu heilen. Um den Lebenssinn zu unterstützen, kann ich ein von Wasser durchsetztes Siliziumgestein benützen, zum Beispiel Opal, einen sozusagen lymphdurchdrungenen Stein.

Für den Bewegungssinn könnten stickstoffhaltige Edelsteine eingesetzt werden, und damit die Wärme mit dem Wärmesinn richtig wahrgenommen werden kann, ist ein eisenhaltiges Siliziumgestein wie zum Beispiel der Nontronit oder ein Vulkangestein wie der Obsidian eine Möglichkeit. Jede Wahrnehmung beruht auch auf einer Siliziumdynamik. Dem Ichsinn würde der reine Bergkristall entsprechen.

Wie erklären Sie als Arzt die Tatsache, daß für die Entwicklung von Sinnesorganen und die Heilung von Sinnesorganstörungen mineralische Stoffe, Edelsteine, verwendet werden, keine pflanzlichen und keine tierischen Medikamente, keine Nosoden, keine Metalle, sondern Edelsteine?

Bei Stoffwechselstörungen in den Sinnesorganen werden die Naturheilmittel anderen Ursprungs häufig eingesetzt. Um aber auf die Neuentstehung der Wahrnehmungsorgane Einfluß zu nehmen, müssen wir jenen Bereich der Natur in Betracht ziehen, der dem physischen Körper entspricht, und das ist die Welt der Mineralien.

Mit anderen Worten: Der Körper – als mineralischer Teil des Menschen – entspricht dem Inbegriff des Mineralischen auf der Erde, und das sind die Edelsteine?

Der physische Körper ist noch kein Edelstein, aber wo er sich klärt, reinigt, durchlässig, selbstlos wird, vollzieht sich ein Vorgang, der der Auskristallisierung der Edelsteine im Muttergestein entspricht.

Denken ist verwandeltes, befreites Licht

Eine Frage unseres letzten Gesprächs, scheint mir, sei noch weitgehend offengeblieben. Wie geschieht es, daß auf Grund von äußeren Eindrücken auf die Sinnesorgane und daraus gegen das Gehirn weiterströmenden Nervenvorgängen im Menschen Bilder, Vorstellungen entstehen? Und inwiefern liefern diese Vorstellungen und Bilder eine vollgültige Manifestation der äußeren Wirklichkeit?

Wie erklärt sich denn der Physiologe diese Abläufe? Er stellt sich vor, daß Lichtwellen oder Lichtpartikelchen, Photonen, ins Auge dringen, in der Linse abgelenkt und konzentriert werden. Hier entstehe eine optochemische Reaktion, durch die elektrische Blitze verursacht würden.

Diese elektrischen Impulse würden ans Gehirn weitergeleitet, und hier forme sich irgendwie ein Bild – das ist seine Meinung. Wie das geschieht, kann der Physiologe allerdings nicht erklären. Er nimmt Zuflucht zu einem Parallelismus, gemäß dem der Mensch Vorstellungen bilden soll, aber es bleibt völlig unklar, wie diese inneren Bildvorstellungen wirklich zustande kommen.

Auf Grund Ihres viel geistigeren Verständnisses der Welt halten Sie sicher eine andere, einleuchtendere Erklärung bereit.

An der Meinung der Physiologie stimmt vieles nicht. Das Licht ist keine Welle, sondern etwas Lebendes und Webendes. Wenn ich es allerdings im Experiment abtöte zum Photon oder zur Welle, kreiere ich ein Totes. Was ich dann untersuche, hat mit dem lebendigen Licht nichts mehr zu tun. Die Welle ist nur ein Modell zu Berechnungszwecken, keine Realität.

In Wirklichkeit strömt ein aktiver, lebendiger Lichtäther als lebendiger Sinneseindruck von außen in den Menschen herein. Die äußeren Elemente der Welt sind lebendig und treten mit all ihrem Leben ins Auge ein.

Wenn ich das verdeutlichen darf: Sie sind der Meinung, durch die Sinnesorgane trete ein Stück äußere Wirklichkeit in den Menschen ein, das innere Bild entspreche dem von außen kommenden Eindruck. Und: Die Sinnesorgane und die sensorischen Nervenbahnen seien nur Apparatur zur Aufnahme und Weitergabe der Wirklichkeit und keine das Außen nach innen verfremdenden Umschaltstationen. Im weiteren vertreten Sie die Ansicht, den Sinnesorganen eigne auch die Fähigkeit, die nicht sichtbaren, hörbaren, tastbaren – die nicht sinnlich erfahrbaren – Bestandteile der Welt aufzunehmen.

Ich verstehe eben die Sinnesorgane nicht als Apparaturen, sondern als Aufnahmeorgane für Ätherströme. Sicher lassen sich die Bildvorstellungen im menschlichen Innern nicht aus toten elektrischen Schwingungen verstehen. Das wäre eine materialistische Auffassung, wie sie auch der Meinung zugrundeliegt, der Mensch entstehe aus dem toten Mineral, das sich mit andern Mineralien zu Zellen zusammenschließe.

Das Elektrische ist nur eine randläufige Begleiterscheinung?

Wenn ich ein elektrisches Meßgerät ansetze, messe ich natürlich nur Elektrisches. Das ist dasselbe, wie wenn ich das Herz mechanisch untersuche und zur Ansicht komme, das Herz sei eine Pumpe.

Darf ich sagen, elektrische Vorgänge spielten beim Zustandekommen von Sinneseindrücken zwar eine gewisse Rolle, seien aber nicht das Wesen selber, sondern nur akzidentielle Erscheinungen?

Elektrische Vorgänge spielen unmittelbar keine Rolle; mit einem elektrischen Meßinstrument kreiere ich Elektrisches in den Meßinstrumenten selber.

Also ist hier der Ansatz, den die Apparatemedizin macht, von vornherein falsch!

Wir sind heute auf elektrische Vorstellungen fixiert. Ein gutes Beispiel, um sich klarzumachen, daß nicht alles auf Elektrizität zurückzuführen ist, haben wir im Blitz.

Obgleich mit einem elektrischen Gerät Impulse aus dieser Naturerscheinung herausgezogen werden können, ist der Blitz nicht elektrisch erklärbar. Wolken können sich nämlich nicht aneinander reiben und elektrisch aufladen, schon deshalb nicht, weil sie feucht sind. Was ganz einfach experimentell bewiesen werden kann, daß Aufladungen in der Atmosphäre unmöglich sind, wird von der Geophysik trotzdem behauptet.

Also ist auch der Blitz ein Phänomen, das eine elektrische Seite hat, aber nicht elektrisch verstanden werden muß?

Es hat überhaupt nur dann eine elektrische Seite, wenn man es elektrisch mißt.

Was bedeutet das nun, auf die Sinnesphysiologie übertragen?

Es heißt, daß das, was die Physiologen als elektrischen Vorgang betrachten und messen, ein geistiger Blitz ist, der allerdings auch elektrische Geräte in Bewegung setzt.

Ein geistiger Blitz durchfährt den Menschen vom Sinnesorgan bis zum Gehirn?

Ja. – Und was geschieht da? Dieses lebendige Licht, diese lebendige Äußerung der Außenwelt, die durch die Sinnesorgane eindringt, wird von mir als Mensch mit meinem aktiven Geiste ergriffen. Dieses Ergreifen ist der Geistesblitz.

Sie meinen den Erkenntnisakt?

Das ist noch nicht der Erkenntnisakt, wohl aber das Faktum, daß ich die Auseinandersetzung mit der Natur, die von außen in mich eindringt, aufnehme.

Der Vergleich besagt weiter, daß die Wirklichkeit in ihrer eigentlichen Gestalt in den Menschen eindringt; was er im Gehirn und in der Seele erfährt, ist unverfälschte äußere Realität und nicht nur ein Abbild davon.

Diese eindringende Wirklichkeit wird durch das individuelle Ich, den individuellen Geist ergriffen. Dadurch mischt sich in die äußere Wirklichkeit ein Individuelles.

Der Vergleich mit der Kunst des Malers kann das wohl verdeutlichen. Physikalisch sieht jeder Maler das gleiche Objekt gleich, denn jeder hat das gleiche optische Sinnesorgan. Dennoch malt jeder Künstler das Objekt anders, weil er es mit anderen individuellen Gegebenheiten erlebt. Objektiv dieselbe Wirklichkeit wird subjektiv verschieden erfahren.

Die äußere Welt dringt als Fremdkörper ins Auge hinein.

Doch sie wird im Menschen nicht zu etwas anderem verwandelt?

Nein, diese Wirklichkeit wird, je nach Individuum, in größerer oder geringerer Totalität ergriffen. Es kommt darauf an, wie weit ich meine Fähigkeiten ausgebildet habe, ob ich das Eindringende in seiner Ganzheit oder nur teilweise erfasse.

Was sieht zum Beispiel ein Kind, wenn es einen Baum anschaut? Der Baum wurde durch die Sonnen- und Planetenkräfte hervorgebracht. Was das Kind in seinen ersten sieben Lebensjahren erblickt, ist eigentlich nur die Sonne, die in dieser Pflanze lebt, und das gibt seinen Augen die Strahlung, mit der es in die Welt hineinschaut. Aus seinen Augen leuchten die Sonnenkräfte, die es in der äußeren Natur wahrnimmt.

Wenn es ins Schulalter tritt, beginnt es, in der Natur noch etwas anderes mitzuerkennen. Im Alter von sieben bis vierzehn tut sich ihm die Natur auch durch die Mondenkräfte kund. Wenn das Kind nun eine Pflanze, ein Tier, einen Menschen wahrnimmt, erlebt es in seiner Seele etwas, das durch den Mond bedingt ist. Das ist bereits die Vorbereitung zur Geschlechtsreife.

Sind Sie also der Meinung, der Mensch könne in der Wirklichkeit nur wahrnehmen, was er bereits in sich trägt? Das kleine Kind ist voller Sonnenkräfte, also sieht es in der äußeren Welt überall die Sonne, später ist es von Mondenkräften erfüllt, darum tritt ihm jetzt auch das Mondenhafte der äußeren Wirklichkeit entgegen usw.

Ich würde das so formulieren: Weil das Sonnenhafte der Außenwelt stark in das Kind hineinstrahlt, entwickelt sich in ihm das Sonnenhafte, das Sonnige, und strahlt später wieder aus dem Kind hinaus. In ihm speichert sich die Sonne, und mit der gespeicherten Sonne schaut es wieder in die Welt hinaus.

Mit den Mondenkräften verhält es sich ebenso?

Wie wir bereits früher gesagt haben, wird die Pflanze durch das ganze Planetensystem gestaltet. In einem gewissen Lebensalter beginnen nun die Mondenkräfte – welche zum Beispiel auch im Wurzelwachstum oder in der Blüte der Pflanze zu finden sind – in das Kind hineinzuwirken; über die Sinnesorgane beginnen sie das Kind zu formen. Diese Lichtkräfte verdichten sich im Kind zu seinen Organen, und mit den Lichtkräften seiner Organe kann es wieder in die Welt hinausschauen.

Wie geht es weiter?

Zwischen Geschlechtsreife und Erwachsensein beginnen sich ihm die Planetensphären kundzutun, die überall in den Pflanzen, den Tieren und den Menschen wirken. Jetzt erhält es die Möglichkeit, diese Lichtkräfte aufzufangen und zu verdichten. Die Folge ist, daß das Kind zum erwachsenen Menschen heranreift.

Nun kann es auch mit den Planetenkräften die äußere Wirklichkeit beobachten.

Im Alter von zwanzig, einundzwanzig bis acht-, neunundzwanzig Jahren dringen dann auch noch die Fixsternkräfte an den jungen Menschen heran. Sie können sich in ihm verdichten, und das bewirkt, daß er schon etwas fixer wird. Der Mond, die Sonne, die beweglichen Planeten sind eigentlich der Grund für die Beweglichkeit des Kindes im Ätherischen und Astralischen. Dann ersterben diese Planetenbewegungen gegen den Fixsternhimmel.

Mit achtundzwanzig ist der Mensch fix geformt und wird kristallartig. In dieser Phase stößt er an den Kristallhimmel an. Von weiter außen erhält er keine Kräfte mehr, die seinen Körper gestalten.

Was meinen Sie mit dem Kristallhimmel?

Der Fixsternhimmel ist der äußerste Teil des Himmelsgewölbes. Er wird, wie das schon früher so aufgefaßt wurde, durch den Kristallhimmel abgeschlossen ...

... der die Grenze dieses Weltalls, die äußerste Ausdehnung des Fixsternhimmels bezeichnet?

Ja. Wie kommt es zum Namen Kristallhimmel? Es gibt eine Art, den Himmel so anzuschauen, daß ich innerlich ganz ruhig werde, mit meinem Astralleib nicht zappele, sondern diese Sternenwelt im ruhigen Blick auf mich wirken lasse. Dann klärt sich der ganze Sternenhimmel auf und erhält einen kristallartigen Glanz. Das ist etwas, was man mit dem Fernrohr nicht beobachten kann.

Mit achtundzwanzig, wenn dieser Kristallhimmel im Menschen wirksam zu werden beginnt, geht es ja allmählich auf die Mitte des Lebens zu, die mit dreiunddreißig oder fünfunddreißig Jahren erreicht wird.

Der Mensch hat sich alle Kräfte der Außenwelt einverleibt und sie wieder hinausgetragen, er sieht mit diesen Kräften die Welt. Was geschieht nun weiter? Kommen neue Elemente hinzu, oder stirbt das Errungene wieder ab? Wird die Innenwelt durch die Sinnesorgane weiterhin bereichert, oder wird sie aufgezehrt? Was sagt der physiologisch geschulte Arzt dazu?

Die äußere Quelle des Planetensystems versiegt jetzt, aber was von dort her durch den Körper bezogen wurde und die Organe des Körpers bildete, ist da; das ist der Mensch. Wenn er die Außenwelt weiterhin lebendig sehen will, muß er nun versuchen, das innere Licht wieder anzuzünden, und dies nicht mit Hilfe von außen, sondern durch seinen Lichtorganismus, durch sein Denken.

Der Mensch steht also vor einer Wegscheide. Er kann seine Sinneseindrücke weiter so erleben wie bis jetzt, aber das führt nur zu einer Repetition dessen, was er schon kennt, oder sogar zu einem Veröden. Oder er kann den anderen Weg einschlagen, er kann nun, was früher von außen in ihn hereingekommen ist, von innen schaffen und erlebt dann eine gesteigerte Wirklichkeit. Meinen Sie das so?

Eigentlich müßte der Mensch mit achtundzwanzig Jahren sterben. Die Fixsterne senden dem Menschen für seine Entwicklung kein Licht mehr, der Kristallhimmel selber strahlt keine Lichtkräfte aus. An ihm stößt man in der natürlichen Entwicklung zuletzt an. Wenn der Mensch alle empfangenen Lichtkräfte dazu gebraucht hätte, den Organismus immer neu zu bilden, müßte er nun sterben.

Wir wissen ja, daß alle sieben Jahre jede Zelle erneuert wird, so daß ich nicht mehr den Körper von früher habe. In den ersten sieben Jahren wechselt der Mensch seinen ganzen Körper aus, inklusive die Zähne. Wenn er mit der gleichen Intensität fortfahren und alle sieben Jahre den ganzen Organismus erneuern würde, mit vierzehn also beispielsweise auch neue Zähne wachsen ließe, wäre der Mensch mit achtundzwanzig tot. Weil er den Körper jedoch nur noch teilweise und verzögert stofflich regeneriert, bleibt ein Überschuß von Kräften zurück. Er kann dieses Licht aufsparen und zur weiteren Belebung verwenden.

Es ist also vergleichsweise gespartes Kapital, auf das er später zurückgreifen, mit dem er sogar wuchern kann?

So möchte ich es sagen.

Wie geht der Mensch nun nach achtundzwanzig oder nach fünfunddreißig, wenn der letzte Rest der naturgegebenen vegetativen und seelischen Entwicklung aufgebraucht ist, mit dem Fonds dieser gespeicherten Kräfte um?

Er kann zum Beispiel nichts damit anfangen. Dann wird er der Welt so gegenüberstehen wie der Materialist.

Das ist der eine Weg, den ich vorher schon angedeutet habe. Wenn man nichts tut, geht das Leben einfach in der gleichen

Weise so weiter, und der Mann bleibt der Entwicklung nach trotz fortschreitenden Alters ein achtundzwanzig- oder fünfunddreißigjähriger Jüngling, wie sie ein ebensoaltes Frauenzimmer.

Obschon beide älter werden, kommen sie nicht über die Lebensmitte hinaus.

Wie verläuft der andere Weg?

Der Mensch kann jetzt beginnen, von seinem Ich her die Sinnesorgane zu ergreifen, mit dem Ich, das aus diesen Lichtkräften gewachsen ist oder das, anders gesagt, in sie hineingepflanzt worden ist. Wenn er beginnt, dieses Ich zu entwickeln, kann er die Sinnesorgane immer mehr mit geistigem Blitz erfüllen. So werden in der umgekehrten Richtung die toten Gegenstände von innen her beleuchtet – mit dem Licht des Fixsternhimmels, später mit dem Licht des Planetensystems, des Mondes und der Sonne. Die äußere Welt wird wieder ein Lebendiges, und die Elemente Erde, Wasser, Luft und Wärme tun sich als ein Aktives kund, mit dem sich der Mensch auseinandersetzt.

Von der Mitte des Lebens an kann der Mensch für sich – und wer weiß: vielleicht auch als Dienst an den Objekten – die äußere Welt durch eigenes Zutun beleben.

Aber eben, dieses eigene Dazutun ist das Entscheidende.

Was tut ein Mensch, der diesen Weg der inneren Reifung wählt, praktisch? Wie verhält er sich?

Er muß zur inneren Ruhe kommen, er darf sich durch äußere Tätigkeit nicht zu stark ablenken lassen, damit er in sich hineinsteigen kann – damit er in sich, vom Ich her, in seiner Seele neue Sinnesorgane ausbilden kann, die von innen her die Außenwelt zu beleuchten vermögen.

Sie meinen damit sicher nicht die zwölf Sinnesorgane des physischen Leibes, die – vielleicht nicht alle gleich entwickelt – im Körper jedes Menschen in der Anlage da sind?

Ich meine damit die Sinnesorgane der Seele, die Chakras[43] oder Räder, die durch innere Aktivität belebt werden und sich – wie es hellsichtige Leute beschreiben – dann zu bewegen beginnen.

Diese Lotusblumen, wie sie auch genannt werden, können durch innere Impulse in Drehung versetzt werden.

Das sind Sinnesorgane, die dem Menschen nicht in gleicher Weise wie die zwölf Sinne des physischen Leibes in die Wiege gelegt werden. Sie sind in ihm wohl in der Anlage vorhanden, aber er muß sie durch eigene innere Tätigkeit ausbilden und in Aktivität versetzen.

Die Methode, sie zu entwickeln, heißt Meditation.[44]

Das Entscheidende ist, daß diese seelischen Sinnesorgane vom Denken her entwickelt und belebt werden müssen. Wenn sich der Mensch in seinem Ich nicht betätigt, wenn er sich nicht im Gedankenmeer, im Lichtmeer, im inneren Licht zu bewegen beginnt, erlöscht dieses Licht. Das führt letztlich zu Depressionen, weil der Mensch in der Außenwelt dann die Liebe nicht mehr wahrnehmen kann. In der Außenwelt stehen lauter strahlungslose Gegenstände.

Sind es nur Depressionen, ist es nicht auch Dumpfheit?

Doch. – Nun aber möchte ich Sie fragen, ob Sie andere Möglichkeiten kennen, diese Chakras in Bewegung zu versetzen.

Es gibt alte Methoden. Joga ist ein solcher Weg, auf dem man durch Atemübungen und Körperhaltungen, meistens unter der Leitung eines Gurus, diese Organe mit der Zeit beleben kann. Im Joga wird von einem Erwecken der Schlangenkraft, der Kundalinienergie gesprochen. Das ist eine Kraft, die im untersten Chakra der Wirbelsäule schlummernd ruht. Nach indischen Vorstellungen wartet sie darauf, vom Menschen aufgeweckt zu werden, damit sie durch die Wirbelsäule aufsteigen und die höher gelegenen Chakras von unten nach oben beleben kann.

Und was tut Faust in seiner Studierstube? Er betrachtet magische Zeichen, um auf diese Weise in einen Bewußtseinszustand zu kommen, in dem sich ihm die Geister offenbaren. Auch das ist eine alte Praktik der Aktivierung höherer Kräfte.

Aber der Weg, den wir heute gehen müssen, das haben Sie selber gesagt, geht vom Denken aus und führt von oben nach unten, vom Geiste her in die Seele und den Körper. Wer entsprechende Meditationen macht, wirkt vom geistigen Pol aus auf seine Astralorgane ein.

Ein Stirnorgan beginnt zu arbeiten und sich zu drehen, Kräfte zu bilden; im Kehlkopfbereich fängt es an, sich zu beleben, eine Lotosblume bildet sich hier allmählich aus, entfaltet sich, beginnt sich zu drehen; im Herzbereich vor allem entsteht ein weiteres Kraftzentrum und wird spürbar. Zuerst beginnen diese oberen Chakras tätig zu werden, dann erst werden auch die unteren Regionen ergriffen.

Für mich ist hierzu eine Meditationsübung wichtig, die Rudolf Steiner seinen Schülern gegeben hat. Man konzentriert sich auf den Punkt zwischen den Augenbrauen und versenkt sich in den Gedanken «Ich bin», konzentriert sich auf den Kehlkopf, versenkt sich in den Gedanken «Es denkt», konzentriert sich auf das Herz, versenkt sich in den Gedanken «Sie fühlt», konzentriert sich auf den Nabel und versenkt sich in den Gedanken «Er will».[45]

Es fällt dabei auf, daß nicht «Ich denke» meditiert wird, sondern «Es denkt», nicht «Ich fühle», sondern «Sie fühlt», nicht «Ich will», sondern «Er will».

Ja, beim Meditieren vom Geiste her, löst sich der Mensch allmählich von seinem kleinen, irdischen Ich und beginnt zu spüren, daß Kräfte, die er, sozusagen existenznotwendig, sich selber und seiner Aktivität zugeschrieben hat, auch außerhalb existieren. Es sind Weltenkräfte, an denen er teilhat.

Diese Meditation kann man wirklich nur begreifen, wenn man einsieht, daß die Außenwelt ein Lebendiges, Aktives ist, das denkt. Es denkt eben der Weltengeist; dieser tritt über den Gedankensinn in mich ein, kommt mit mir zusammen und bildet in mir, indem ich mich für diese äußere Welt öffne, astralische Sinnesorgane aus.

Wenn man diesen Weg der inneren Aktivierung geht, stellt sich ein neues Erleben der Wirklichkeit ein. Man merkt, wie Sie sagen, daß man die Gedanken nicht selber produziert, sondern daß die ganze Welt ein Gedankenorganismus ist, den man durch seine Sinnesorgane aufnimmt. Man erlebt auch, daß die Welt eine Seele hat – von der die eigene Seele nur ein Teil ist –, mit der man in Beziehung treten kann. Und das Gleiche gilt für den Willen.

Daraus geht hervor, daß der Mensch eigentlich dazu veranlagt ist, die Gedanken, die in der Welt sind, aufzunehmen. Das Gehirn ist eine Art Landepiste für Weltgedanken – nicht nur das Gehirn, aber im Gehirn kommen diese Gedanken zum Bewußtsein. Und unsere Seele nimmt Seelisches aus der äußeren Welt auf, unser Willensorganismus Willensimpulse des Weltwillens.

Aber dem, was von außen kommt, stellen wir ein Inneres entgegen, so daß in uns das Gefühl entsteht: Ich selber denke, ich selber fühle, ich selber will, und wir müssen uns fragen, wie es zustande kommt, daß ich – meinem Eindruck nach – denken, fühlen und wollen kann.

Ja: Wie hebt sich die eigene Individualität aus dem weiten Meer des Geistes heraus? Im Buddhismus ist die Tendenz vorherrschend, sich aufzulösen, in diesem allgemeinen Meer aufzugehen. Der europäische Mensch hingegen verspürt das tiefe Bedürfnis, die eigene Individualität zu bewahren, in diesem Leben, aber auch nach dem Tode zu bewahren und als Individualität weiterzuexistieren.

Wir kommen im Westen um die Frage nicht herum: Wie bildet und erhält der Mensch in diesen Meeren seine eigene Individualität?

Es ist wohl am besten, noch einmal die Vorgänge in den Sinnesorganen zu betrachten. Vergegenwärtigen wir uns, was im Auge geschieht, wie die Vorgänge dort übers Hirn weitergeleitet werden und wie daraus – aus den Wahrnehmungen der Sinnesorgane überhaupt – Denken, Fühlen und Wollen entstehen.

Die Physiologie der Sinnesorgane kann man nur verstehen, wenn man sich immer wieder bewußt macht, daß der Mensch ein dreiteiliges Wesen ist: bis in die Körperstruktur hinein ein nach den seelischen Fähigkeiten Denken, Fühlen und Wollen differenziertes Geschöpf.

Die physischen Nervenstränge sind eigentlich nur Leitungsbahnen für ein Wärmehaftes. Durch die Sinnesorgane und durch die Nervenbahnen wird eine Wärmeatmung getragen, ein verfeinerter Atmungsprozeß im Wärmebereich, der in sich Licht enthält. Diese Atmung strömt zum Beispiel durch das Auge ein. Dort wo im Hintergrund das Auge aufhört und die Netzhaut sich ausbreitet, fließt dieses lebendige Ätherische, der Wärmeäther, ein, beladen mit einem lebendigen Lichtäther, beladen mit einem lebendigen Tonäther oder Chemischen Äther, beladen mit Lebensäther. Diese Äthersubstanzen strömen durch die Sinnesorgane in den Menschen. Dieses Einströmen ist vor allem beim Ausatmen intensiv, weshalb diese Phase des Atmens beim Sprechen und meditieren wichtig ist.

Das physische Licht kann am Hintergrund des Auges nicht weiter in den Menschen eintreten. Das ist ja ein Gesetz der physischen Welt, daß ein Körper den anderen nicht durchdringen kann. Das erstorbene Licht, das an der Materie zur Farbe erstorbene Licht, kann nicht weiterdringen, aber das Leben im Licht setzt den Weg durch die Nervenstränge fort.

Genau wie wir im Traum mit dem astralischen Leib in die Erde, in die festen Gegenstände hineinsinken, wie wir mit den Gedanken die Gegenstände durchdringen können, kann das Lebendige in diesen vier Äthern durch die Nervenbahnen in den Menschen hineinströmen. Es wird hier sukzessive abgebremst, und dieses Abbremsen bewirkt, daß wir denken, fühlen und wollen können.

Und daß wird uns als Eigenwesen fühlen können?

Ja.

Die Persönlichkeit mit ihren drei seelischen Erscheinungen Denken, Fühlen und Wollen bildet sich also durch den Widerstand, den der Körper den von außen kommenden ätherischen Strömen entgegenstellt?

Konkret können wir sagen, daß das, was die Wärmeatmung an Lichtäther in den Leib hereinträgt, durch die Saturnkräfte abgebremst, abgetötet, wird. Dabei wir das Licht frei und ermöglicht dem Menschen, einen freien, beweglichen Lichtorganismus zu haben, und das ist sein Denken. Man sagt ja, wenn man etwas zu verstehen beginnt: Mir geht ein Licht auf; Denken beruht auf diesem durch den Saturnprozeß befreiten Lichtäther.

Denken ist umgewandeltes Licht!

Denken ist verwandeltes, befreites Licht!

Von hier aus läßt sich auch der von Rudolf Steiner in mehreren Vorträgen mitgeteilte Meditationsspruch gedanklich verstehen: Die Weisheit lebt im Licht.[46] *Die Aussage klingt zunächst ja ganz unbegreiflich.*

Indem das Licht abgezweigt und zum Gedanken befreit wird, teilt sich dieser Strom. Was weiterfließt ist der Chemismus. Der Begriff hat wenig zu tun mit dem, was man sich von der Schulchemie her darunter vorstellen könnte, die im Labor nur tote Stoffe miteinander reagieren läßt. Chemismus, Chemischer Äther, ist etwas Aktives, das sich verbinden will. Chemie ist eigentlich gefesselter Ton. Töne stehen ja zueinander in Intervallverhältnissen, genauso wie die Chemie mit Verhältnissen der Gewichte und Volumen von Stoffen rechnet.

Der Strom des Chemischen Äthers geht weiter, bis er auf die Atmung auftrifft. Er wird gebremst, abgetötet durch die Jupiterkräfte. So entstehen die Gefühle.

Das Denken entsteht, indem der Lichtstrom auf das Gehirn auftrifft, nun stößt der weiterfließende Strom des Chemischen Äthers auf die Atmung auf und schafft die Gefühle?

Ja.

Und auch Gefühle sind etwas Rhythmisches, etwas Polares wie die Atmung. Ich atme ein und aus, ein und aus, und in den

Gefühlen bin ich abwechslungsweise glücklich und traurig gestimmt, hochgemut oder niedergeschlagen, bewege ich mich von einem Wellenhoch ins Wellental.

Wenn ich ausatme, schmerzt mich zum Beispiel eine Injektion weniger. Das Phänomen solcher rhythmischer Wirkungen wird im Shiatsu[47] zu therapeutischen Zwecken verwendet. Eine schmerzende Stelle wird gedrückt. Damit werden dort Astral- und Ätherleib abgepreßt, und es entsteht eine lokale Gefühl- und Bewußtlosigkeit. Beim Loslassen strömen die höheren Wesensglieder wieder ein und bewirken Linderung oder Heilung.

In verfeinerter Weise entsteht dieses Bewußtloswerden und Bewußtwerden im Atemvorgang. Dabei schlägt der von außen kommende Strom des Äthers auf den Atmungsvorgang auf, und dadurch entsteht das Gefühl.

Und wie wird der Wille?

Vom einfließenden Strom bleibt der Lebensäther übrig. Er strömt weiter hinunter, in die Bauch- und die Lymphorgane hinein, in die Lymphe. Hier wird er durch die Lichtkräfte des Marses abgestoppt, die der Mensch ja in seiner Entwicklung gespeichert hat. Dieses Anstoßen des Stromes an die Verdauung bewirkt den Willen. Das Eintreten gewöhnlicher Nahrung und das Ausstoßen der Verdauungsreste sind eine Art vergröberter Atmung. Im Verdauungstrakt stößt der Ätherstrom an, und dabei wird der Wille frei. Wille liegt jeder menschlichen Bewegung zugrunde.

Ein anschauliches Beispiel für diese Vorgänge bietet uns der Säugling. Wenn er Nahrung aufnimmt, beginnen sich die Arme, der Mund, die Lippen zu bewegen und stellen die Darmbewegung dar. Was sich von den Darmbewegungen abdrückt, sind diese runden, peristaltischen Lippen-, Mund- und Armbewegungen. An ihnen wird sichtbar, daß der Wille über die äußere Welt durch die Nahrung im Menschen angeregt wird. Dort wo der Lebensäther auf die vergröberte Atmung des Nahrungsstromes aufprallt, entsteht der Wille. Wenn ein Mensch nichts mehr ißt, hat er keinen Willen mehr.

Damit wäre die Dreigliederung des Organismus in einen Denk-, einen Gefühls- und einen Willensteil von der Sinnesphysiologie her belegt.

Zum Begriff des Willens geht aus Ihrem Beispiel noch ein Merkmal hervor, das mir ganz wesentlich scheint: Wille ist meistens unbewußt. Mit der Vorstellung, daß wir Willensentschlüsse fassen, die wir dann ausführen, beschreiben wir nur die berühmte Spitze des Eisberges. Jede vom Menschen ausgehende Bewegung ist Wille. Das meiste davon geschieht ohne unser Bewußtsein. Es sind vegetative Vorgänge wie unsere Verdauungsprozesse, aus der körperlichen Disposition, aus Instinkten, Empfindungen und Gefühlen aufsteigende Handlungen, an denen unser verkörpertes Ich kaum beteiligt ist.

Nun haben Sie aber die Nahrungsaufnahme direkt mit dem Willen, mit dem Tun, in Verbindung gebracht. Wie erklären Sie sich denn die wohltuende Wirkung des Fastens? Man fastet doch, um sich zu reinigen und zu spirituellen Erkenntnissen zu kommen.

Wenn der Lebensäther nicht mehr gereizt wird, erlahmt der Wille, in die Welt hinaus zu streben, um zum Beispiel Nahrung zu sammeln.

Und wenn ich diese Impulse zurücknehme, abstoppe?

Dann will ich mich in der äußeren Welt nicht mehr bewegen.

Hat das zur Folge, daß die trotzdem noch vorhandenen Willenskräfte sich in Gefühls- oder Denkkräfte umwandeln?

Der Wille fällt weg. Es bleibt, was durch die Atmung verarbeitet wird. Indem ich beim Ausatmen die Kohlensäure, das heißt, genauer gesagt, mich an der Kohlensäure abstoße, bewirkt der erwähnte Chemismus, daß ich genauer zu fühlen beginne.

Außerdem stellt sich beim Fasten ja das Gefühl ein, daß ich einen viel klareren Kopf bekomme.

Wenn ich auch die Atmung noch zurücknehme, die nach außen gehende Atmung, bleibt übrig, was im Kopf noch an feinster Atemtätigkeit vorhanden ist, und das ist das Denken.

Erwähnt werden muß aber noch, das ist sehr wichtig, daß auch ein weiterer Strom durch die Sinnesorgane in die Nerven und in den Körper hinunterfließt: Dieser Strom ist das Karma.[48]

Das Schicksal, sein Schicksal, das jeder Mensch in die Welt mitbringt?

Das Karma ist der Führer durchs Leben, der sich im Gewissen äußert.

In der Stimme des Gewissens, die jeder Mensch in sich vernimmt, spricht sein individuelles Schicksal?

Ja.

Ich möchte noch einmal zu den durch die zwölf Sinne vermittelten Sinneseindrücken zurückkehren. Es ist ja auch festzustellen, daß es Störungen der Sinneseindrücke gibt. Der normale Mensch ist eine Art Durchschnittswesen; er bewegt sich in der Mitte eines Spektrums, das auf beiden Seiten in Besonderheiten, in Abweichungen ausmündet. Da manifestieren sich Krankheiten oder außergewöhnliche Sinneswahrnehmungen, wie sie einem Visionär zuteil werden. Wie erklären Sie das aus der Sinnesphysiologie?

Je nachdem, ob – durch das Karma bedingt – ein Mensch ein starkes Ich in die Welt bringt oder einen starken Astralleib oder einen starken Ätherleib und wie sich diese Wesensglieder gegenseitig anziehen und durchdringen, nimmt er eben die Welt in anderer Weise wahr.

Halten wir uns wieder an das Auge als Beispiel eines Sinnesorgans. Einen schizophrenen Menschen, der sich dadurch charakterisiert, daß seine Ichkräfte von den Seelen- und den Lebenskräften sehr stark gelöst sind, verbindet nur noch wenig mit der äußeren Natur. Er lebt ganz in seinem Ich und sagt darum, er sehe alles nur schwarzweiß.

Weil er sich ganz abkapselt, gar nicht den Weg nach außen antritt?

Ja, weil er nicht mit der Seele die Farben erfassen kann, sie nicht Ichdurchdrungen erfassen kann.

Ein anderer Zustand tritt auf, wenn sich das Ich mit der Seele sehr stark verbindet, aber mit dem physischen Körper nicht zusammen sein will.

Sie meinen eine Art Schlafzustand? Im Schlafen löst sich ja der astralische Leib vom ätherischen und vom Physischen Leib.

Im Traumzustand kann ein Mensch noch empfinden: jetzt werde ich von einem Sinneseindruck berührt, weil der Astralleib und das Ich zusammen noch mit dem Äther- und Physischen Leib in einer gewissen Verbindung stehen. Viele Leute empfinden sich dann vom Geist berührt, weil ihr Traumerlebnis ins Physische hineingetragen wird.

Das nächste Stadium ist dann gegeben, wenn sich das Ich mit einem gut ausgebildeten Seelenleib und mit einem starken Lebensleib verbindet.

Das ist fast ein Zustand wie er im Tode eintritt, wo sich diese drei Leiber (Ätherleib – auch Lebensleib genannt –, Astralleib und Geistleib) zusammen vom Physischen Leibe lösen.

Sie bleiben aber mit ihm noch verbunden. Dann können Visionen auftreten, wie sie sich oft kurz vor der Geburt und wieder beim Sterben einstellen. Das Erleben stößt nicht ans Physische an, der Leib reißt sich vom Physischen los, und die reelle Bilderwelt tritt ins Bewußtsein.

In welchen Fällen tritt dieser Bewußtseinszustand ein?

Leute erleben so, die durch ihr Karma einen so starken Lebensleib bekommen haben, daß er selber wieder heilen kann, was beim Physischen Leib zerfällt. So entstehen die Visionen von Heiligen, die Menschen mit einer bestimmten Konstitution der Wesensglieder sind.

Das heißt also, daß Heilige einen besonders starken Lebensleib haben?

Ja, das ist richtig. Dieser Lebensleib strahlt aus und bewirkt Heilung ringsherum. So erklären sich zum Beispiel die Heilwunder des Christus.

Und auch ein viertes Stadium ist möglich. Es kommt dann vor, wenn dieser starke Lebensleib – nun aber von der geistigen Seite her, vom Ich her – über die Seele sich mit dem Physischen verbindet.

Leute, die dieses Initiationserlebnis haben, können über Schmerzen reden, weil der Physische Leib – statt in äußerer Art – auf innere Weise ergriffen wird. Schmerz entsteht immer dort, wo der Physische Leib auf ungewohnte Weise gefaßt wird.

Sie sagen also, daß ein großer Heiliger wie etwa Niklaus von Flüe[49] darum physische Schmerzen empfinde, weil sein starker ätherischer Leib so ins Physische eingreife, daß der Physische Körper die seelischen Erlebnisse mitmache?

Ja, und so ist es zu erklären, daß Menschen, die den Tod von Christus stark mitempfinden, diese Schmerzen eben in den Physischen Körper hinein mittragen, so stark, daß an ihrem Leib vom Geistigen her Wunden entstehen.

Man nennt diese Erscheinung Stigmen.

Dieser Schmerz ist jedoch eine Übergangserscheinung. Er wandelt sich in Geistergriffenheit, weil ja der Physische Leib ganz von Geistigem durchdrungen wird. Diese Empfindung ist das, was mit dem Lebenssinn als aufstrahlendes Wohlgefühl des Körpers empfunden wird. Diese Mischung von Schmerz und Wonne kann bei einer Frau auch bei der Geburt auftreten. Das Gefühl besagt, daß der Geist über die Seele und über die Lebensvorgänge in den Physischen Körper eingreift. Dieser steht in der richtigen Abfolge unter der Regie des Geistig-Seelischen.

Wir hätten damit die abnormen Erscheinungen der Sinnesphysiologie vom Geiste her überwunden.

Dieses Überwinden ist die Aufgabe, die sowohl dem Schizophrenen wie dem Heiligen gestellt ist.

Leber, Niere, Herz und Lunge bestehen aus Licht

Über die Sinnesorgane dringen Ströme von Äther und von Licht in den Körper ein und stauen sich an der Atmung und an der Verdauung. Das so verdichtete Licht gestaltet sich zu den Organen des menschlichen Leibes.

An welche Organe denken Sie im besonderen?

Es sind alle Organe, aber im speziellen möchte ich die vier Grundorgane Leber, Niere, Herz und Lunge betrachten. Die Verdichtung über die Atmung gibt wichtigen Aufschluß über den Menschen als rhythmisches Wesen.

Übernimmt der Mensch denn den Rhythmus von außen?

Der Rhythmus in der Atmung und in der Verdauung ist ein kosmischer Rhythmus. Durch ihn fließt das Zeitliche in den Menschen ein, und das Zeitliche äußert sich auf der Erde in den vier Jahreszeiten. Sie entstehen durch die jeweils verschiedene Exposition unseres Planeten Erde gegenüber der Sternenwelt.

Rhythmus ist also das Wesen, das Charakteristikum der Zeit?

Rhythmus ist ein sich Wiederholendes, das lebendig bleibt, im Gegensatz zum Takt, im dem sich ein Totes wiederholt. Im Rhythmus bewegt sich die Sternenwelt, in ihr wiederholt sich nie der gleiche Zustand, sie lebt in einem fortschreitenden Geschehen, und das spiegelt sich im Menschen.

Der Rhythmus ist lebendige Zeit. Sie fließt durch die Sinnesorgane in den Menschen ein und wirkt hier organbildend, bildet vor allem die rhythmischen Organe Herz, Lunge, Leber und Niere?

Der Ätherstrom fließt durch die Sinnesorgane und staut sich an den Rhythmen – den Jahreszeiten – der Atmung, und dadurch wird etwas wie Winter und Sommer im Menschen. Oder anders gesagt: Der Mensch entsteht aus den Jahreszeiten der Atmung; es entsteht Winter, und das ist der Nerven-Sinnespol, und es entsteht Sommer, das ist der Stoffwechselpol. Er ist der Pol der Auflösung im Menschen, während am Nervenpol, dem Winterpol, die Substanz aus dem Ätherstrom anfriert, sich ankristallisiert.

Es ist nicht leicht, sich das vorzustellen.

Wir können diese Organbildung auch betrachten in der Entstehung aus der Ei- und der Samenzelle. Bei der Befruchtung tritt die Samenzelle an die Eizelle heran. Sie ist eigentlich ein Kopf, sie ist nur Zellkern, und die Eizelle ist Plasma, ist nur Stoffwechsel. Indem der Kopf in die Eizelle eindringt, wird eine Kopfatmung in die Eizelle getragen, das heißt, der Atmungsprozeß wird kosmisch verlangsamt, und in dieser Verlangsamung kann das Wachstum geschehen.

Die Eihäute sind ein Siliziumgebilde, eigentlich ein ins Winzige verkleinerter Kristallhimmel. In ihnen bilden sich die ersten Organanlagen, die später ins Innere verlegt werden. Der Ursprung der Organe liegt am Kristallhimmel, an der Peripherie; auch das Blut und der Blutkreislauf entstehen an der Peripherie. Diese ersten Anlagen ziehen sich zusammen, verleiben sich ein, durchdringen sich. Erst so wird der wachsende Komplex zum menschlichen Gebilde.

Der Weg des werdenden Menschen führt von der Peripherie zum Zentrum?

Ja. Und auf dieser Bahn vom Siliziumgebilde der Eihäute ins Innere fließt der Ätherstrom in den werdenden Menschen hinein, genau gleich wie er beim ausgebildeten Menschen über die Sinnesorgane, diese Kristalle im Körper, ins Innere des

Leibes strömt und organbildend wirkt. Die Organe sind also verdichtetes Licht, verdichtet am Winter und am Sommer im Menschen, ankristallisiert am Nerven-Sinnespol.

Entstehen die vier Grundorgane ungefähr gleichzeitig?

Zuerst muß menschliche Substanz gebildet werden, und diese Aufgabe übernimmt die Leber. Sie ist somit eines der ersten Organe im Werdegang des Menschen.

Die Leber, das lebenerfüllte Substanz erzeugende Organ, geht voraus. Was folgt?

Die Leber ist bereits so organisiert, daß die von ihr gebildete lebendige Substanz später durchseelt werden kann. Diese Aufgabe der Durchseelung der erst nur lebendigen Substanz übernimmt die Niere.

Leber ist Leben, Niere ist Seele. Was muß sich weiter im Menschen inkarnieren?

Bliebe es beim Nierensystem, dann könnte der Mensch nicht zum Geistträger werden.

Er würde beim Tier stehenbleiben?

Ja. Damit sich ein Geistiges inkarnieren kann, muß sich das Nierensystem so umgestalten, daß sich die durchseelte lebendige Substanz nach oben öffnet. Es muß ein Herz entstehen, das dem Menschen ermöglicht, Geistiges aufzunehmen und so zu einem freien Wesen zu werden.

Das Herz schafft also Freiheit für den Geist?

Das Herz entkoppelt alles, was an die physiologischen Vorgänge gebunden ist; es führt die Funktionen der verschiedenen Organe über sich hinaus, so daß Freiheit entsteht.

Nun ist der entstehende Mensch bereit, Geist aufzunehmen. Dient dem die Lunge?

Die Lunge ist die Vorbedingung dafür, daß der Mensch wirklich irdisch werden kann. Würde sie fehlen, könnte der Mensch nicht auf der festen Erde stehen. Sie hat die Aufgabe, die feste Substanz wegzuatmen, damit der materielle Körper plastisch bleibt, damit sich der Mensch beweglich erhält, damit er Instrument des Geistes und der Seele werden kann.

Haben wir in den vier Organen eine Art leiblicher Spiegelung von Wesensgliedern – zur Leber gehört der Ätherleib, zur Niere der Astralleib, das Herz führt zum Geiste hin, und die Lunge ist ein geistiges Organ?

Besser setzen wir sie zu den vier Elementen in Beziehung. Der Mensch ist ja so gedacht, daß er auf der Erde mit den Elementen Erde, Wasser, Luft und Wärme leben kann – wobei diese Elemente eben als etwas Lebendiges gedacht werden sollen. Damit ihm dies möglich wird, braucht er die vier Hauptorgane.

Was entspricht dann wem?

Die Leber ermöglicht es dem Menschen, mit dem Wasser umzugehen, dieses Element zu beherrschen und zu beleben; dank der Niere durchdringt er die Luftregion, kann sie beseelen, beherrschen und sich einverleiben. Das Herz mit seinem rhythmischen Schlag bewirkt, daß der Mensch in das Räumliche und Zeitliche eintreten und daß er über den Kreislauf mit der Wärme umgehen kann.

Und die Lunge?

Sie sorgt dafür, daß der Mensch nicht fixiert wird wie die Pflanze, die noch keine oxydative Atmung hat, deren Atmung immer nur ansetzt, also substanzbildend wirkt. Die Lunge tut das Gegenteil, ihr Sinn ist die Ausatmung, die Wegbeförderung des Kohlenstoffes.

Das heißt: die Ausscheidung des Irdischen?

Die Ausscheidung des Irdischen, damit sich das menschliche Gerüst nicht zu stark verfestigt. Die Struktur eines organischen Stoffes wird durch den Kohlenstoff bestimmt. Kohlenstoff ist der Strukturstoff; was in der Kohle übrigbleibt, ist die Struktur der Pflanze.

Dank der Herz-Kreislauftätigkeit kann diese Struktur ständig weggeatmet werden. Der Blutkreislauf schickt die Wärme überall hin und dazu den Sauerstoff, der sich mit dem Irdischen, dem Kohlenstoff, verbindet und ihn wegreißen kann.

Die Leber ordnen Sie dem Wasser zu, die Niere der Luft, das Herz der Wärme, die Lunge der Erde. Sind diese Organe aus den zugehörigen Elementen verstehbar?

Nein, sie genügen noch nicht. Es ist zu berücksichtigen, daß die lebendige Substanz, welche die Leber produziert, schon in der Leber so organisiert sein muß, daß Seelisches darin Einzug halten kann. Aus dem Element des Wassers allein ist vielleicht die Leber des Fisches erklärbar, aber die menschliche Leber noch nicht.

Auch die menschliche Niere ist aus dem Element der Luft allein nicht zu begreifen – Luft würde höchstens genügen, um die Niere des Tieres verständlich zu machen –; die menschliche Niere ist eben daraufhin veranlagt, daß ein Geistiges sich der Seele bemächtigen kann.

Für das Tierherz gilt genau dasselbe. Herzen im Tierreich sind nicht so gebaut, daß sie Geistiges integrieren können. Wenn das möglich sein soll, muß der Blutkreislauf auf den Menschen hin umstrukturiert werden.

Wärme allein genügt nicht zur Erklärung des menschlichen Herzens – und Erde allein wohl auch nicht zum Verständnis der Lunge?

Nein. Zunächst ist einmal festzuhalten, daß sich die menschliche und die tierische Atmung grundlegend von der pflanzlichen Atmung abhebt.

Wie meinen Sie das?

Ohne die Sauerstoffatmung gibt es kein beseeltes Leben. Die Pflanze jedoch als lebendiges Wesen ohne inkarnierte Seele benötigt Kohlendioxydatmung.

Die menschliche Lunge ist für das Zusammenwirken mit dem Herzen organisiert. Diese Abstimmung beider Organe aufeinander ist die Voraussetzung dafür, daß Geistiges in den menschlichen Körper einziehen kann.

Bei der Leber, der Niere, dem Herzen, der Lunge des Menschen haben Sie gesagt, es komme noch etwas hinzu, was diese Organe vor den tierischen auszeichne. Was meinen Sie mit diesem Etwas, läßt sich das Plus noch deutlicher bezeichnen?

Am Beispiel der Leber erläutert, heißt das, daß dieses Organ, um menschliche Substanz, menschliche Eiweiße zu bilden, Phosphor aufnimmt. Phosphor ist ein Lichtträger, und Licht – das Wort macht das schon spürbar – ist auch ein Ich-Träger.

Indem der Phosphorprozeß die Leber menschlich ich-haft gestaltet, macht er es möglich, daß das Ich des Menschen, sein geistiges Prinzip in den Körper aufgenommen werden kann.

Charakteristikum der menschlichen Leber ist, daß der gesamte Leberstoffwechsel durch das Phosphor-Licht und -Ich dirigiert wird. Freilich kommen noch andere Prozesse hinzu.

Und Entsprechendes gilt auch für die anderen Organe?

Ja.

Weil damit nun spezifisch Menschliches angesprochen ist, frage ich in der gleichen Richtung weiter. Der Wechsel zwischen Wachen – richtigem Wachsein – und Schlafen ist ein typisch menschlicher Rhythmus. Wird die Funktion der erwähnten Organe durch diesen Rhythmus berührt, arbeiten sie im Wach- und im Schlafzustand unterschiedlich, oder bleibt ihre Arbeit zu jeder Zeit dieselbe?

Im Schlafzustand, bei dem sich Seele und Geist entfernen, greifen Herz- und Nierensystem nicht in gleicher Art ins Lebersystem und in den Physischen Leib ein wie im Wachzustand.

Nicht gleich: Heißt das weniger oder in anderer Weise?

Weniger.

Sie ziehen sich also ein Stück weit aus den physischen Funktionen zurück?

Stellvertretend für die eigene Seele und den eigenen Geist wirken im Schlaf die Weltenseele und der Weltengeist über Herz- und Nierensysteme in die Leber hinein.

Demnach bringt der Schlaf für Leber und Lunge eine Entlastung, zugleich aber auch eine Entfremdung, weil Weltenseele und Weltengeist dem Körper abnehmen, was sonst die eigene Seele und das Ich im menschlichen Körper besorgen?

Ja. Und zu viel Schlaf ist gesundheitsschädigend, weil sich die von den höheren Wesensgliedern verlassenen Organisationen Ätherleib und Physischer Leib nach den äußeren Naturgesetzen benehmen und nicht in der Zucht der Seele und des Geistes stehen.

Das heißt, der Physische Leib zerfällt wie eine geologische Materie, und der Ätherleib beginnt zu wuchern wie die Pflanzenwelt.

Zum erstenmal höre ich von den Gefahren des Schlafes.

Er verursacht die Trennung von den höheren Wesensteilen und ist der Urgrund der Krankheit. Seele und Geist erquicken sich im Jenseitigen, aber Physischer und Lebensleib leiden, weil sie den Anschluß ans Menschsein verlieren.

Der schlafende Mensch insgesamt wird pflanzenähnlich, er liefert sich den vegetativen Gesetzen aus.

Die Folge davon ist, daß sich der Stoffwechsel in der Leber schlagartig umkehrt; er ist ganz anders, wenn der Mensch wacht, als wenn er schläft.

Auch dieses Organ ändert seine Funktion?

Und damit wird erkennbar, daß Geist und Seele die Stoffwechselvorgänge dirigieren. Es ist nicht so, daß irgendwelche in den Stoffen liegende Zufallsgesetzmäßigkeiten den Stoffwechsel steuern, wie sich das der Chemiker vorstellt.

Es ist der Geist, der sich den Körper baut, um ein Wort Schillers auf die Physiologie zu übertragen.[50]

Der Dichter weiß es besser als der Naturwissenschafter.

Nachdem nun klargeworden ist, daß die vier Grundorgane die Elemente repräsentieren, steigt das Interesse für eine detailliertere Darstellung ihres Baus und ihrer Funktionen.

Beginnen wir mit der Leber! Der Substanz nach ist sie verdichtetes Licht, der Form nach ein zellulärer Haufen. Die Zelle spielt für die Leber eine große Rolle, weil sie ja die Bedingung dafür ist, daß das lebendige Ätherische sich der physischen Materie bemächtigen kann.

Die Zelle überhaupt ist ein Trick der Natur, der es gestattet, mit einer möglichst großen Oberfläche einen möglichst kleinen Inhalt zu umschließen.

So kann das Lebendige von außen auf möglichst großer Fläche einstrahlen, angreifen.

Ja. Die Leber ist vergleichbar mit der Pflanze, die nur Fläche, nur Blatt ist und so den Ätherkräften der Sonne ausgesetzt ist und diese aufnehmen kann.

Verdichtetes Licht!

Der Funktion nach ist die Leber die Pflanze im Menschen. Wie die Pflanze Zellulose aufbaut, bildet die Leber Stärke, humanes Glykogen. Umgekehrt kann sie wieder mit dem Zucker, dem abgebauten Glykogen, umgehen.

In diese Leberfunktion spielt nun der Galleprozeß hinein. Er bewirkt eine Umwandlung, eine Reifung des rein Vegetativen, des Wuchernden und Wachsenden, vergleichbar der Reifung des grün Wachsenden in der Pflanzenwelt zur Farbenpracht der Blüten und zur Verselbständigung der oft auch bunten Früchte.

Im Apfel stellt die Natur die Leber- und Gallenfunktion wunderbar dar. Der Apfel ist vergleichsweise die Leber; im Innern wird ein Darmsystem ausgebildet: das Apfelkernhaus. Es entsteht so, daß sich nach der Befruchtung ein Schlauch von Samen in den Fruchtknoten bohrt. Dann entsteht der neue Samen. Er ist dunkel und bitter, wie die Galle eben auch dunkel und bitter ist. Das gehört zur Reifung des Apfels.

Bewirkt demnach die Galle beziehungsweise der Bitterstoff eine Art Beseelung des rein Vegetativen?

Eine Beseelung wird noch nicht erreicht, aber eine Umgestaltung tritt ein, die es möglich macht, daß später Seelisches aufgenommen werden kann. Oder sagen wir es so: Es geschieht eine Metamorphosierung gegen das Seelische hin.

Bitteres macht den Ätherleib bereit, Astralisches zu integrieren. Das ist die Funktion aller Bitterstoffe in der Natur, eben auch des Bitteren im Apfelkern, welcher hier eine Öffnung für das Astralische schafft.

Die angemessene Formulierung wäre somit: Die Galle bringt das Vegetative des Lebensorganismus zum Blühen und zum Fruchten.

Die Galle schlägt die Bresche. Sie trägt einen Bewußtwerdungsprozeß ins Lebersystem hinein, und zwar durch einen leichten Abbau, durch Abbau des Blutes, und im Blut lebt das Ich.

Durch Abbau des Vegetativen wird ja immer Platz geschaffen für das Bewußte.

Dafür, daß die höheren Wesensglieder ins Leibliche Einzug halten können. Die Natur bedient sich dieses Tricks, um die Leber und den Leberstoffwechsel, das heißt den Kohlehydrat-, den Eiweiß- und den Fettstoffwechsel so umzugestalten, daß die höheren Wesensglieder eingreifen können.

Kommen wir weiter zur Niere!

Sie ist der Substanz nach ebenfalls komprimiertes Licht. Wie der mit Hilfe des Jupiters aufgehaltene Ätherstrom sich zur Leber bildet, wird der Lichtätherstrom, der in der Atmung durch Venuskräfte gestoppt wird, zur Niere.

Sie ist ein stark abgekapseltes Organ, und auch im Innern setzt sich das Prinzip der Kapselung fort. Es gibt dort so viele Organkapseln wie nirgends im Körper. Diese Glomeruli gleichen runden Kopfbildungen.

Wenn ich eine Niere aufschneide, fallen mir aber auch strahlige, von einem Zentrum ausgehende Bildungen auf, die Tubuli.

In der Niere entdecke ich also die Kopfbildung, in der die Dynamik des Nerven-/Sinnessystems tätig ist, und das Strahlende, Auflösende des Stoffwechselsystems.

Beides begegnet sich in diesem Organ?

Mit der Eigenheit, daß das rhythmische System hier fehlt. Das Nerven-/Sinnessystem trifft direkt auf das Stoffwechselsystem. Das Ich, das im Rhythmus lebt, der Rhythmus des Ichs, kann nicht eingreifen.

Das muß sich wohl auch in der Funktion bemerkbar machen?

Das Nierensystem besteht aus lauter Polarität. Ich rechne auch das Nebeneinander von Niere und Nebenniere dazu. Die Nebenniere scheidet Hormone ins Blut nach innen ab, die Niere Ballaststoffe mit dem Urin nach außen. Schließlich differenziert sich das Nierensystem im Urogenitalbereich zu männlichen und weiblichen Organen.

Die dem Element Luft verwandte Niere übernimmt die Dynamik der Luft, die sich in der Polarität Verdichtung – Verdünnung äußert.

Die Luft besteht zu siebzig Prozent aus Stickstoff. Ihn muß die Niere bei der Muskelbildung dem Körper eingliedern, den Stickstoff in die Eiweiße einbauen. Eiweiß ist Luft, und Luft ist zerfallenes Eiweiß.

Sie bringen die Geschlechtertrennung mit der Niere in Verbindung. Läßt sich das noch verdeutlichen?

Im Embryo sind beide Anlagen vorhanden, er ist ein Zwitter, männlich und weiblich. Ein männlicher Mensch entsteht so, daß die weibliche Anlage zurückgebildet wird und sich im gleichen Augenblick aus den weiblichen Kräften eine Hirnblase entwickelt. Umgekehrt schwindet bei der Frau die männliche Geschlechtsdisposition, aber diese sich zurückziehenden Kräfte bewirken bei ihr im Embryonalzustand eine männliche Hirnblase.

Männliche Kräfte erzeugen bei der Frau männlich geartete Hirnblasen, weibliche beim Mann wesentlich weibliche. Sind entsprechend beim ausgebildeten Menschen die Funktionen der Gehirne verschieden?

Die Frau ist später zyklisch im Unterleib, mondabhängig, aber im Denken kontinuierlich; sie kann also sofort auf das, was ihr aus der Umgebung, im Leben aktuell begegnet, reagieren. Der Mann, umgekehrt, ist im Unterleib kontinuierlich, die Samenproduktion verläuft stetig; dafür arbeitet er zyklisch im Kopf, seine Gebärkraft manifestiert sich hier. Er hat hier die schöpferischen Anlagen.

Heißt das, daß er im Denken eher zyklisch, rhythmisch tätig ist?

Er ist auch mondabhängig. Er nimmt ein Projekt in Angriff und führt es zu Ende, dann folgt ein nächstes.

Ja, in Phasen stellen sich neue Impulse ein.

Das verunmöglicht dem Mann zum Beispiel, sich im Denken kontinuierlich auf eine Lebenssituation einzulassen.

Ein Bild für den männlichen Denkvorgang findet sich in der griechischen Mythologie. Der Sage nach wird Pallas Athene, die streitbare Stadt-Göttin, aus dem Kopf des Zeus geboren.

Das ist der Geburtsakt des Mannes; was aus seinem Gehirn entspringt, ist dem Wesen nach weiblicher Natur, während aus dem Schoß der Frau das aktive, sprossende, drängende, dem Wesen nach männliche Leben hervorgeht.

Damit ist die polare Funktion der bis in die Sexualorgane reichenden Nierenzone deutlich geworden.

Im Nierensystem offenbaren sich Polaritäten, wie auch die Seele in Polaritäten lebt. Das wird im Verhalten sichtbar. Aggression und Zuneigung spielen beim Mann anders als bei der Frau.

Dieses unterschiedliche Wechselspiel steht in Zusammenhang mit der Hormonproduktion. In der Nebenniere entstehen Hormone, die aggressiv stimmen, Adrenaline, die sogenannten Fluchthormone, und andere, aufheiternde, die ein Hoch im Menschen erzeugen, die Kortisone. Das seelische Doppelgeschehen, das zwischen Sympathie und Antipathie, Hoch- und Tiefstimmungen, Öffnen und Abschließen usw. hin- und herpendelt, spiegelt sich in der Polarität der Nebennierenhormone.

Steigen wir von der Niere zum Herzen auf! Auch in diesem Organ ist ein Ein und Aus zu spüren, aber das ist sicher ein Rhythmus ganz anderer Art?

Im Nierensystem werden die Polaritäten ausgebildet. Das Herz und der Blutkreislauf ermöglichen die Überwindung dieser Polaritäten. Wenn der Mensch auf sein Herz hört, wird er frei von dem in der Niere verankerten Hin- und Hergeworfensein der Seele.

Das Herz vermenschlicht ihn also, macht ihn im wahrsten Sinne erst zum Menschen. So lange er dem Hin und Her seiner Stimmungen, dem Pendelschlag der Seele ausgesetzt ist, bleibt er noch ein unfreies Wesen, ist er noch nicht vollentwickelter Mensch.

Ja, und wieder müssen wir zuerst nach der Substanz fragen, aus der das Herz gebildet ist, die im Herzen pulsiert.

Der Materie nach ist es wieder verdichtetes Sonnenlicht, das in diesem Falle über die Eihäute im Embryo oder über die Sinnesorgane als Ätherströmung eindringt und in der Atmung aufgehalten wird.

Das Herz bildet sich aus dem Blut. Im werdenden Menschen strömt das Blut von der Peripherie ins Zentrum. In seiner Bewegung ist es etwas ganz Kosmisches. Das Blut bildet sich seine Gefäße selber, und diese Gefäße verdichten sich zu einem Herzen.

Das Herz ist der Ort, wo der Geist eingreifen und den Blutstrom aufstauen kann. Der Form nach ist das Herz ein Stauorgan, das aus der ganzen Bewegung des Kosmos herausgebildet wird.

Das Herz ist also keine Pumpe, sondern ein Stauorgan.

Ja, weil es die dem Blut aus dem Kosmos mitgeteilte Bewegung aufhält.

Wenn ich noch anknüpfe an das zur Form des Organs Gesagte, dann ist festzustellen, daß das Herz seiner Gestalt nach die Bewegung der Sonne übernimmt. Das ist eine Lemniskate, die sie im Weltraum beschreibt und die das ganze von ihr beherrschte Planetensystem mitmacht. Es wird von der Sonne auf diese Bahn mitgerissen.

Im Muskelsystem des Herzens, das spiralig bewegt ist, bilden sich ebenfalls kosmische Formen ab; es ist eigentlich Organ gewordenes Weltall. Die Struktur des Herzens kann ich nur verstehen, wenn ich die Bewegungen im Weltall im Bezug zur Erde zur Erklärung beiziehe.

Diese Bewegungen sind immer da, im Kosmos und im Blut, sie werden im Herzen nur aufgehalten. Von der bisherigen Vorstellung, das Herz rufe die Bewegung hervor, muß demnach abgerückt werden. Es verhält sich gerade umgekehrt: Das durch kosmische Kräfte bewegte Blut wird im Herzen wie in einem Knoten gestaut.

Ein Blick auf die Verhältnisse im Embryo bestätigt das. Das Blut zirkuliert, und plötzlich beginnt ein Gefäß – das spätere Herz – sich zusammenzuziehen, und der Blutstrom wird aufgehalten. Dieses Geschehen wird nur verständlich, wenn man sich fragt, im Hinblick worauf das Blut gestaut wird.

Ja, im Hinblick worauf?

Es ist das Einziehen des Todes, was wir beobachten. Etwas Bewegliches, Lebendiges wird abgetötet, und dieser Vorgang ermöglicht, daß Bewußtsein entsteht.

Lauteraarrothorn mit Unteraargletscher

Getreidefelder und Äcker sind der Stoffwechselpol des Organismus Erde, die Berge der Nervensinnespol. Wolken werden zu Schnee und Eis, das vom Gletscherthron zu Tale fließt. Die Milchstraße am Himmel nimmt im Gletscher ihren Fortgang.

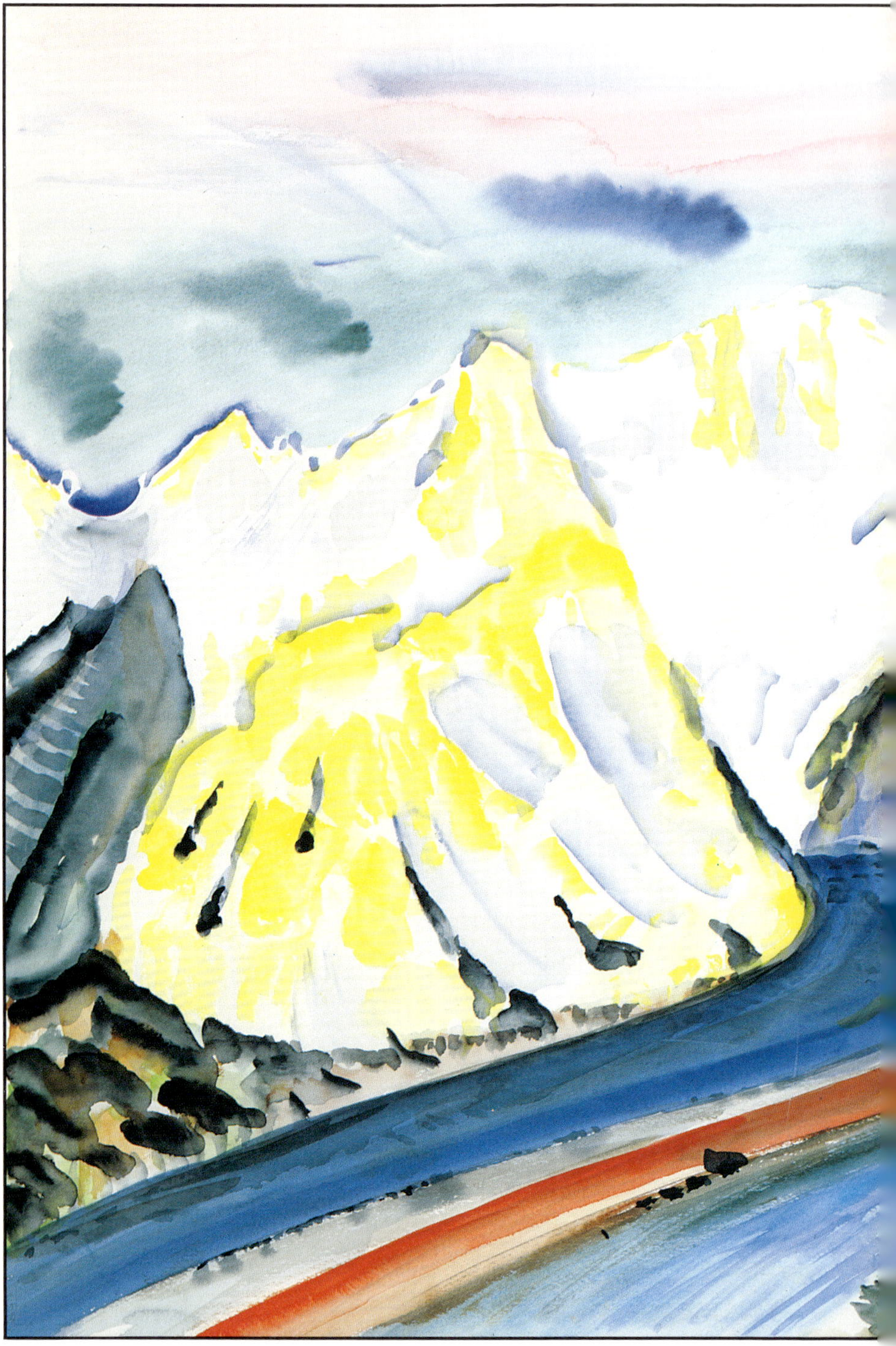

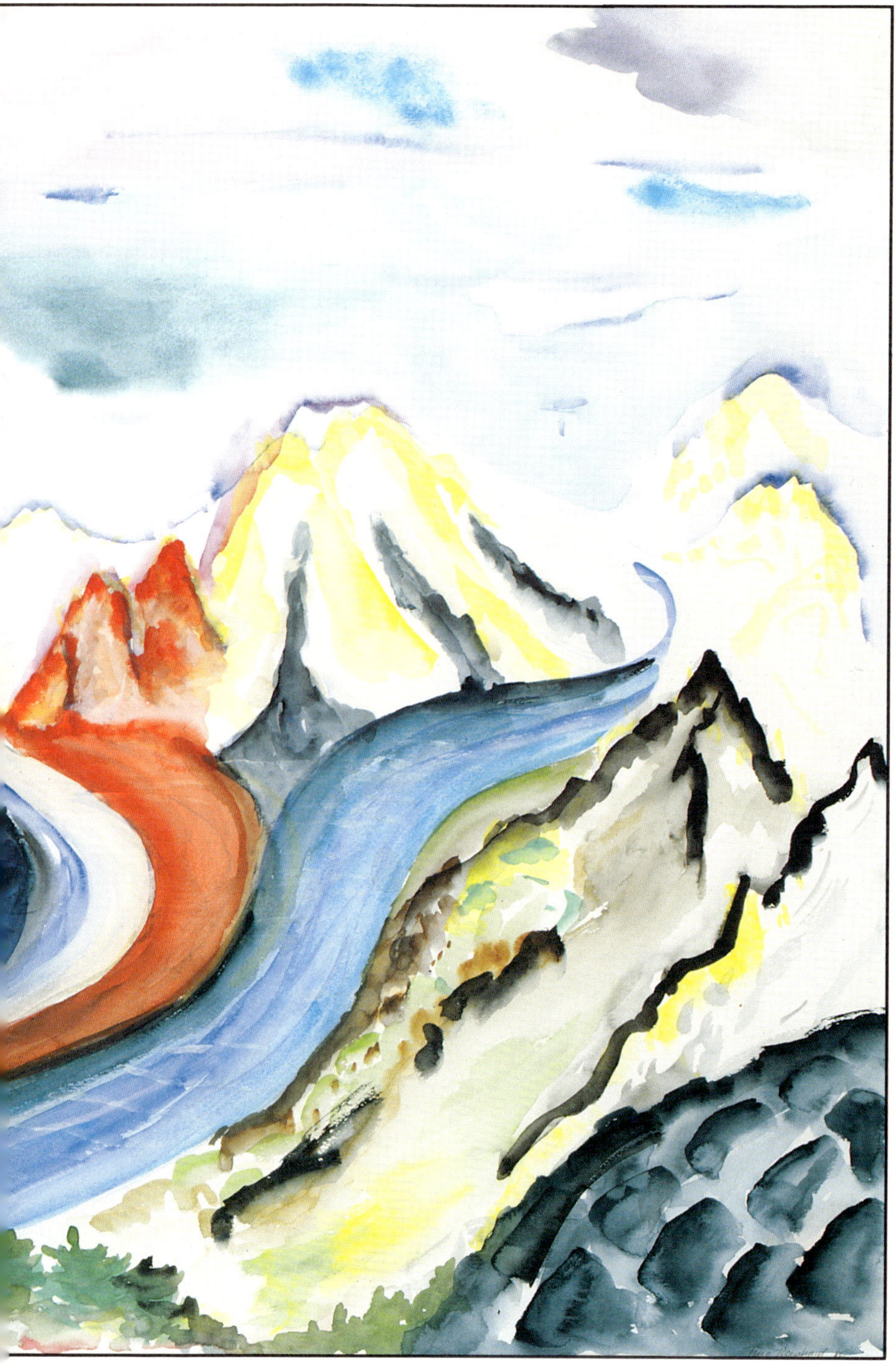

Wir stoßen wieder auf ein Zurücknehmen des rein Vegetativen, damit das Bewußtsein eingreifen kann. Diesen Vorgang bewirkt hier das Herz.

Damit erhält das Herz auch die Möglichkeit, die Zirkulation wahrzunehmen, das kosmische Einströmen des Blutes, den ganzen Rhythmus der Sternenwelt...

Ist es also auch Wahrnehmungsorgan?

Es ist Wahrnehmungsorgan für alles. Weil es die Bewegung aufhält, kann es auch das Tote, die Todesangst verspüren. Es ist ein Sinnesorgan, das, wie die Sonne, in der Mitte zwischen Erde und Kosmos steht.

Das ist auch für jeden Menschen gut erlebbar. Wenn das Fieber steigt, beginnt der Kreislauf zu dominieren, die Zirkulation intensiviert sich, und das Bewußtsein geht verloren. Man fühlt sich wie in Wolken über der Erde.

Man beginnt zu träumen, Phantasien zu haben; das Geistige löst sich vom Körper.

Und andererseits, wenn der Herzschlag bei einem Schrecken stockt, entsteht Angst im Menschen, weil das Herz den Tod gewahrt.

So ist das Herz ein Sinnesorgan, das alles zwischen Himmel und Erde vernehmen kann und weitervermittelt. Und das ist die eigentliche Herzfunktion: die Wahrnehmung der Planetenbewegungen, die Eingliederung dieser Rhythmen, vor allem auch des Rhythmus der Jahreszeiten und der Polarität von Wärme und Kälte, in den lebendigen Menschen.

Rhythmus haben wir in anderer Weise auch in der Lunge. Rudolf Steiner spricht nicht nur vom Herz-, sondern auch vom Lungen-

schlag und bringt diese Rhythmen bei der Beschreibung des mittleren, des seelischen Menschen sogar zusammen. Aber sicher folgt die Lunge einem anderen Rhythmus und ist auch der Substanz nach etwas verschieden.

Das Verhältnis des Lungen- zum Herzschlag beträgt beim gesunden Menschen 1:4; vier Herzschläge kommen auf einen Atemzug.

Was läßt sich aus diesem Verhältnis schließen?

Vier ist die Zahl der Erde.

Wir haben zum Beispiel vier Himmelsrichtungen.

Ja, und das Salz der Erde, das Kochsalz, kristallisiert kubisch, mit quadratischen Flächen. Der irdische Teufel hat auch vier Finger.

Hat Ahriman[51] *wirklich nur vier Finger?*

So wird der Erdenteufel auf Bildern gezeigt.

Ein Schneekristall, der hoch oben in der Atmosphäre entsteht, ist sechseckig; wenn er nach dem Fall zur Erde zuunterst in der Schneedecke zu liegen kommt, verwandelt er sich in einen viereckigen Becherkristall. Die Zahl vier ist mit der Erde verbunden, und die Lunge ist das Erdenorgan. Das Herz ist mit einem Venenkreuz an das Erdorgan Lunge genagelt; die vier Hauptgefäße bilden ein Kreuz.

Die Zahl 1:4 bedeutet also einen Schritt vom Kosmos zur Erde hin. Für das mehr kosmisch strukturierte Herz hat die Vierzahl keine Bedeutung. Die Viertelung – wie wir sie, von der Erde aus gesehen, auch in den Jahreszeiten haben – tritt erst ein, wenn Irdisches mit der Lunge eratmet wird.

Der Substanz nach ist die Lunge durch einen Merkurprozeß aufgestautes, verdichtetes Licht. Der Form nach ist sie eine Pflanze, ein ins Physische erstarrter Baum, der sich in den Lungenästen verzweigt. Der Funktion nach kehrt indessen die Lunge die Atmung des Baumes um.

Indem sie Kohlensäure ausstößt und Sauerstoff einatmet?

Das pflanzliche Prinzip stülpt sich in ihr um. Während beim Baum der Wuchs nach außen geht, ist die Lunge innen hohl, und die «Blätter» wachsen nach innen. Die Atmung ist auch umgekehrt, Sauerstoff wird eingeatmet, und Kohlendioxyd wird ausgeatmet.

Mit diesem Verfahren gelingt es der Natur, den menschlichen Körper zu erneuern. Wo der Sauerstoff durch den Kreislauf hingetragen wird, kann er das Kohlenstoffgerüst des Körpers wegreißen und in der Lunge wieder zur Ausscheidung bringen. Damit erstarrt der Mensch nicht wie die Pflanze, die ja wächst und sich verfestigt, sondern er erneuert sich.

Er atmet den alten Menschen aus und atmet ätherische Substanz für einen neuen ein.

Ja. Und durch diese vier Organe Leber, Niere, Herz und Lunge werden die Bedingungen erfüllt, die nötig sind, damit ein geistiges Wesen auf der Erde leben kann.

Mit ihrer besonderen Gestaltung und Funktion markieren sie auch die vier Ecken oder Windrichtungen des menschlichen Organismus.

Verläuft ihr Zusammenspiel in allen Fällen und immer gleich, oder gibt es im Verhältnis der Organe zueinander Schwankungen oder Unterschiede?

Es gibt tatsächlich Menschen, bei denen der Leberprozeß, andere, bei denen der Nierenprozeß, der Herz- oder der Lungenprozeß das Übergewicht hat.

Wie zeigt sich das?

Individuell ist es direkt im Astrogramm ablesbar, in welcher Weise ein Mensch von der Geburt her aus der Sternenwelt heraus konstituiert ist. Auch die verschiedenen Regionen der Erde als eines lebenden Organismus exponieren sich der Sternenwelt in verschiedener Weise. Entsprechend bildet sich zum Beispiel im Osten das Lebersystem besonders kräftig aus, was sowohl in der Körpergestaltung wie auch in unterschiedlichen psychischen Eigenschaften in Erscheinung tritt.

Sie meinen also, daß bei der gelben Rasse, den Mongolen, den Chinesen und Japanern, gemäß der besonderen Exposition ihres Erdteils unter dem Sternenhimmel die Leberfunktion ausgeprägter ist?

Nicht nur der Mensch, auch die ganze Erde ist dort leber- beziehungsweise wasserbetont. Im Osten wächst auch der Reis, er gehört so zu den Menschen wie ihre Hautfarbe und die Form ihrer Augen. Reis gedeiht im Wässerigen, und die Leber lenkt ja die Wasserfunktionen des Körpers.

Auch der Ceylon- und der Chinatee gedeihen im Fernen Osten.

Schwarztee ist ein Heilmittel gegen ein zu starkes Verfließen im Wasser. Mit seiner Fluordynamik bewirkt er, daß auch der wäßrige Mensch – dessen Lebenselement eben das Wasser ist – hart denken kann.

Die gelbe Rasse heißt nicht umsonst so. Die Haut dieser Menschen ist gelb oder wenigstens gelber als unsere. Man erinnert sich unwillkürlich an einen Gelbsüchtigen. Besteht da ein Zusammenhang?

Mir scheint es. Auch wenn im Blut biochemisch kein höherer Anteil an Bilirubin nachzuweisen ist, leuchtet doch dieser Glanz des Gelbsüchtigen aus der Haut der fernöstlichen Menschen.

Vielleicht ist es so, daß der leberbetonte Wassermensch im Orient, der eigentlich ein Phlegmatiker ist, stark durch die Galle angeregt werden muß.

Seelisch bedeutet also eine überstarke Funktion der Leber die Neigung zu einem etwas phlegmatischem Temperament?

Ja. – Es fällt auch auf, daß Europäer, die im Fernen Osten leben, oft gelbsüchtig werden. Die Leber des Europäers ist eben nicht so stark wie die des chinesischen Menschen. Es kann auch vorkommen, daß die Kinder eines europäischen Ehepaars, das im Osten ansässig ist, orientalische Züge annehmen, weil die starken Kräfte des Ostens den Menschen mitformen.

Lassen sich diese Einsichten auch auf die anderen Rassen übertragen? Herrschen bei der schwarzen, der roten, der weißen Rasse andere Grundorgane vor?

Blicken wir nach Westen, so stoßen wir auf die Indianer.

Sie zeigen auch ein bißchen mongolische Züge, haben jedoch eine ganz andere Ausprägung und eine rot-braune Haut.

Interessant ist die Beobachtung, daß mittelamerikanische Indianer hauptsächlich Mais essen.

Und Melancholiker sind!

Wir bemerken hier das Vorherrschen der Lungendynamik, eines saturnischen, erdverbundenen Verhaltens. Dem entsprechen auch die vielen Furchen in den Gesichtern der Indianerhäuptlinge.

Ja, charakteristisch sind diese ausgeprägten, lederartigen Gesichter.

Die Austrocknung und Auszehrung durch die irdische Dynamik sind ganz auffallend. Nicht zufällig rauchen Indianer auch die Friedenspfeife; Rauchen, wieder eine Sache des Lungensystems, spielt eine große Rolle.

Tabak und Tabakrauchen stammen ja aus Amerika.

Die Exposition des Erdteils gegen den Kosmos bewirkt eben, daß sich das Lungensystem besonders stark ausprägt und entsprechend die Möglichkeit, sich mit dem Irdischen zu verbinden. Das führt, in der heutigen Dynamik, im Westen zum Materialismus, das heißt zum Interesse an der Materie und ihrer Erforschung im materiellen physikalischen Sinn.

Im Süden finden wir sodann den schwarzen Menschen.

Wenn wir die Ferien im Süden verbringen, beschert uns die starke Sonne ja gern einen Sonnenbrand und braune Haut. Das bringt einen auf den Gedanken, daß bei der schwarzen Rasse, die durch viele Generationen, durch viele Jahrtausende, dieser starken Bestrahlung ausgesetzt war, der Sonnenbrand und die Bräunung erblich geworden sind. Die Überlegung ist wohl laienhaft, aber gewiß nicht ganz abwegig.

Der afrikanische Mensch lebt in der Sonne, wie der Löwe, ein Herztier, in der Sonne lebt. Sie gestattet in Afrika keine Jahreszeiten und verhindert, daß sich der Mensch an das Nerven-/

Sinnesgebiet, den Nordpol in sich, anfriert. Er lebt im Kreislauf, im Herzen. Im Vergleich zum Menschen im Norden bleibt im Neger das dort Gefrorene aufgetaut. Das dunkle, das blaue Blut des Engländers zeigt an, daß der Kreislauf ins Irdische, ins Dunkle gezogen ist, was zu einem starken Bewußtsein führt. Beim afrikanischen Menschen hat es sich nicht so stark mit der Erde verbunden und ist daher hellrot.

Und wie erklären Sie sich die schwarze Pigmentierung der Haut?

Sie entsteht durch eine Verschiebung des Pigments. Beim weißen Menschen steckt es in der Innenhaut, beim schwarzen wird es an die Peripherie geschoben. Der Vorgang wäre vielleicht mit der Nord-Süd-Polarität zu begründen. Ich kann mir sowohl eine Beziehung zur Sonne wie eine Beziehung der Buschmenschen zum Schatten der Urwälder vorstellen.

Beizufügen ist noch, daß ein Mensch, der sich im Blut nicht zu fest an die tieferen Wesensglieder Physischer Leib und Ätherleib bindet, dem sanguinischen Temperament zugehört. Das gilt individuell, bei der Charakterisierung der Menschenarten jedoch auch generell für die Schwarze Rasse. Sanguiniker sind fröhliche Menschen, die im Tanzen, in der Bewegung leben, in denen der Rhythmus, der Herzkreislauf – le sang: das Blut – stark mitschlägt.

Entsprechend ist die afrikanische Musik stark rhythmisierte, auf den Tanz ausgerichtete Musik.

Das rhythmische Element ergreift den ganzen Menschen.

Bei der weißen Rasse ist das wieder anders. Unsere Musik ist weniger rhythmisch. Das hat sicher auch mit der schon an der Hautfarbe erkennbaren anderen Wesensart des weißen Menschen zu tun.

Und vor allem mit den geographischen Verhältnissen. Konstitutionsbildend wirkt auch hier die besondere Exposition des Erdteils gegen den Sternenhimmel, aus der jene spezifischen kosmischen Rhythmen hervorgehen, die sich in der europäischen Bevölkerung inkarnieren.

Welches der vier Organe ist denn beim Europäer vorherrschend? Im Osten lebt der gelbe Mensch mit stark ausgeprägter Leberfunktion, eher ein Phlegmatiker, im Westen der kupferfarbene Indianer, mehr der Melancholie zuneigend, mit intensiver Lungenfunktion, im Süden haben wir den schwarzen, sanguinischen Afrikaner.

Welches Grundorgan ist beim Neger dominierend?

Das Nierensystem ...

... das ja stark mit dem seelischen Erleben zu tun hat.

Die Beherrschung des Luftorganismus kann sich auf sehr weite Bereiche erstrecken.

Bleibt also noch das Herz übrig. Sind wir Europäer denn Herzmenschen?

Ja, und wenn wir es nicht schaffen, die Herzkräfte ganz zu entwickeln und zu integrieren, bleiben wir im cholerischen Temperament stecken. Prinzipiell ist es wichtig, daß der Mensch letztlich nur als Individuum betrachtet werden kann.

Das Ich lebt ja im Blut, ebenso wie die Herzenskräfte im Blut leben. Galle ist Blutabbaustoff. Wenn es uns nicht gelingt, das Temperament zu beherrschen, es in Herzkräfte umzuwandeln, verharrt unser Ich in diesen Abbaustoffen, und statt Herzmenschen werden wir zu Ausbrüchen neigende Gallemenschen.

Der Mensch wird gallig. Ich möchte diesen Gedankengang noch einmal überblicken: Wenn der Mensch seine Herzenskräfte noch nicht ganz ausgebildet hat, lebt er mit seinem Ich noch in der Galle und ist cholerisch. Mit der Überwindung des cholerischen Temperaments verlegt er seine Ich-Kräfte in die Herzgegend, das Cholerische tritt zurück, und er wird zu dem, was ein Europäer der Idee nach sein müßte: ein Mensch des Herzens.

Ja. In diesem Zusammenhang ist noch einmal an die Aufgabe des Herzorgans zu erinnern. Das Blut wird im Herzen aufgehalten, erstirbt eigentlich im Herzen. Es muß wieder an die Peripherie, den Kosmos im Menschen zurückkehren, es muß wieder von kosmischen Kräften ernährt und getragen werden, so daß es wieder strömen kann. Es ist das Herz, das den Tod überwinden, das wieder ins geistige Leben hineinführen muß. Immer wenn ein Mensch aufgefordert ist, etwas Schweres, die Erdenschwere, schwere Gedanken oder Schicksalsschläge zu überwinden, braucht es die Herzkraft Mut.

Demnach wäre die weiße Rasse die Menschheit des Mutes, und tatsächlich hat der weiße Mann in den letzten Jahrhunderten dank besonderer kriegerischer Eigenschaften Mut bewiesen und Unruhe in die Welt hinausgetragen. Wir haben die Welt mit unserem Mut erobert, aber das ist offenbar nur der Keim einer Eigenschaft, die wir kultivieren sollten.

Davon bin ich auch überzeugt.

Im Osten kann der Mensch die Eigenschaft ausbilden, besondere Erkenntnisse und Fähigkeiten im Ätherischen zu erringen; aus dem Osten kommt die Weisheit. Im Westen ist ihm die Möglichkeit zu großen Errungenschaften im Physischen, im Erkennen des Materiellen gegeben. Im Süden gelingt es ihm besonders gut, sein seelisches Leben zu bereichern, seine Seele auszubilden. Bei uns hätte er von der geographischen

Situation her die Möglichkeit, die Herzkräfte so zu verstärken und zu kultivieren, daß der Mut in ein freiheitliches Ergreifen der Liebe einmünden könnte.

Der Mut lebte sich dann nicht in marsischer Weise nach außen durch Krieg aus, sondern würde in sich selbst, wie Sie es sagen, zu Freiheit und Liebe veredelt.

Auf diesen Auftrag hin ist vor allem der im Herzorganismus lebende Mensch ausgerichtet.

Der Mensch düngt die Heilpflanzen mit seiner Seele

Nach all dem, was bisher gesagt wurde, könnte man denken, daß man unheimlich viel wissen müsse, um den Menschen zu helfen, daß viel Wissen anzuhäufen sei. Das ist eigentlich nicht der Fall. Ein guter Heiler ist nicht der intellektuelle Mensch, der über ein großes Wissen verfügt; ein fähiger Heiler ist vielmehr ein Mensch, der seine Seele ausgebildet hat, der auf diese Weise die Fähigkeit erworben hat, die kranken Leute zu erfühlen, die Natur zu erfühlen, und der diese Qualitäten weiter ausbildet.

Da wird in unseren Gesprächen ein ganz neuer Ton angeschlagen. Sind irgendwelche neuen Erfahrungen hinzugekommen?

Sie spüren das richtig. Es sind neue Erfahrungen hinzugekommen, Begegnungen mit Leuten, die Heilkräfte haben. Das können einfache Leute sein ohne wissenschaftliche Belastung.

Wo sind Sie mit solchen Menschen in Kontakt gekommen, unter welchen Umständen?

In meiner Praxis habe ich immer mehr das Bedürfnis verspürt, mit Geistheilern zusammenzukommen. Das Leben hat nun auch solche Leute zu mir geführt, oder mich zu ihnen. Zu ähnlichen Erlebnissen bin ich kürzlich auch in Korsika gekommen. Ich habe mich in einem unberührten Dorf aufgehalten, wo die Natur ringsherum noch intakt ist. Dort können solche Seelenqualitäten erfahren werden.

Lebten in diesem Dorf Geistheiler?

Um solche Menschen persönlich kennenzulernen, war ich zu wenig lange dort. Ich bin aber überzeugt, daß sich vielerorts solche Leute aufhalten. Sie sind von der heutigen Medizin nicht erkannt und üben ihre Tätigkeit im stillen aus.

Braucht es dafür als Umgebung einen Rahmen, wie ihn dieses korsische Dorf bildet?

Nicht unbedingt. Ich möchte an diesem Beispiel jedoch zeigen, daß jedermann Heiler werden kann, daß jedermann die Fähigkeit in sich hat, die Heilmittel in der Natur zu erkennen und Heiler zu werden. Das Dorf und die Natur ringsherum können eben nicht nur mit dem Intellekt erfahren werden. In dieser harmonischen Situation gibt die Natur dem Menschen in Träumen viele ihrer Geheimnisse preis.

Was ist denn das Besondere dieses Dorfes? Darf ich seinen Namen wissen?

Es ist Pina, in der Nähe von Calvi.

Und was ist seine Besonderheit?

Korsika zeichnet sich dadurch aus, daß vom Strand am Meer aus seine Schneeberge gesehen werden können. Das ist am Mittelmeer eine ziemlich einmalige Situation. Es herrschen dort, möchte ich sagen, schweizerische Verhältnisse, aber mit Meer. Am Abhang dieser Berge sind zwischen den beiden Extremen Dörfer gelegen, in denen die gesamte Natur am Tag und im Traum erlebt werden kann.

So lebt Pina also im Gleichgewicht zwischen oben und unten, zwischen Meer und Schnee?

Und zwischen Wärme und Kälte; in diesem Mittelmeerklima hat auch der rauhe Wind Zutritt.

Ich kann es auch anders sagen: Diese Insel rührt in der Tagesbewegung der Erde wie die Schaufel eines riesigen Raddampfers in der Atmosphäre.

Das bewirkt die Meteora, das Wetter, dessen Gestaltung hier gut studiert werden kann. Die damit zusammenhängenden seelischen Erlebnisse können auf dieser Insel bei Tag und Nacht erträumt werden.

Das Eigentümliche an dem Dorfe ist, daß sich im Gleichgewicht der Natur eine besondere Kultur kundtut. Die Einwohner haben sich zum Beispiel die Instrumente, die sie spielen, alle selber gebaut, selber ein Klavier gebaut, selber eine Orgel gebaut, selber Lauten nachgebaut. Es gibt auch Maler, Töpfer, Bildhauer in diesem kleinen Dörfchen.

Sind das alles Einheimische?

Es sind alles einheimische Leute. Sie machen nicht nur eine alte Kultur nach, sondern erarbeiten auch ganz neue Impulse. Dieses Neue ist nur in diesem Gleichgewicht der Natur, auf diesem Balken einer schwebenden Ausgeglichenheit der Natur möglich. Das Herz dieses Dorfes kann sich wirklich auf Grund dieses Gleichgewichtes ausbilden.

Wie äußert sich das für den Arzt? Was gewinnt der Arzt daraus?

Der Arzt, wie jeder andere Mensch, kann dort im Traum eine merkwürdige Erfahrung machen. Im Tagesbewußtsein ist die Seele durch den Lebensleib mit dem Körper verbunden. Sie nimmt bei allfälligen Störungen, beispielsweise Beeinträchtigungen der Leber, diese Beschwerden im Körper wahr. Im Schlaf entfernt sie sich, geht mit diesem Defekterlebnis des Tages aus dem Körper weg in die Natur hinein und sucht sich draußen die Pflanze aus, welche genau in diesen Defekt der Seele hineinpaßt.

Wächst diese Pflanze denn dort?

Die zur Heilung benötigte Pflanze, das Mineral oder das Tier, ist oft dort vorhanden, wo das Leiden entstanden ist.

Die Seele erfährt also, daß in dieser Pflanze, diesem Mineral, diesem Tier die Heilkräfte stecken, die den eigenen Leib gesundmachen können?

Im Schlaf nimmt die defekte Seele die Heilmittel der vier Elemente Erde, Wasser, Luft und Wärme wahr. Wenn dann der Mensch erwacht, wenn sich die Seele wieder mit dem Körper vereinigt, kann es im Zwischenzustand des Traumes geschehen, daß sich das Heilmittel im Bewußtsein zu erkennen gibt.

Es ereignet sich keine Heilung im Schlaf, sondern das Heilmittel wird bewußt, und der wache Mensch kann es dann für sich anwenden?

Wenn man die Fähigkeit ausgebildet hat, seine Träume beim Aufwachen im Morgengrauen zu erleben und in den Tag hinüberzuretten, kann es eben eintreten, daß man erwacht und merkt: Aha, die Mariendistel ist das Heilmittel für meine Leber.

Wenn ich die Natur kenne, kann ich die Pflanze sogar mit ihrem Namen erfahren. Aus dem Vorgang wird erkennbar, wie in früheren Zeiten die Heilmittel gefunden wurden.

Es ist heute ja wirklich so, daß in chemischen Laboratorien Hunderte, Tausende von Versuchen, vielfach mit Versuchstieren, angestellt werden, mit denen ausprobiert wird, ob und wie ein Mittel wirkt. Sofort erhebt sich die Frage, wie denn im Mittelalter die Heilkraft pflanzlicher und anderer Stoffe festgestellt wurde. Meines Wissens wurde da nicht einfach probiert.

Sämtliche Naturheilmittel waren bekannt, bevor die Wissenschaft mit ihren Versuchstests sie zur Kenntnis nahm.

Der Mensch lernte sie kennen, wie das heute noch in Pina geschieht. Er erfuhr die Heilwirkung im Traum?

In Pina hat es nur eine kleine, selten befahrene Straße. Wenn Sie die Fenster öffnen, stehen hundert Schafe vor der Tür, die gemolken werden. Zur Morgenstunde kreisen die Krähen über den Schafen, und die Luft, die über das Urgestein von Korsika streicht, hat etwas Erlösendes.

Die Stimmung ist anders als über Kalkgestein. Kalk hat immer etwas Saugendes. Die gesunde Atmosphäre Korsikas, die auch nicht durch skurrile Gedanken einer Stadtbevölkerung verdorben ist – diese nicht nur äußerlich reine, sondern auch nicht durch Gedanken verschmutzte Luft eignet sich eben sehr gut, damit solche Träume nachvollzogen werden können.

Damit ist eigentlich auch gesagt, wie die Heilmittel, zum Beispiel als Umschläge oder Homöopathika, wirken.

Umschläge sind teils dadurch wirksam, daß der Mensch im Schlaf, in dem seine Seele ausfliegt, sich mit der im Umschlag wirkenden Weisheit verbindet. Wenn er wieder erwacht, trägt er diese Weisheit in den Stoffwechsel hinein, verbindet sie mit dem Körper, und der Mensch kann gesund werden, ohne daß ein Teilchen des im Umschlag enthaltenen Heilstoffes in ihn eindringt.

Man soll sich also nicht vorstellen, daß Umschläge, auch diese Umschlagtüchlein, die Sie selber entwickelt haben[52]*, direkt auf den Körper wirken. Beim Erwachen trägt vielmehr die Seele die geistige Qualität der darin enthaltenen Wirkstoffe in den Körper hinein, und diese geistigen Essenzen sind das Heilende.*

Sie strukturieren die Seele, und diese gesunde Struktur wird in den Ätherleib übertragen.

Auch die Homöopathie kann durch diese Einsicht besser verstanden werden. Als gutes Beispiel für eine Erklärung des

Simileprinzipes dient die Belladonna, jene Pflanze, die im Menschen das Auge vergiftet und es auch wieder heilen kann.

Geschieht die Heilung durch die homöopathische Verfeinerung und Potenzierung des Giftstoffes?

Ja. Damit sich die Wirkensweise verstehen läßt, muß das Simileprinzip erweitert werden. Es ist einzusehen, daß die Pflanze in der Natur genau das Gleiche tut wie im Menschen.

Nämlich?

Die Belladonna ist ein Augenbildeprozeß in der Natur.

Sie meinen, in ihr, der Tollkirsche, seien die gleichen Kräfte tätig wie jene, die unsere Augen bilden?

Ja, die Belladonna versucht, in der Pflanzenwelt Augen hervorzubringen. Wenn ich mich mit Belladonna vergifte, dann vergiftet sie vor allem das Auge. Den Prozeß, den sie selber hervorruft, blockiert sie im Menschen.

Dort wo er im Menschen stattfindet, sonst wirkt sie nirgendwo?

Wenn ein Bildhauer an einer Statue ein Auge meißelt und so nah an sein Werk heranrückt, daß er nicht mehr hämmern und meißeln kann, blockiert er seine eigene Arbeit. Durch solches Näherrücken blockiert die Belladonna genauso das Auge der Statue Mensch, und das heißt in diesem Fall Vergiften.

Was verändert sich bei der homöopathischen Wirkensweise?

Die Kräfte der Pflanze werden verdünnt, aufgelockert und in die dynamische Prozeßform zurückgeführt; auf diese Weise kann die Pflanze heilen.

Das heißt, die Belladonna wirkt in der homöopathischen Verdünnung und Verfeinerung so, daß sie sich in die gehörige Distanz zum Auge begibt und dann mit ihren Kräften wie der Bildhauer, der das Auge meißelt, so angreifen kann, daß das Auge eine wohltätige Wirkung spürt.

Die physische Präsenz des Bildhauers blockiert den Arbeitsprozeß. Wenn er weiter abrückt, so daß sein Geistiges, mit dem er arbeitet, wieder tätig werden kann, ist es ihm möglich, das Auge an der Statue weiterzugestalten.

Eine hochinteressante Erklärung, mit der Sie die Homöopathie verständlich machen. Lange hat man diese Heilmethode angewendet, ohne genau zu wissen, was in ihrem Wirkensprozeß vor sich geht. Man hat nur gewußt, daß *die Medikamente wirken.*

Solche Erfahrungen und Wahrheiten können in Korsika eben im Traum erlebt werden.

Ist darüber noch mehr zu erfahren?

Es gibt zwei Arten des Traums: den Flugtraum und den Alptraum. Der Flugtraum stellt sich ein, wenn der Mensch einschläft, die Seele sich aus dem Körper entfernt, leicht wird und beginnt, den Leib von außen anzusehen.

Am Morgen andererseits muß sich die Seele wieder in den Körper hineindrängen. Sie kommt unter Druck, und aus dieser Bedrängnis entsteht der Alptraum.

Die Seele wird durch den Körper wieder auf ihr irdisches Maß zusammengedrückt.

In gesteigerter Form kann das zur Epilepsie oder zu irgendwelchen Aufwachzuckungen oder Krampferscheinungen beim Erwachen führen.

In der Sage gibt es den Nachtmahr, das Toggeli und ähnliche Wesen, die dem Menschen nachts auf die Brust knien und ihm Angst machen.

Das sind Verbildlichungen der sich in den Körper hineindrängenden Seele.

Um die Träume verstehen zu können, muß man wissen, daß das Ich, mein Wesen, mit dem ich denke, sich in der Nacht aus dem Körper entfernt. Es sieht nun den Körper von außen an. Die Bilder, die sich dabei ergeben, werden mit den Bildern des Tagesbewußtseins verglichen, die sich dann einstellen, wenn ich mit dem Ich im Körper die Natur von außen anschaue.

Konkret ausgedrückt, heißt das: Ich sehe im Tagesbewußtsein eine Schlange. In der Nacht entferne ich mich mit Seele und Geist, kehre am Morgen mit den höheren Wesensgliedern in den Körper zurück, nehme die Wirbelsäule wahr, vergleiche sie mit der Natur außer mir und träume einen Schlangentraum.

Somit wäre die Schlange ein Wirbelsäulentier?

Ja. Ich möchte den Vorgang der Symbolbildung durch ein zweites, von Rudolf Steiner erwähntes Beispiel erläutern.

Ein Kind hat am Abend am Zaun gespielt, der den Garten umgibt. Am Morgen erwacht es mit einem Traum, in dem es einen Zaun sieht, bei dem der eine Pfahl vorhanden ist, der andere fehlt, einer wieder vorhanden ist, ein anderer wieder fehlt.

Was drückt sich in diesem Traum aus? Beim Erwachen ist sich das Kind mit der Zunge über die Zähne gefahren und hat bemerkt, daß ein Zahn da ist, ein anderer fehlt, wieder einer da ist, wieder einer fehlt. Dieses Erlebnis beim «Landen» im Körper hat das Kind mit seinen Eindrücken beim Spielen am Zaun zusammengebracht und dort das Bild für den Zustand seiner Zähne gefunden.

So läßt sich der Traum als ein objektiviertes Körpererlebnis erklären. Er zeigt Zustände, die sonst anders, zum Beispiel als Schmerz, oder gar nicht wahrgenommen würden. Die Zahnreihe wird als Zaun, die Wirbelsäule als Schlange gesehen.

Ja, die Schlange ist einfach eine Wirbelsäule mit zwei Filets, möchte ich sagen, mit zwei Rückenmuskulaturen, mit Augen und Drüsen. Die Verwandtschaft mit dem menschlichen Körper zeigt sich darin, daß Schlangengift bei Verspannungen der Rückenmuskeln und bei Wirbelsäulenschäden, die zusammen mit Augenschäden auftreten können, seine Wirkung tut, zum Beispiel bei Migräne, bei der halbseitige Sehausfallerscheinungen eintreten, zusammen mit Hormondrüsenstörungen, zusammen vielleicht noch mit Atemstörungen. Ein Schlangenpräparat wirkt bei den letztgenannten Beschwerden, weil die Schlange nur *eine* Lunge hat.

Hat sie nur eine Lunge?

Eine vollausgebildete Lunge.

Das sind Beispiele dafür, wie in einer intakten Umgebung in der Nacht im Traum das Heilmittel für irgendwelche Beschwerden erfahren werden kann. So habe ich beispielsweise auch im Traum gesehen, wie Wespen in den Mund eines in Pina anwesenden Patienten eingedrungen sind und ihn in die rechte Mandel gestochen haben. Mit dem Mann hatte ich am Tag zuvor ein Gespräch geführt. Als ich den Traum überdachte, kam ich zu der Überzeugung, daß die Wespe für ihn das richtige Heilmittel sei.

Für die rechte Mandel?

Ja. Ein ganz genaues Traumbild stand vor mir. Was tut die Wespe in der Natur? Sie löst Holz auf, sie kann Holz in Papier umwandeln, sie kann altes Verhocktes, z.B. vernarbte Mandeln, wieder aufnagen, wärmendes Feuer hineingeben, das auch Altes aufzulösen vermag. Ein Wespenpräparat ist ein Heilmittel für diesen Patienten. Ich habe ihm empfohlen, die Krankheit mit Vespa in homöpathischer Form anzugehen.

Hat Ihnen Korsika auch Erfahrungen in Zusammenhang mit den vier Hauptorganen gebracht?

Ja. Wie tut sich denn ein Lungenleiden, ein Leberleiden, ein Nierenleiden, ein Herzleiden im Menschen überhaupt kund?

Das erklärt sich sehr einfach. Im Gefühl Durst meldet sich ein kleines Krankwerden. Dabei wird sogleich auch das Heilmittel bewußt, nämlich Wasser. Wenn ich Durst hatte, stieg ich in früheren Jahren an den Bach hinunter, um zu trinken, und tue es auch jetzt noch. Der Bach verrät mir, wo die Leberheilpflanzen zu finden sind: am Wasser. Wir haben im letzten Gespräch gesehen, daß die Leber jenes Organ ist, das den Wasserorganismus steuert und beherrscht. Leberheilpflanzen sind Pflanzen, die mit dem lebenden Element Wasser umgehen können.

Sie gedeihen in den feuchten Zonen rund um das Dorf, wo die Mariendistel wächst, eines der allerbesten Leberheilmittel, mit dem es sogar gelingt, Vergiftungen durch den Knollenblätterpilz auszukurieren.

Durst ist der Ruf der Leber nach Heilung, nach dem Heilmittel Wasser, und Leberbeschwerden verlangen nach Pflanzen, die mit dem Wasserelement besonders gut umgehen können.

Genauso ist es. – Die Niere macht sich durch Lufthunger bemerkbar. Was tut das Kind, wenn es Hunger nach Luft hat? Ich kann mich zurückerinnern, wie es war, wenn ich das Bedürfnis nach mehr Luft verspürte, den Wunsch fühlte, Luft zu erleben. Ich kletterte auf einen Baum oder auf einen Felsen.

In Pina stieg ich auf den nahen Berg, um dort an den Gräten, den Kanten und an freistehenden Felsen das Erlebnis der Luft, die über das Meer strömt, ganz intensiv aufzunehmen. Die Befriedigung solchen Lufthungers tut sich im Gähnen kund.

Asthma ist ein Lufthunger, und ich würde Asthmatikern empfehlen, einen Baum zu besteigen. Der Baum ist ja wie eine Bodenerhebung, ist aufgestülpte Erde, die in die Luft ragt. Darüber kreisen die Vögel, darin sitzen die Vögel, die Luftwesen sind. Vögel gehören so zum Baum, wie Insekten eher zur Wiese gehören.

Sie sind also der Auffassung, daß ein solches Erlebnis des Baumes oder die Besteigung eines Berges eine günstige Wirkung auf das Asthma hätte?

Ja. Asthma ist eine Nierenkrankheit. Das wird deutlich, wenn man sich die einschlägigen Heilmittel der heutigen Medizin vergegenwärtigt. Es sind lauter Hormone der Nebenniere. Wenn sich der Mensch durch Streß, der von außen kommt, erschöpft, wird die rechte Niere in Mitleidenschaft gezogen. Wenn die linke Niere gestört ist, dann rührt das meist von einem inneren seelischen Problem her. Ein solcher Mensch kann große Erleichterung erfahren, wenn er zu Lufterlebnissen geführt wird, zum Beispiel als Wanderer oder Bergsteiger die Atmung belebt.

Und wachsen in Pina, um bei diesem Beispiel zu bleiben, auch besonders gegen das Asthma wirksame Pflanzen?

Als Asthmaheilpflanze findet man bei diesem Dorf den Stechginster; er blüht ringsherum gelb. Die Beziehung zur Niere offenbart sich an dem etwas urinartigen Geruch, der allerdings im Unterschied zum normalen Ginster etwas geläutert auftritt. Dieser Stechginster ist ein wunderbares Nierenheilmittel.

Weiter zu empfehlen sind der Schachtelhalm und das Labkraut, das Galium verum. Eine ganz wichtige Heilpflanze gegen Nierenleiden ist in der Schweiz die Goldrute. Das gelbe Labkraut und die Goldrute schwefeln eben die Niere, sie reinigen, entgiften sie.

Sind die Pflanzen stark schwefelhaltig?

Nein; aber im Gelb der Blüte wird die schwefelige Heildynamik sichtbar.

Im Dorf ist auch die Birke anwesend, ebenfalls ein Nierenheilmittel. Wenn diese Heilpflanzen verkohlt werden, wirken sie besonders noch in den Atemorganismus hinein, weil eben die Kohle mit der Luft umgehen kann.

Auch der Hauchechel, überhaupt auch alle dornigen, zusammengezogenen Sträucher, beispielsweise der Schlehdorn, zeigen im Wuchs eine Krampfdynamik an, wie sie bei den Asthma-Nierenleiden zum Krankheitsbild gehört, bei den Pflanzen in der Natur jedoch die gesunde Erscheinung ausmachen.

Das sind einige der wichtigsten Nierenheilpflanzen.

In Anknüpfung an unser letztes Gespräch frage ich auch nach der Lunge. Hat auch da der Aufenthalt in Korsika zu neuen Erkenntnissen geführt?

Wenn der Mensch Hunger verspürt, ist das eine Äußerung der Lunge. Sie als Erstorgan schreit nach irdischer Nahrung. Das befremdet im ersten Moment, wird aber verständlich, wenn man berücksichtigt, daß der Fettstoffwechsel in die Lunge hineinspielt. Durch Fett vor allem wird ja der Hunger gestillt.

Wenn jemand den Hunger nicht bemeistern kann, wenn er die Freßsucht bekommt, hängt das mit Lungenstörungen zusammen.

Hat diese moderne, heute zum mindesten stark in Erscheinung tretende Krankheit mit einem Lungenleiden zu tun?

Kann sein. Eine ähnliche Reaktion ist auch bei den sich entwöhnenden Rauchern zu beobachten. Wenn der Raucher aufhört, seiner Sucht zu frönen, nimmt er oft zu, weil er dann gewöhnlich zu fressen beginnt.

Bei Magersüchtigen liegt das Problem so, das sich der erst lebenshungrige Mensch nach allen Enttäuschungen vom Leben nicht mehr entschließen kann, sich richtig zu inkarnieren.

Ja, er will entschwinden.

Er will entschwinden, er will keine irdische Nahrung zu sich nehmen. Im Lebenslauf solcher Leute verhält es sich vielfach so, daß sie Bezugspersonen auf dieser Erde verloren haben. Eltern sind verstorben oder die liebste Lehrerin ist wegen eines Wechsels des Arbeitsplatzes aus dem Gesichtskreis getreten, die Freundin ist weggezogen oder verschieden. Wenn sich solche Begebenheiten häufen, hat der betroffene Mensch mehr Freunde im Jenseits als im Diesseits, und die abgeschiedenen Seelen rufen diesen Menschen in den Träumen zurück. Er kann sich nicht entschließen, sich richtig mit Eisen zu durchdringen, mit dem Marsimpuls, mit dem Willen, hier auf der Erde zu leben. Diese Eisen-Marsdynamik spielt eben in die Atmung, in die Lunge hinein.

Wie aber kommt es, daß sich Mager- und Fettsucht beim gleichen Menschen ablösen können?

Dieses Hin- und Hergeworfensein zeigt immer an, daß der Mensch ein Opfer der Seelendynamik ist. Das Gleichgewicht der Seele, worin der Keim des Geistes und des Ichs Wurzel schlagen kann, wird nicht erreicht. Das Ich, der Geist des Menschen, ist noch zu weit im Jenseits entfernt und hat ihn noch nicht richtig von oben durchdrungen.

... sodaß die Seele dem ihr eigenen Gesetz von Hin und Her, von Polaritäten gehorcht...

... von Affekten, von Sympathie und Antipathie, von der Getriebenheit. Wie das Tier ist dann der Mensch Opfer seines Triebes.

Inwiefern eignet sich nun Pina in Korsika als Erkenntnisquelle für die Behandlung einer solchen Krankheit?

Es ist gut möglich, daß sich ein Patient mit einem Lungenleiden ans Meer hingezogen fühlt, wo das Salz der Erde gelagert ist.

... und dort besonders stark in die Lunge hineinwirken kann.

Viele Lungenleiden gehen mit Salzstörungen einher, weil eben das Salz der Erde, das Salz des Bewußtseins, das Salz auch des Todes – mit dem die Lebensprozesse eingepökelt werden – mangelt. Diese Störung wirkt oft in Lungenleiden hinein. Sie kann mit Salz, mit potenziertem Meersalz geheilt werden.

Sie meinen homöopathisch aufgeschlossenes Meersalz?

Ja. Es ist auch besonders zu empfehlen, wenn Leute im eigenen Meer in ihnen nicht mehr zurechtkommen. Dieses eigene Meer ist das Blut mit seiner leicht salzigen Konsistenz, ähnlich der des Meeres. Das Meer des Blutes ist aber sehr stark belebt durch das lodernde Ich. Zwei Elemente kommen im Blut zusammen: das Feuer, das die Erde durchlodert. Wenn nun ein Mensch zwanghaft wird, wenn er sich mit seinen Gedanken einpökelt, wenn er die Ideen, das Leben nicht mehr ändern kann, dann hat in ihm die Salzdynamik überhand genommen, und sie blockiert die Lunge als Auflösungsorgan des Physischen.

Korsika steigt steil vom Niveau des Meeres zu den Höhen seiner Berge an.

In Polarität zum Meer steht das Urgestein der Insel mit den hohen Schneebergen, wo Silizium, ein wunderbares Lungenheilmittel, gefunden werden kann. Das ist die Kieselsäure, die sich auch in den Disteln findet.

... die sicherlich auf der Insel stark gedeihen?

... die dort wachsen. Silizium ist aber auch im Schachtelhalm und in all den Disteln mit ihren kieselsäurehaltigen Stacheln enthalten. Diese Pflanzen tragen wieder Elastizität und kosmische Kräfte ins Salzige hinein, als Polarität zum Salz der Erde. Kiesel und Salz sind Gegensätze. Kiesel kristallisiert sechseckig wie Bergkristall, Meersalz viereckig, kubisch.

Ein solch schönes Land, wie ich mir jetzt Korsika vorstelle, müßte auch seine starke Wirkung auf das Herz ausüben.

Wenn ich mich von der Wildnis her dem Dorf näherte, durchquerte ich verschiedene Heilmittelzonen.

Zuäußerst gediehen Heilpflanzen, die auf das Äußere des Menschen wirken, auf Organe, die mit der Peripherie, mit Ausscheidungen in die Außenwelt, mit der Einverleibung, das heißt mit dem Essen, verbunden sind. Je näher ich dem Kern des Dorfes kam, desto häufiger traten Rosen auf, Rosenblütler, Fruchtbäume. Es zeigten sich plötzlich auch Heilpflanzen fürs Herz. Es wuchsen Brennesseln, überhaupt Nesselarten – die dem Menschen ums Herz wachsen, wie Steiner es geschildert hat –; dazu gehören auch die Zitronenmelisse und das Leonurus cardiaca, das Herzgespann oder Herzheil.

Ganz im Zentrum des Dorfes fand ich Bilsenkraut, das Herzheilmittel Nummer 1, eine spezifische Heilpflanze für das rhythmische Herz. In diesem zentralen Wärmeorganismus, wo die Sonnenwärme der Natur durch die Menschenwärme abgelöst wird, bildet sich dieses rhythmisch gestaltete Nachtschattengewächs, das sich auch rhythmisch der Sonne zuneigt, sich wieder abwendet und sich wieder zuneigt, so wie das Blut von der Peripherie, vom Kosmos her ins Dunkle der Stockung im Herzen fließt und dann wieder der Sonne an der Peripherie zustrebt.

Die Heilmittel wachsen nicht einfach zufällig in der Mitte des Dorfes, sondern sie suchen den Menschen, oder der Mensch, der dort lebt, ermöglicht dem Bilsenkraut, bei ihm zu wachsen.

Ich glaube, mit dieser Auffassung kommen wir den Geheimnissen der Natur und ihrer Heilwirkung näher. Ich soll die Pflanzen, Minerale, Tiere nicht isoliert anschauen. Wenn ich sie betrachte, muß ich mir all die Wesen vorstellen, die sich ihnen nähern, die mit ihnen leben, alles muß ich einbeziehen, was sie umgibt.

Ich gebrauche da gern den Vergleich mit einer Tasse. Steht eine Tasse vor mir, versuche ich mir ein Bild von all den Leuten zu machen, die mit ihr verbunden sind, vom Töpfer, der daran tätig war, von all den Menschen, die mit ihren Lippen daraus getrunken haben. So bekomme ich die Vorstellung eines lebendigen Geschirrs.

In jenem Dorf ist mir auch aufgefallen, daß dort, wo die Kinder spielen, auch die Kinderheilpflanzen zu finden sind. Das sind die Ringelblumen. Wenn ein Kind eine Blume zeichnet, ist es eine Ringelblume. Diese margeritenähnliche orangefarbene Blume ist ein exzellentes Kinderheilmittel. Nebendran, wo die Mütter mit ihren Krampfadern herumstehen, gedeiht das himmelblaue Boretschkraut, das allerbeste Heilmittel für herumstehende Mütter.

Und ihre Krampfadern?

Und ihre Krampfadern! Wenn ich weiter in die geborgenen Winkel dieses Dorfes hineingesehen habe, habe ich blühende Mandel- und Pfirsichbäume bemerkt, und Mandelöl ist ja das beste Hautpflegemittel für Kinder.

Bis in die geborgensten Winkel finde ich die Schwangerschaftsheilkräuter und die Säuglingsheilkräuter, ganz geborgen in diesen Ecken der Mauern der Häuser.

Eine richtige Symbiose zwischen Pflanze und Mensch findet statt.

Ich könnte sagen: Der Mensch düngt die Heilpflanze mit seinem seelischen Herumgeflatter.

Es verhält sich also nicht so, daß der Mensch Pflanzen anbauen und dann irgendeinen Stoff als Dünger ausstreuen muß, sondern durch die starke seelische Kraft, die die Menschen in diesem abgelegenen Dorf noch haben, ermöglichen sie den Pflanzen, ihren Standort zu finden und auf gesunde Weise zu wachsen.

Da kommen wir einem Geheimnis näher, das in der Landwirtschaft wichtig ist.

Eine Herzheilpflanze ist sonnenabhängig. Sie ist darauf angewiesen, daß die Sonne sie bescheint. Die Sonne wirkt auch ins Herz hinein, das Herz ist inkarnierte Sonnenkraft. Da der Mensch also diese Sonne auch in sich hineingenommen hat, kann er mit dieser Planetenkraft aus dem Herzen heraus wieder die Umgebung düngen. Eine Pflanze kommt im Licht des menschlichen Herzens zum Gedeihen.

In der Landwirtschaft wird darauf geachtet, daß bei der Besorgung der Arbeiten die Konstellation der Planeten, von Mond, Sonne, Jupiter usw., richtig ist. Der Bauer aber, bei dem die Organkräfte richtig ausgebildet sind, hat selber eine Sonnen-Herzstrahlung, eine Jupiter-Leberstrahlung und wirkt mit der eigenen Kraft auf seine Pflanzen ein. Man sagt dann, er habe eben einen grünen Daumen.

Er braucht die an und für sich begrüßenswerten intellektuellen Überlegungen der biologisch-dynamischen Landwirtschaftsmethode gar nicht, er weiß von sich aus, was er zu tun hat.

Der heutige Mensch kann sich dank dieser eigenen Kräfte von den äußeren Regeln befreien. Er darf sich freilich in dieser Hinsicht nicht überschätzen. Aber mit starken Heilkräften ausgestattete Menschen können Samen in der Hand zum Keimen bringen.

Eine Zwischenfrage: Sind die Kräfte des Menschen in Pina, die sich so wohltätig auf den Pflanzenwuchs auswirken, Seelenkräfte oder sind das Ätherkräfte?

Das sind eher Ätherkräfte, die von den Organen ausstrahlen. Die Planetenkräfte sind Ätherkräfte. Sie wirken stark auf den Ätherleib ein.

Der Bauer, der im Einklang mit der Natur lebt, wird ganz sicher von selbst im richtigen Zeitpunkt säen, weil er innerlich die Qualität der Planeten spürt; er muß nicht unbedingt an einem äußeren Hilfsmittel die Sternstellung ablesen. Er wird bestimmt nicht bei falschem Mondstand säen wollen.

Dieser Einfluß des Menschen erklärt auch, warum Leute in einer Stadt mit stickigster Luft es zuwege bringen, daß in ihrer Wohnung viele Grünpflanzen wachsen. In der Wohnung ist es grün, und auf den Straßen sterben die Bäume. Diese Kraft des

Menschen ist nicht zu unterschätzen. Sie kann die Heilmittel durchaus auch ersetzen, besonders bei Kindern. Eine Mutter mit einem starken Ätherleib kann ein Kind oft zum Genesen bringen. Heilige mit einer starken Strahlung des Ätherleibes können das gesundheitliche Wohlbefinden günstig beeinflussen.

Mir ist jedoch auch aufgefallen, daß ganz primitive Menschen, seelisch unentwickelte Menschen, oft durch ihre Präsenz das Wachstum der Pflanzen stimulieren können. Meiner Erfahrung nach sind es nicht nur Menschen mit guten Herzkräften, die grüne Finger haben; auch Leute mit zurückgebliebenen Charaktereigenschaften, ja vielleicht mit verbrecherischen Anlagen, können auf das Wachstum von Pflanzen eine ganz starke Wirkung ausüben.

Wie erklären Sie sich das?

Sicher haben intellektuell tätige Leute nicht viele gesunde Pflanzen zu Hause, weil Geist und Intellekt abtötend wirken. Ein Mensch, der mit dem physischen Hirn denkt, hat eine stokkende Atmung, und die Luft vergiftet sich seelisch durch den Intellekt.

Andererseits kann ein unbewußter Mensch sehr starke Ätherkräfte haben, die, weil sie nicht unter der Kontrolle des Geistes stehen, vielleicht fehlschießen können in einer Handlung, die mehr oder weniger unbewußt stattgefunden hat, aber nicht intellektuell gestört war.

Also Intellekt schadet dem Pflanzenleben.

Und es sind nicht unbedingt moralische Kräfte, die Pflanzen zum Wachsen bringen?

Nein. Es braucht Ätherkräfte; je unverdorbener, je reiner sie sind, desto besser für die Vegetation.

Über die Betrachtung der Elemente Erde, Wasser, Luft sind wir zu diesen Fragen geführt worden.

Auch die Wärme hat uns etwas beschäftigt.

Wie aber tut sich das kund, wenn der Mensch im Element der Wärme gestört ist?

Er verspürt das Bedürfnis, an die Sonne zu gehen …

… zum Beispiel nach Korsika?

Ja. Wie der Leberkranke an den Bach läuft, um seinen Durst zu stillen, sucht der Wärmekranke, der Rheumatiker, die Sonne auf. Oder er wählt sich ein geborgenes Dorf aus, wo er sich an den Menschenherzen erwärmen kann. Das schmilzt das Rheuma ebenfalls ein.

Werden so die Herzkräfte gestärkt?

Herz-Kreislaufkräfte und Ich-Kräfte werden entwickelt, so daß das Blut wieder vom Geist durchlodert werden kann. Dieses Feuer löst alle Verhärtungen auf.

Als Kind bin ich selber ans Feuer gegangen, weil ich diese Wirkung gespürt habe. Und die chinesische Medizin behandelt ihre Patienten, bei denen mit Akupunktur nichts auszurichten ist, mit Moxibution.

Was ist das?

Bei diesem Verfahren wird Artemisia vulgaris, Gemeiner Beifuß, eine Wermutart – Wärme und Mut sind beides Herzeigenschaften! – an der Sonne getrocknet und in Zigarrenform über einem Akkupunkturpunkt abgeglimmt. Oder das aus dem Wermut gewonnene Pulver wird in Kegelform auf eine Ingwerscheibe gehäuft und ebenfalls über eine solche Körperstelle abgebrannt.

Ingwer ist eine wärmende, heizende Wurzel, die sehr intensiv Magenwärme und innere Wärme erzeugt. Ingwertee ist der stärkste energetische Wärmer, den man sich vorstellen kann.

An dieser Stelle gebe ich gleich ein kleines Rezept:

Frische Ingwerwurzel schälen, eine Knolle in drei Litern Wasser zwei bis vier Stunden kochen und täglich einen halben bis zu einem ganzen Liter schluckweise trinken.

Das regeneriert den Wärmeorganismus und schickt Energie auf den Meridian des Drei-Erwärmers.

Über einem Meridianpunkt wird das Wermutkraut auf einer Scheibe Ingwer verglüht?

Verglüht, verbrannt, ja. Dabei kann die Wärme durch den Akupunkturpunkt bis tief in den Körper eindringen. So können alle degenerativen Erkrankungen gemildert werden.

Das ist die wirksamste Methode; sie ist effektiver als Akupunktur. Sie ist auch bedeutend heilsamer als Elektro-Akupunktur, weil bei dieser moderneren Methode eine nicht von der Sonne gespendete Wärme verwendet wird.

Elektro-Akupunktur ist eine Verwestlichung der ursprünglichen chinesischen Heilmethode.

In einem Dorf wie Pina, das noch harmonisch in sich gegründet ist, gibt es Orte, wo die Kinder geboren werden, Orte, wo die Kinder spielen. Es gibt aber in der Nähe auch einen Friedhof, und dort wachsen Wärmepflanzen, Pflanzen, die mit der Wärme umgehen. Das sind die Zypressen. Schwarze Zypressen sind gleichsam ein Rauchgebilde, Flammen, die der Erde in den Himmel hinauf entsteigen. Sie helfen, den Wärmeorganismus des verstorbenen Menschen dem Himmel zuzuführen.

Böcklin malt diese Bäume ja auch auf der Toteninsel.

An dem Platze ist auch der Eukalyptusbaum zu finden, der Fieberbaum. Das ist ein Baum, der in der Wärme, in der Hitze lebt, der dem Geistigen des verstorbenen Menschen zu genügen weiß.

Wenn ich, auch hierzulande, die riesigen Friedhofbäume sehe, kommt mir ein Brauch der Germanen in den Sinn. Sie pflegten den Toten ein Samenkorn auf die Zunge zu legen.

Die riesigen Bäume sind nur möglich geworden durch die Ätherkräfte der verstorbenen Menschen.

Aus dem verwesenden Leichnam hat das Samenkorn zu sprießen begonnen; die Pflanze aus dem Leichnam oder über dem Leichnam ist gedüngt durch die Lebenskräfte eines Menschen. Durch solche verwehenden Ätherkräfte sind diese großen Bäume entstanden. Meinen Sie das so?

Ja, das ist richtig. Parallel dazu steht ein einheimischer Brauch. Die Plazenta der Mutter eines neugeborenen Kindes wird im Garten beim Geburtshaus vergraben und ein Rosenstrauch darauf gepflanzt.

Wo kommt das vor?

Ich berichte von meinem eigenen Erlebnisbereich. Die Plazenta meiner Großmutter wurde im Garten bestattet und darüber ein Rosenstrauch gesetzt. Dieser Strauch blüht seit vielen Jahren mit einer Kraft, wie sie sonst nirgends bei Rosen zu sehen ist. Dieser Brauch wurde auch in vielen anderen Familien gepflegt.

Das ist allerdings hochinteressant.

Sogar Alpenblumen werden durch die Ätherleiber der verstorbenen Menschen gedüngt.

Wir müssen demnach, um das Gesagte zu wiederholen und zu präzisieren, unser Weltbild insofern ergänzen, als zu sagen ist, daß die Pflanzen den Menschen für ihr Wachstum brauchen. Sie benötigen die Ätherkräfte des Menschen als Dünger, um selber wachsen zu können.

Der Mensch ernährt sich nicht nur von den Pflanzen, die Pflanzen ernähren sich auch vom Menschen.

Genau so ist das richtig. Wenn ich den Wald nicht mehr benötige, wird er sterben; wenn ich ein Kind nicht im Leben gebrauche, wird es verkümmern; wenn ich ein Haustier nicht in meinen Lebensraum einbeziehe, wird es leiden und krank werden.

Hier liegt wohl auch die tiefste Ursache des Waldsterbens?

Ja. Der Wald wird nur noch beobachtet, aber er ist für den Menschen nicht mehr lebensnotwendig.

Der Mensch erscheint der Pflanze und dem Tier als eine Art Gottheit. Diese Gottheit zieht sich zurück.

Sie entfernt sich, begibt sich weg.

Sie hat die von ihr abhängigen Wesen verlassen.

Also stirbt die Pflanzenwelt aus Trauer über den weggegangenen Gott!

So wie der Mensch abstirbt, wenn er von den lieben Angehörigen, oder von der Hoffnung oder vom Geist verlassen wird.

Nun interessiert mich als Wissenschaftler aber noch eine andere Frage: Warum blühen die Pflanzen?

Ich denke mir, daß Korsika den Augen auch ein Farbenmeer darbietet. Das Dorf, das Sie beschrieben haben, wird in der Blütenpracht auch zum Farberlebnis werden, das durch den blauen Himmel, das blaue Meer und die Berge noch gesteigert wird.

Die weißen Berge, das blaue Meer nimmt die Pflanze auf und fördert diese Schönheit durch die Blütenpracht von neuem zutage. Die Pflanze beginnt dann zu blühen, wenn sie von Seelischem umschwirrt ist. Wenn die wachsende Pflanze von Insekten umflattert ist, wird sie sogar berührt. Wo sie – in sichtbarer oder unsichtbarer Weise – von Seelischem berührt wird, wandelt sich das Wachstum; die Pflanze beginnt zu pubertieren, zu blühen.

Für das Wachstum braucht die Pflanze also Ätherkräfte, um zu blühen benötigt sie Seelenkräfte, Astralkräfte?

Ja, aber sie wird von der Seele nur berührt. Wenn die Seele in die Pflanze Einzug hielte, entstände ein Gift; denn die Pflanze ist nicht Gefäß für Seelisches, dieses Gefäß ist das Tier.

Man kann das auch umgekehrt sagen: Eine Pflanze wird dann giftig, wenn sie Seelisches in sich aufnimmt; denn sie ist nicht das Gefäß für Seelisches. Und ein Tier wird dann giftig, wenn es sich nicht mit Seelischem begnügt, wenn der Geist, der es nur umgeben sollte, ins Tier eindringt. Die Schlange, als Tier, ist nicht Gefäß für den Geist.

Darum bildet sie ein Gift?

Das Gift ist Substanz gewordener Geist. Sie muß es ausscheiden, um das Fremde zu bewältigen.

... um den unrechtmäßig in sie eingedrungenen Geist zu bemeistern.

Die Giftheilpflanzen sind eben Heilpflanzen, die – mit den Alkaloiden – Seelisches ausscheiden müssen, und darauf beruht ihre seelische Wirkung.

Die Pflanze wird farbig, weil sie von Seelen berührt wird; in der farbigen Blütenwelt werden die Seelen sichtbar, die Seelenaspekte.

Die Seelenqualitäten.

Ja, und wenn die Pflanze, die Blüte meditativ erfühlt wird, tritt einem aus jeder Blüte eine moralische Seelenqualität entgegen, die mit der Blüte verbunden ist.

Eine strahlende Margerite vermittelt ganz andere Seelenerlebnisse als eine Lilie, als eine Rose. Der Mensch wird von immer anderen Seelenqualitäten berührt. Sie richtig zusammenzubringen, ist das Geheimnis eines harmonischen Blumenstraußes.

Beim Gang über eine blühende Wiese kann man ja wirklich spüren, wie jede Blume ihre ganz besondere Qualität hat, und das Passende zusammenzubringen, ist eine wirkliche Kunst.

Ein Bukett ist ein Seelenstrauß – ein Strauß von Seelen, die überreicht werden.

Und wenn man ihn selber zusammenstellt, gibt man seine Seele dem anderen mit.

Bachblüten sind eine Therapie für die Seele, weil die Blumen die verschiedenen Seelenqualitäten der Menschen vermitteln können. Bachblütentherapie[53] ist eine in den letzten Jahren bekanntgewordene Therapie.

Eine ernstzunehmende Therapie?

Sie ist sehr wirksam. Im Unterschied zur Homöopathie beschleunigt sie jedoch keine Prozesse, weil ihre Wirkstoffe nicht potenziert sind.

Gut, aber lassen sich die Pflanzen, wenn man die gleiche Wirkung erzielen will, nicht auch anders als in der Verarbeitung der Bachblüten-Methode einsetzen?

Da möchte ich ein Erlebnis erzählen. In einem unberührten Walliserdorf erlitt ein Teilnehmer einer botanischen Exkursion beim Autofahren eine Nierenkolik. Statt für ihn an Ort und Stelle ein Heilmittel zu produzieren und es ihm zu verabreichen, habe ich es vorgezogen, den Mann in das Heilmittel hineinzusetzen. Mit einem Freund habe ich ihn zum Bach getragen, wo eine Birke wuchs, und ihn dort mitten in ein Schachtelhalmfeld gelegt. Schachtelhalm heilt die Nieren. Der lebendig wachsende Schachtelhalm kam direkt an die Nieren zu liegen. Die Koliken waren sofort verschwunden, der Patient schlief friedlich am Bach ein.

Man kann also nicht nur das Heilmittel zum Menschen bringen, der Mensch kann auch zum Heilmittel gebracht werden, und das wäre oft erwünscht.

Die Farben der Pflanzen enthalten seelische Qualitäten, und diese Farben wirken direkt auf den Menschen. Lassen sie sich in dieser direkten Wirkung auch zu therapeutischen Zwecken einsetzen?

Ein unverarbeitetes Naturerlebnis hat keine anhaltende Wirkung. Jeder Naturgenuß kann jedoch in einem kreativen Prozeß erarbeitet werden. So stellt sich die Frage: Wie benütze ich diese Erkenntnis in meiner Praxis?

Ja, wie wenden Sie Farben zu Heilzwecken an?

Das tue ich, indem ich die Leute zum Malen anrege oder sie auffordere, die Geräusche der Natur durch das Musikmachen zu integrieren.

Sogar Geräusche lassen sich therapeutisch verwerten?

Ich meine das Summen der Bienen, das Pfeifen der Vögel, den Wind, der durch die Bäume streicht...

Das Murmeln des Wassers ...

... und das Singen des Menschen in dieser Natur. Diese Erlebnisse sind heilend, wenn sie eben vom Menschen in der Reproduktion neu geschaffen werden.

Eine passive Farbtherapie reicht nie an eine aktive heran. Wenn ich selber Bilder male, versuche ich mit dem ersten Bild irgendetwas auszusagen. Kaum habe ich es gemalt, leuchten in mir, wenn ich mich hinlege, innere Bilder mit sehr starken Farben auf, so daß ich in der Nacht gleich wieder aufstehe und weitermale. In der Nacht erlebe ich innerlich sehr starke Farbbilder, und die versuche ich dann zu Papier zu bringen. Je mehr ich male, desto mehr innerliche Bilder ergeben sich.

Das heißt, ich kann den inneren Farb- und Lichtorganismus durch das Malen anregen.

Und das wirkt auch heilend?

Licht macht leicht und licht ums Herz. Es stärkt den Lichtorganismus und bewirkt, daß der Mensch nicht depressiv wird.

Natürlich kann ich auch mit Dunkelheiten malen. Auch sie können heilend sein.

Licht übt offensichtlich eine seelische Wirkung aus?

Es hat vor allem eine seelische Wirkung, die sich differenziert je nach dem Charakter und dem Lichtgehalt der einwirkenden Farbe.

In einem Bild treten verschiedene Farben zusammen, also vereinigen sich darin auch verschiedene Kräfte.

Ich möchte an dieser Stelle einmal erwähnen, wie die einzelnen Farben seelisch wirken.

Wichtig ist zu erkennen, daß Licht eigentlich unsichtbar ist. Erst wenn es auf die Materie aufprallt, wird es wahrnehmbar, und in der Auseinandersetzung mit der Materie entstehen auch die Farben.

Wenn ich irgendwo Grün bemerke, dann begegne ich dem Lebendigen; wird eine Pflanze braun, dann zieht sich das Leben zurück. Grün ist also das Bild des Lebendigen im Physischen.

Wenn ich Rosa sehe, das Rosa der Babyhaut, das Rosa der Mandelblüte, fühle ich, daß sich dort Seelisches im Lebendigen spiegelt. Das Bild des Seelischen im Lebendigen ist Rosa.

Nehme ich Weiß wahr, eine weiße Wolke, weißen Schnee, dann weiß ich – das Wortspiel kommt nicht von ungefähr – das ist das Licht der Sonne, der Geist, welcher sich in der Wolke, in der Luft, im Seelischen abbildet.

Rot ist das Blut und das Geranium und die Rose. Darin zeigt sich die Strahlkraft des Lebens. Wenn ich irgendwo Rot sehe, strahlt mich direkt das Quellende, das Leben an.

Welchen Unterschied machen Sie denn zwischen Rot und Grün? Grün ist auch das Leben.

Grün ist das Abbild des Lebendigen im Physischen, es ist der Schattenwurf des Lebendigen in das Physische. Rot ist die direkte Strahlkraft des Lebendigen, wie Blau die Strahlkraft des Seelischen ist. Im blauen Himmel strahlt mich Seelisches an.

Und wenn Sie mich fragen: Haben Sie schon einmal Geist gesehen?, kann ich antworten: Selbstverständlich, jedermann kann Geist bemerken, das ist Gelb. Das Gelb der Sonne, die direkte Leucht- und Strahlkraft der Sonne, ist Geist.

Auch im Huflattich und im Löwenzahn strahlt einem das Gelb der Sonne, strahlt einem der Geist entgegen.

Ja, und ich brauche nur die Knospe einer Blume aufzureißen und dann zu fragen, was mir da entgegenkommt. Ist es Gelb und Weiß, dann weiß ich, da ist Geist am Werk; ist es Blau, bin ich der Seele auf der Spur, die am Werk ist. Und wenn es mir rot entgegenleuchtet, sind die Lebenskräfte am Werk.

Wenn der Mensch vor Ärger grün wird, hat er seinen Geist und seine Seele so herausgeschockt, daß er pflanzlich geworden ist. Die höheren Wesensglieder haben sich entfernt, er wird gleich ohnmächtig: Seele und Geist sind weg, die ihn rosa färben würden. Damit ergibt sich aus den Farben eine genaue Diagnostik, die feststellen kann, wie sich im Menschen Geist und Seele mit Ätherleib und Physischem Leib durchdringen.

Sie meinen, daß sich ein Mensch schon durch das Aussehen diagnostizieren läßt?

Schon durch das Aussehen! Wenn ein Mensch, zum Beispiel bei einem Examen, kreidebleich ist, wurde er vom Geist so ausgepreßt, daß alle Lebenskräfte, die die rote Strahlkraft der Haut ausmachen, sich entfernt haben; der Geist wirkt dann direkt auf das Physische ein. Es steht nur noch ein geistergriffener Physischer Leib vor uns; er ist schneeweiß wie die Asche.

Umgekehrt ist Schwarz das Bild des Physischen im Geistigen. Schaue ich ein Objekt gegen die Sonne an, ist es schwarz. Vor dem Hintergrund des Geistigen, der Sonne, erscheint die Materie schwarz.

Sie wirft mir dann ja auch ihren Schatten entgegen.

Der schwarze Tod und die Kohle sind eben ein Bild des Geistigen. Wenn ich eine Pflanze oder einen Knochen verkohle, habe ich die geistige Struktur des Physischen vor mir, die im Lichte des Geistes gesehen wird.

So läßt sich wohl auch das Erlebnis von Tod und Leben verstehen. Völker, die sich mehr mit dem Jenseits verbunden fühlen wie die Chinesen, feiern die Beerdigung in Weiß; Leute, die sich eher dem Irdischen verbunden wissen, empfinden den Verlust schmerzlich und kleiden sich schwarz.

Ich weiß, daß die anthroposophische Medizin in den Spitälern und die Pädagogik in den Schulen mit Absicht Farben einsetzen, um bestimmte Wirkungen zu erreichen. Was sagen Sie dazu?

Das Farberlebnis tritt in zwei Qualitäten auf. Es gibt das Strahlende der hellen Farben wie des Gelben und das Saugende der dunklen Farben, der Dunkelheit. Rot kommt auf einen zu; trage ich eine rote Windjacke, tue ich nicht gut daran, auf eine Wiese zu gehen, wo ein Muni (ein Stier) weidet.

Ja, Rot ist eine aggressive Farbe.

Sie tötet das Blut. Beim Anblick des Roten geht das Blut im Auge des Tieres zugrunde. Steiner schreibt auch, daß sich das Blut zersetzt und das Tier sich durch das Rot angegriffen fühlt.

Auch in der Malerei kommt die rote Farbe auf einen zu.

Im Blauen entweicht man, Blau saugt die Seele weg, man kann sich erholen, erhält Raum. Das sind die therapeutischen Effekte, wenn ich mich in einem roten oder einem blauen Zimmer aufhalte.

Was geschieht da weiter?

Im blauen Zimmer wird die Seele befreit, und der Mensch lockert sein Denken. Im roten wird er bedrängt, bis in den Stoffwechsel hinein, er versinkt in seinem Stoffwechsel; diese Wirkung hat auch die Schummerstimmung in der Bar.

Durch aufgetragene Farben, in therapeutischen Zimmern, in der Malerei, wird dem räumlichen Licht eigentlich eine Dimension weggenommen.

Ja, die Malerei ist zweidimensional.

Dafür wird Rot und Blau aufgetragen, seelisch etwas hinzugefügt, etwas das auf einen zukommt, etwas das saugt.

Seelisch wird wieder ein Raum geschaffen ...

Ja, und dieser Raum ermöglicht dem Menschen eben, sozusagen in eine jenseitige Dimension hineinzutreten. Das ist die therapeutische Wirkung: Durch die Farbe wird eine räumliche Dimension weggenommen, aber eine seelische kreiert.

Im Tonerlebnis wird dieser Vorgang noch weitergeführt. Die zweite Dimension verschwindet – eine Saite ist nur noch eindimensional – dafür ergibt sich im Seelischen noch mehr Raum, die Tonwelt erschließt sich. Der Mensch ist um eine Stufe mehr befreit, und kann sich in der geistigen Welt desto mehr erholen.

Wie erklären Sie sich, daß in der anthroposophischen Pädagogik beispielsweise cholerische Kinder von der Übermacht ihres Temperaments befreit werden, indem man sie in aggressive Farben kleidet?

Kommt ein Kind immer stürmisch auf mich zu, ziehe ich es rot an, kleide es in die Farbe Rot, die stürmisch auf mich eindringt, und dadurch kann das Kind ruhiger werden.

Es wird homöopathisch gezähmt.

Durch die rote Farbe wird die Gegenkraft aktiviert?

Die Kinder müssen sich nicht mehr innerlich so bemerkbar machen, weil sie durch die Kleidung schon äußerlich auffallen.

Und in dieser Situation können sich die mehr besinnlichen Gegenkräfte aufbauen?

Ja. – In der Farbtherapie ereignet sich, was das Aktivieren des Gegenteiligen angeht, ein ähnlicher Vorgang. Ich versuche die Komplementärfarbe Grün zu stimulieren, also projiziere ich Rot an die Wand.

Mit einem Projektionsapparat?

Mit einem Projektionsapparat. Ich lösche das Bild aus und versuche nun aktiv, durch inneres Sehen, die Gegenfarbe Grün möglichst lange in mir zu erhalten.

Tun Sie das auch mit Patienten?

Ja. Das Verfahren stärkt den inneren Lichtorganismus. An mir spüre ich das selber. Nach einiger Zeit, nach einer Woche Übung, werden die betrachteten Farben viel ätherischer und leuchtender. Allerdings ziehe ich das Malen vor; im aktiven Tun wird die Farbe mehr vom Willen erfaßt und kann in die Tätigkeit einfließen.

Sie wird nicht nur angeschaut, sondern mit der Hand, mit dem Körper erlebt und zieht so viel stärker in den Menschen ein.

Der Unterschied ist vergleichbar mit Musik hören und Musik machen …

… ist der von selber tun und mit sich geschehen lassen.

Aus Lehm entstehen nicht von selbst Töpfe

In Korsika habe ich auf einem Berg gesessen, dem St. Angelo, und in die Tiefe hinuntergeblickt. Da sind mir zwei Arten von Straßen und Wegen aufgefallen. An der Küste der Insel gibt es die gerade, neue, moderne Straße, und es gibt andererseits die gewachsenen, geschlungenen Wege, die den Berghang hinaufführen.

Welchen Unterschied wollen Sie damit ausdrücken?

Ich habe mir überlegt, was aus der Kraft der Insel selber gewachsen ist, und bemerkt, daß die geraden Straßen nicht aus ihren Kräften entstehen können. Um die gerade Straße zu bauen, muß man den Umweg zum Festland machen, um von dort die Technologie für den Bau heranholen zu können.

Und die gewachsenen Wege, meinen Sie, seien aus den Kräften dieser Landschaft und der Menschen bezogen, die hier angesiedelt sind?

Damit stellt sich für mich die Frage: Welches ist eigentlich der kürzeste Weg zwischen zwei Punkten?

Das hat sich schon Lessing, der Aufklärer, gefragt. Gescheiter als all die Rationalisten seiner Zeit, hat er mit seinem Denken das platte Zweckdenken seiner Epoche und jeglicher bloßen Nützlichkeitshaltung durchschaut und ist zur Erkenntnis durchgestoßen: «Es ist nicht wahr, daß die kürzeste Linie immer die gerade ist.»[55]

Genau das meine ich. Exakt die gleiche Perspektive eröffnet sich auch dem Bergsteiger, der versucht, in direkter Route durch die Wand zum Gipfel zu steigen. Das ist der schwierigste und der längste Weg.

Diese geometrisch kürzeste Strecke beansprucht für die Überwindung die meiste Kraft und oft auch die längste Zeit und ist darum die unbequemste und unergiebigste?

Ja. Und in der Medizin verhält es sich auch so. Die direkte Weise, ein Bakterium oder ein Virus zu bekämpfen, ist die aufwendigste und die schwierigste; sie zerstört am meisten – wie der direkte Straßenbau.

Wenn ich mir das hinter diesem falschen Denken wirkende Schema der Logik überlege, komme ich zur Vorstellungsweise des Schützen. Der Schütze will sein Ziel in gerader Sichtlinie erreichen – und vernichten.

Es drängt sich wirklich auf, die Grundlagen der Medizinwissenschaft – und das sind die sogenannten exakten Wissenschaften Mathematik, Geometrie, Physik, Chemie und naturkundliche Disziplinen wie Geologie und Astronomie – einmal genauer unter die Lupe zu nehmen und zu fragen: Stimmen denn eigentlich ihre Axiome, zum Beispiel die Axiome der Mathematik?

Stimmen die im voraus anerkannten Grundsätze, die der Wissenschaftler mitbringt und auf die Natur anwendet?

Er will die Realität erklären und geht dabei von gewissen Voraussetzungen, eben den Axiomen, aus, in unserem Falle vom ersten Axiom der euklidischen Geometrie, das besagt: Die kürzeste Verbindung zwischen zwei Punkten ist eine Gerade.

Das überträgt der Arzt, aber zum Beispiel auch der Ingenieur, der Straßenbauer, der Verkehrsfachmann auf die Natur.

Als Homöopath weiß ich, daß der Prozeß, der zu einem Medikament führt, das Wesentliche ist und nicht der Wirkstoff. Es ist die Kraft, die aus dem Stoff herauszulösen ist. Sie bewirkt denselben Prozeß, der zum Beispiel einen Bergkristall entstehen läßt.

Das verstehe ich nicht ganz.

Ein Bergkristall entsteht dadurch, daß unsichtbare, geistige Formkräfte das Kieselgel klären, ausformen und härten. Die Wirkung des Bergkristalls, homöopathisch als Heilmittel angewendet, ist die, daß er das Gewebe des Menschen formt, läutert und festigt. Bei Tendenz zu Eiter- und Geschwürbildung kann man darum Bergkristall verabreichen.

Bergkristall, der also das Irdische zum Idealen aufhellt, so daß es seine ganz reine Gesetzlichkeit ausspricht, setzt seine Wirksamkeit im Körper so fort, daß es ihn klärt und formt?

So verhält es sich wirklich. Dieses Beispiel belegt, daß wir nicht Axiome postulieren können; wir müssen sie tun. Versuchen Sie, eine gerade Linie zwischen zwei Punkten zu legen!

Bitte erklären Sie das noch besser!

Wenn ich in Korsika eine gerade Straße – auch durch die Felsen hindurch – ziehen will, brauche ich sehr starke Maschinen, die von Frankreich kommen. Ich benötige auch ein Lasergerät, um mit einem Richtstrahl eine Gerade zu erhalten. Der Physiker behauptet, ein Laserstrahl verwirkliche die Gerade, aber er ist selber genötigt, eine Wellennatur des Strahles anzunehmen. Das heißt, daß gerade wieder nicht gerade ist. Auch bei einem Röntgenstrahl sieht sich der Physiker genötigt, zur Erklärung irgendwelche nichtgeradlinigen Vorstellungen beizuziehen. Eine gerade Linie zwischen zwei Punkten gibt es also auf der Welt gar nicht.

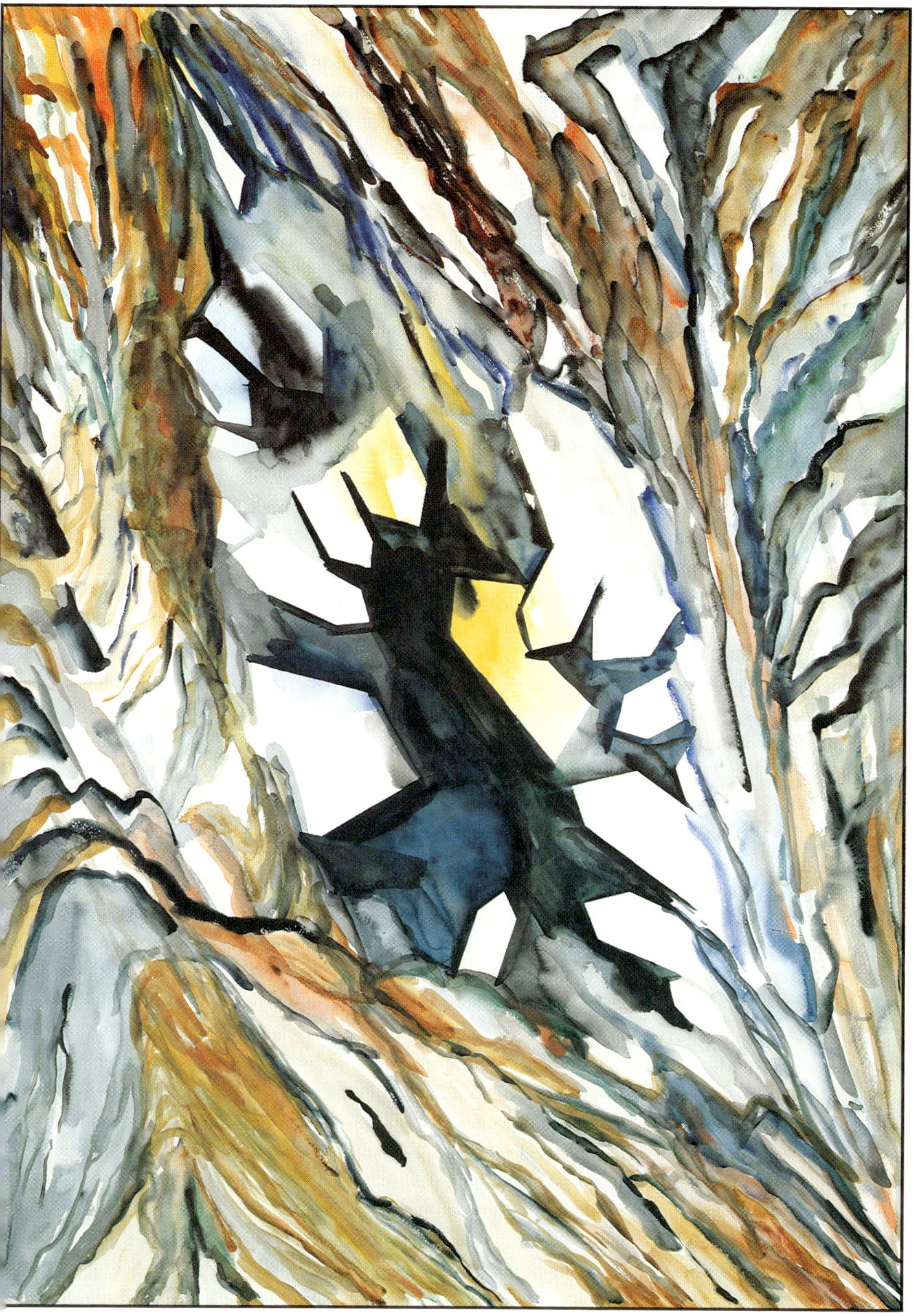

Kristallhöhle

Quarz, Fluorit, Calzit und Glimmer sind Hauptmineralien einer Kristallhöhle. Sie enthalten Kiesel, Fluor, Kalk und Magnesium, die Stoffe für die Zähne im Mund, für Nägel, Haare, Haut und Knochen. Durch Klärung und Ausformung entsteht der Bergkristall; klärend und formend ist seine Heilwirkung, so daß der Mensch selbstlos und klar in seinen Gedanken und durchlässig für das kosmische Licht wird.

Sie meinen, daß der Physiker Dinge postuliere, an die er im Grunde genommen gar nicht glauben könne?

Die Voraussetzungen, um die reale Welt wissenschaftlich zu erklären, sind von vornherein schon falsch. Das sagt auch ein analoges Beispiel aus der Botanik: Eine abgeschnittene Blume ist keine Blume mehr; ihr fehlt die vegetative Realität.

Sie ist von ihrem lebendigen Grund, dem Ätherzusammenhang, in dem sie möglich wurde, gelöst worden.

Sie ist nicht mehr als Ganzheit vorhanden. Nun aber kommen die Botaniker, zerschneiden die Blume, sezieren die Blume und meinen, sie könnten sie verstehen, wenn sie sie aus den Teilen wieder zusammensetzen. Das ist aber nicht möglich.

Welchen neuen Weg müssen wir denn einschlagen, um die Natur zu begreifen, mit ihr umzugehen?

Wir dürfen nicht von Modellen ausgehen. Das aber tut heute die Wissenschaft immer wieder. Sie kreiert Modelle, die gar nicht realistisch sind, und versucht, daraus die Realität abzuleiten. Ich nenne ein Beispiel: Für den Physiker ist Rot eine Wellenlänge, und Blau ebenfalls. Er postuliert eine Wellennatur des Lichts. Er fühlt sich dazu berechtigt, weil er sich das Licht wie das Wasser vorstellt. Die Gleichung geht nicht ganz auf, und darum ändert er das Wellenmodell nach seinen rechnerischen Bedürfnissen ab.

Er muß sich korrigieren, aber er kommt von der Wellenvorstellung des Lichtes nicht los.

Von materiellen Vorstellungen, die er in ein Modell hineindenkt, leitet er die Wirklichkeit ab. Richtig ist, nie auf Modelle zurückzugreifen.

Wir dürfen nicht unsere inneren Vorstellungen auf die Natur übertragen.

Wir müssen die komplizierteren Phänomene auf andere, einfachere Phänomene zurückführen, die in der Natur zu beobachten sind. Dabei ergibt sich, beispielsweise beim Rot, daß ich nicht genötigt bin, diese Farbe auf eine Welle zurückzuführen. Rot entsteht dann, wenn ich eine rußige Scheibe vor die Sonne halte. Sie wird vom Sonnenlicht aufgehellt, und ich erblicke eine wunderschöne rote Sonne.

Blau entsteht, wenn durch ein beleuchtetes Medium die Dunkelheit gesehen wird; erhellte Trübe vor Dunkel ergibt Blau.

Die von der Sonne erhellte Atmosphäre, durch die ich den eigentlich schwarzen Himmel ansehe, ergibt also das wunderschöne Blau des Himmels.

Ja, und umgekehrt ergibt die Dunkelheit vor dem Licht Rot.

Mit dieser Erklärung bleiben wir vollständig innerhalb der Phänomene und bringen nicht a priori geschaffene Vorstellungen ins Spiel, nach denen sich die Dinge ausrichten müssen.

Ausführlichere physikalische Erklärungen würden in unseren medizinischen Gesprächen sicher zu weit ins Abseits führen. Ich möchte hier immerhin noch festhalten, daß sich durch unsere phänomenologische Betrachtung auch Erscheinungen wie die Spektrallinien der Sterne und komplizierte physikalische Farbphänomene begreifen lassen.

Das erwähnte Modelldenken hat übrigens bis in die Psychologie hinein stattgefunden; auch sie erdenkt sich Modelle, nach denen der Mensch ihrer Meinung nach handelt.

Beispielsweise das Modell der Projektion. Danach spiegelt der Mensch seine Innenwelt ständig im Äußeren und hält dann die dort wahrnehmbaren Bilder und Vorstellungen für die objektive Außenwelt. Auch für diese Theorie lassen sich die Denkvorbilder genau bestimmen: Im Echo tönt dem Menschen seine Äußerung von außen entgegen; der Projektionsapparat wirft die darin erweckten Bilder auf die Leinwand, wo sie vom Zuschauer als äußere Wirklichkeit erlebt werden.

Ein solches Modell in der Physik ist das Atommodell. Die Atome und die Elementarteilchen existieren nämlich nicht in der Materie. Sie sind das Produkt der Maschinen, die ausgedacht wurden, um die Materie zu ergründen.

Die gibt dann genau her, was man von ihr erwartet!

Das Gegenteil – wenn wir bei den Phänomenen bleiben – ist die Zubereitung homöopathischer Mittel. Durch Schütteln wird eine ganz andere Qualität im Feinsten und Kleinsten aus der Materie geschöpft.

Hier gibt die Materie ihr eigentliches Wesen preis, weil man gar nichts von ihr erwartet, sondern sie sich einfach aussprechen läßt.

Indem wir beim Phänomen bleiben und nicht auf eine Modellvorstellung zurückgreifen, sehen wir, daß der Prozeß eigentlich die Materie ist, oder anders gesagt: daß die Materie erstarrter Lebensprozeß ist.

Nicht maschinell entdeckbare, scheinbare Wirklichkeit, sondern Bildungsprozeß.

Und Elementarteilchen sind Produkte eines Maschinenprozesses am CERN in Genf.

Da, nur da gibt es Elementarteilchen.

Bevor sie dort gemacht werden, sind keine Elementarteilchen in der Materie vorhanden. Hinter solcher Forschung steht der Versuch, das Leben aus dem Toten zu erklären oder eben die Phänomene aus den Elementarteilchen zu begründen. Das ist unmöglich. Nur das Gegenteil ist richtig: Das Tote entsteht aus dem Leben. Ich kann nicht von der physischen Welt her die nichtphysische erklären. Nur das umgekehrte Verfahren führt zum Ziel: Aus der lebendigen Welt kann ich die physische erklären.

Das Atommodell wurde in Analogie zum Planetensystem geschaffen, gemäß der Annahme: wie oben (im Weltall), so unten (im erdachten Mikrokosmos des Atommodells). Der reale Mikrokosmos ist jedoch die Zelle und nicht das Atommodell; in den festen Bestandteilen der lebendigen Zelle finden wir Entsprechungen zu den Sternkonstellationen.

Darf ich, das zusammenfassend, sagen: Auch die universitäre Naturwissenschaft will den Dingen auf den Grund gehen. Sie will wissen, was die Naturerscheinungen «eigentlich» sind. Sie will das Leben ergründen, und sie will die Materie ergründen. Aber weil sie nichts anderes als das materielle Leben kennt, kann sie nur mit materiellen Vorstellungen an die Materie und vor allem an das Leben herantreten, und die genügen eben nicht; Totes genügt nicht, um Lebendiges zu erklären.

Um weiter forschen zu können, müßte man im Begriffslexikon einmal alle Ausdrücke streichen, die mit der festen Materie zu tun haben. Dann würde man zum Beispiel die Sprache des Flüssigen verstehen lernen.

Müßte man dem Leben mit Vorstellungen des Flüssigen nahekommen?

Hier kommen wir wieder auf die vier Elemente der Natur zurück, die außer der physischen Natur eben ein aktives Lebendiges sind.

Erde, Wasser, Luft und Feuer oder Wärme.

Wenn wir die Sprache dieser vier Elemente wirklich lernen wollen, müssen wir unsere Sprache auskämmen. Um die Sprache des Flüssigen zu erkennen, haben wir alle Begriffe aus der festen Welt zu eliminieren.

Damit schwinden der Wissenschaft von heute alle begrifflichen Definitionen weg.

Dann wird unsere Sprache auch arm. Wer hilft uns, sie um den Wortschatz für Nichtmaterielles zu bereichern?

Das möchte ich auch Sie fragen.

Unsere Sprache ist tatsächlich auf das Materielle ausgerichtet. Die Hauptwörter – die Substantive, das heißt Substanzwörter, oder Nomen, das heißt Namen – bezeichnen Gegenstände und als Gegenstände gedachte Vorstellungen. Die Verben haben mit materiellen Vorgängen zu tun.

Nun sehen wir uns plötzlich vor die Aufgabe gestellt, dem Flüssigen seine Geheimnisse zu entlocken. Da sich das nicht nur im Denken, sondern auch in der Sprache abspielt, brauchen wir dafür Wörter. Wir müssen sie zusammensuchen – es sind wohl nicht sehr viele – umbilden, vielleicht neue schaffen. Und wenn wir sprachlich in die Vorgänge der Luft, des Klanges, der Wärme und des Lichtes eindringen wollen, wird das noch schwieriger. Wir benötigen neue Organe, um hier überhaupt zu Wahrnehmungen zu kommen – die doch der Sprache vorausgehen müssen.

Es braucht nicht nur neue Wörter, sondern auch neue Vorstellungen, damit wir lernen, mit den Wolken oder mit den Sternen zu sprechen.

Indianer, sagt man, haben diese Fähigkeit. Sie reden mit den Wolken und den Winden; sie beziehen die nichtmaterielle Natur in ihr Denken ein. Wenn Trockenheit herrscht, bitten sie die Götter um Niederschläge, wenden vielleicht sogar magische Mittel an, das heißt greifen mit magischen Worten, Gebärden und Maßregeln in die ätherische Welt ein, damit Regen fällt.

Die alten Babylonier hatten einen viel direkteren Zugang zum Himmel und haben die Sprache der Sterne viel besser verstanden als wir heute. Wir müssen mit der Helligkeit unseres heutigen Denkens wieder Zugang zu diesen Bereichen der Wirklichkeit finden.

Wir sprechen von den Fähigkeiten, die einem Kinde noch eigen sind. Das Kind kann aus seiner Seele zu den Wolken und aus seinem Geiste zu den Sternen sprechen. Dieses Vermögen ist jedoch beim erwachsenen Menschen abgestorben, unter anderem durch die Schulung, nur mit dem materiellen Wortschatz zu denken.

Befinden wir uns mit der Forderung nach einer sprachlichen und begrifflichen Verbindung zur nichtmateriellen Wirklichkeit nicht auch auf dem Weg zu einem neuen religiösen Denken? Religio heißt ja Verbindung mit dem sinnlich nicht Wahrnehmbaren, dem Geistigen. Was ich am Horizont aufgehen sehe, ist eine Religion, die sich auf eine mit neuen Organen wahrnehmbare geistige Welt bezieht, und keine auf den bloßen Glauben und die Tradition gestellte Religiosität.

Das ist ja auch der Unterschied zwischen Glauben und wahrer Religion, daß bei einer unterbrochenen Verbindung zum Jenseits der Glaube an die Stelle der wirklichen Verbindung tritt. Das Sprechenkönnen mit der ätherischen und der seelisch-geistigen Welt ist auch medizinisch ganz wichtig. Ich will ja meine Leber fragen; ich muß die Sprache der Leber, die eben dem flüssigen – dem ätherischen – Element angehört, lernen und beherrschen können, um herauszufinden: Warum bist du krank, meine Leber?

Ich kann nicht nur zu den Wolken, sondern auch zu meinem Luftorganismus sprechen und zum Beispiel fragen: Warum, Magen, Darm, hast du Blähungen? Wie verstehe ich die Sprache der Luft im Menschen? Warum habe ich Lufthunger? Also die Sprache der Nieren muß ich sprechen lernen.

Sie als Arzt und als Pionier, sind auf diesem Weg schon ein Stück vorausgegangen. Wie aber können gewöhnliche, noch im herkömmlichen Denken beheimatete Menschen diesen neuen Weg finden, die neue Sprache lernen, das neue Verhältnis zur Natur herstellen? Wie können sie vom Atheismus oder einem veralteten Glauben zur Religion zurückfinden?

Wir haben ja schon etwas gelernt, und zwar die Sprache von Durst, Hunger, Lufthunger und Wärmebedürftigkeit. Durst ist eine Äußerung der Leber, Lufthunger der Nieren, Hunger der Lunge und Wärmebedürfnis des Herzens.

Wir können die Fragen auch auf die andere Seite stellen. Wenn wir in der Natur zum Beispiel bemerken, wie die Kontrolle über das flüssige Element verlorengegangen ist, können wir fragen: Was geschieht da in der Natur?

Sie meinen zum Beispiel Fälle von Überschwemmungen?

Überschwemmungen und Sümpfe. Sie entsprechen im Menschen Ödemen, Lymphstauungen, Wassergeschwülsten. Wir können uns nun weiter in der Natur umsehen und von ihr erfahren, wie sie es macht, um das wässerige Element wieder zu beherrschen.

Da kommt zum Beispiel ein Kaliumprozeß in Gang. Das Kalium saugt das Wasser an sich und macht, daß die Pflanzen das überall herumströmende und herumliegende Wasser wieder in sich aufsaugen können und den Sumpf trockenlegen.

Wie geht die Natur praktisch vor? Wo findet sie dieses Kalium?

Das Kalium ist überall in der Pflanzenwelt vorhanden und wird auch von ihr gebildet. Pflanzen saugen ja das Wässerige auf, und der Grund für diese Fähigkeit liegt im Kalium. Auch hier bestätigt die Sprache wieder unsere Einsicht: Pflanzenasche heißt Pottasche, und der lateinische Name potassium dafür ist gleichbedeutend mit Kaliumkarbonat.

Die Natur schickt also Pflanzen mit einem starken Kaliumgehalt in solche Gebiete, und diese sorgen wieder für den Ausgleich?

Ich kann es am Menschen zeigen. Wenn im Gewebe eines Patienten sich ein Ödem festgesetzt hat, heilt ihn Kalium carbonicum D3, D6. Es ist das Heilmittel, um die Sümpfe im Menschen zu behandeln.

Für drinnen ein kaliumhaltiges Medikament, draußen stark kaliumhaltige Pflanzen!

Das andere Beispiel ist das Natrium. Jeder weiß, daß Kochsalz, Natriumchlorid, Wasser an sich zieht. Was das Kalium im pflanzlichen, tut das Natrium im tierischen Bereich. Natrium hat es im Blut, und damit kann das Tier sein Wasser im Blut auch beherrschen.

Wenn ich viel Salz esse, füllen sich die Gefäße mit Wasser, und ich kriege einen hohen Blutdruck.

Man lernt die Sprache der Natur wieder, indem man die Innen- und die Außenwelt vielleicht nicht gerade gleichsetzt, doch in ein Parallelitätsverhältnis bringt. Das erinnert mich an einen Spruch Goethes, in dem es heißt «Nichts ist drinnen, nichts ist draußen; denn was innen, das ist außen.»[56]

Sie sehen also keine rigorose Trennung mehr zwischen Mensch und Welt, sondern Mensch und Welt gehen ineinander über. Was sich draußen ereignet, findet auch im Menschen statt und umgekehrt. Wie sich die Natur bei Störungen verhält, kann sich auch der Mensch verhalten.

Ja. Wenn ich die Meteora, das Wetter, beobachte und bemerke, wie die Luft bläst, kann ich diese Sprache der Natur gebrauchen, um die Sprache meines Luftorganismus zu verstehen. Wenn ich entfesselte Entzündungen in der Natur sehe, zum Beispiel Vulkane, Geysire, die zum Himmel spritzen, dann kann ich auch die Entzündungen im menschlichen Körper besser verstehen.

Ist ein Abszeß eine Art Vulkan im menschlichen Körper?

Bis ins Detail. In der Mitte befindet sich der schweflige Eiter, der glühende Hof ringsherum ist dem heißen Lavakegel zu vergleichen. Ein Heilmittel ist Lava, verabreicht zum Beispiel in dem Präparat Hekla Lava D 6.

Bei Störungen in der Lufthülle der Erde treten Wirbelstürme und Orkane auf.

Im Menschen kommt es zu Blähungen und zu Stauungen, bei Zugluft zu Neuralgien, bei Föhndruck zu Migräne und Gallenstauungen. Neuralgien können mit Sturmhut, Aconitum D 30, Föhnstauungen durch Arnica D 30 behandelt werden. Gegen Asthmastauungen ist Kohle zu empfehlen.

Entzündungen kann ich besiegen, indem ich Eisen verabreiche. Eisen ist das Schwert Michaels, die Waffe des Menschen, das Instrument, womit er alle chronischen Entzündungen überwinden kann.

Kann im Menschen auch das Erdhafte überwiegen, wie die Wüste Sahara zu einem großen Teil das Gesicht Afrikas bestimmt?

Das ist der Fall, wenn sich im Menschen Ablagerungen bilden, oder wenn die Harnsäure auskristallisiert.

Sie denken an Rheuma?

Wenn man Rheuma oder Gicht bekommt oder wenn das Blut mit zuviel Cholesterin überlastet ist, häuft sich Irdisches an. Diese Ablagerungen nach geologischen Gesetzmäßigkeiten müssen im Menschen unter der Kontrolle des Geistes vor sich gehen, so daß sich nicht wie in der äußeren Natur Sedimente absetzen, sondern menschengemäße Ablagerungen. Es dürfen also nicht irgendwelche Kalkgebilde steinmäßiger Art entstehen, sondern Knochenformationen.

Was hilft gegen abnorme Sedimente?

Das kann der Quarz, der Bergkristall sein; er wirkt ausformend und klärend. Auch der Diamant kann helfen, der ein ausgeformter und durchstrukturierter Kohlenstoff ist. Der Mensch besteht zu einem schönen Teil aus Kohlenstoff, und Kohlenstoff ist das Element mit dem meisten Lichtgehalt. Aus ihm kann ich ungeheuer viel Licht befreien, zum Beispiel im Lichtbogen zwischen zwei Kohlestiften – ein Phänomen, das vom Kino in seinen Anfängen zur Projektion benutzt wurde. Der Diamant ist stark strukturiertes und verdichtetes Licht, und seine Formkraft kann auch die Gestaltungen im Menschen richtig führen. Je mehr Licht ein Edelstein enthält, desto härter ist er; die Härte ist ein Maß für den Lichtgehalt.

Wir müssen versuchen, die Sprache der Elemente in der Natur zu verstehen. Wir müssen aber auch lernen, in der Zeit zurückzugehen, wenn wir die Erdgeschichte und den Menschen begreifen wollen.

Aber mit unserer auf die physische Materie ausgerichteten Sprache kommen wir höchstens bis zum Anfang einer festen Erde zurück.

Die geologische Erklärung der Erdentstehung bezieht sich ja immer nur auf eine feststrukturierte materielle, auf eine «irdische» Erde.

Ich kann, vom Menschen her gesehen, auch sagen: Wenn ich mit meinem physischen Hirn im Leben zurückdenke, erreiche ich höchstens jenes Alter, das dem Zellalter meines Hirns entspricht.

Ja, wenn ich mich zurückerinnere, komme ich mit meinem Gehirndenken höchstens bis in die Zeit der physischen Ausformung meines Gehirns, also bis ins dritte Lebensjahr zurück. Was davor liegt ist vergessen – während Niklaus von Flüe sich auf seine Taufe und sogar an Vorgänge im Mutterleib besinnen konnte.

In sieben Jahren sind die meisten Gehirnzellen ausgewechselt. Die Tatsache, daß ich mich weiter zurückerinnern kann als die letzten sieben Jahre, heißt, daß mir eben doch auch ein lebendigeres Denken zur Verfügung steht, ein lebendigeres Denken, wie es zum Beispiel in der Rückschau geübt wird ...

... Sie meinen die von Rudolf Steiner empfohlene Übung, die Tages- oder die Lebensereignisse in rückwärtiger Folge durchzugehen?[57]

Das ist eine Möglichkeit, vom materiellen Denken und von der Bindung des Denkens ans physische Gehirn wegzukommen.

In der Welt ist die Geologie das Jüngste, genau gleich, wie im Menschen der Knochen das Jüngste ist. Sein irdischer Werdegang beginnt mit dem Fötus, der überhaupt nicht aus Knochen besteht. Er ist ein wässeriges Wesen.

Wenn wir die Welt als lebendigen Organismus verstehen wollen, müssen wir eine solche Einsicht auf die Erde übertragen. Ihrem festen Zustand ging ein flüssiger voraus, und ihr ältester Zustand war eine Wärme-Erde.

Wir sollten lernen, uns Zustände vorzustellen, in denen die Erde in nichtmaterieller Form vorhanden war.

Wir müssen den Weg vom Materiellen zurück ins Geistige wieder finden können. Als erstes haben wir auf die materielle Sprache zu verzichten. Als zweites müssen wir alle Begriffe des Flüssigen aus unserer Sprache entfernen. Wir kommen dann mit unserem Denken an einen gasförmigen Planeten heran. In einem dritten Arbeitsgang müssen wir auch den Wortschatz des Gasförmigen weglassen, um in unserem Denken zum Wärmehaften, zum Geistigen des Planeten Erde vorzudringen.

Die Begriffe Flüssigkeit, Gas und Wärme mit Teilchen in Verbindung zu bringen, ist ein Denkfehler der Physik.

Die Geologen haben nur den Wortschatz des Materiellen, das heißt materielle Vorstellungen, zur Verfügung. Sie können damit nur so weit zurückdenken, als die Erde ein materieller Gegenstand war.

Daher kommen sie auch zur Meinung, daß das Weltall aus einem Urknall entstanden sei. Nur zwischen materiellen Dingen kann es knallen.

Wir absurd das ist, kann man erkennen, wenn man sich vorstellt, ein Fötus sei aus einem Urknall entstanden.

Der Fötus ist aus der Liebe, aus der Wärme entstanden, dann ist eine Atmung, ein Luftartiges, hinzugetreten, später ein Wässeriges, ein Ätherisches, in der Fruchtblase und im Gewebe dazugekommen, und am Schluß ist der physische Mensch mit Knochen entstanden.

Und die sind beim Kind noch ganz weich.

So verläuft auch die Entstehungsgeschichte der Erde. Der Vergleich zeigt auch, daß sich die ersten Entwicklungen sehr schnell abspielen, während im mittleren Menschenalter die Zellveränderungen in einem Tag sehr minim sind.

Die Entwicklung verlangsamt sich immer mehr, weil der Stoff immer härter wird.

Da machen nun die Geologie und die Physik den Fehler, daß sie der Entwicklung im Materiellen geltende Gesetzmäßigkeiten zugrundelegen. Sie messen den radioaktiven Zerfall und machen folgende Überlegungen: Das Element zerfällt in einem Jahr so und so stark, seine Halbwertzeit beträgt so und soviele Jahre; extrapolieren wir nach rückwärts, so kommen wir zum Resultat, daß auf der Erde seit zwei Milliarden Jahren Leben existiert und sie selber fünf Milliarden Jahre alt ist.

Die Zeiten sind aus den Gesetzmäßigkeiten, die man an der irdischen Materie ablesen kann, extrapoliert worden, aber diese Materie reicht nur bis zu einem gewissen Zeitpunkt zurück. Vorher haben die Uhren anders getickt.

Würden wir die Zellveränderungen in einem Menschen derart extrapolieren, zurück zur Geburt und über sie weiter hinaus in die Vergangenheit, kämen wir zum Schluß, der Organismus dieses Menschen müsse Tausende von Jahren alt sein.

Heißt das, daß auch unsere Erde gar nicht so alt ist, wie die Geologen behaupten?

Das ist eben eine dieser fragwürdigen wissenschaftlichen Berechnungen: Man vergißt, daß die Erde ein durch und durch lebendiger Organismus und kein toter Materieball ist.

So ist auch die Zeit in irdischer Materie etwas anderes als die Zeit in einer flüssigen Gestaltung, als die Zeit in einem Luftkosmos und in einem Wärmekosmos. Es scheint nicht erlaubt, die Zeitskala aus dem materiellen Zustand linear durch die andern Zustände hindurch weiterzuziehen. Die Zeit verläuft sozusagen elementar-spezifisch.

Der Begriff der Zeit kann nur ein lebendiger sein; genauer gesagt, ist er immer mit Wärmevorgängen gekoppelt, und zwar mit qualitativen Wärmevorgängen. Wenn Sie etwas, was Sie tun, lieben, verstreicht die Zeit in einer völlig anderen Geschwindigkeit, sehr rasch. Die Zeit darf nicht losgelöst von einem Prozeß betrachtet werden.

Ja, wenn man sich einer Arbeit mit Hingabe widmet, vergeht die Zeit im Nu.

Der Ausdruck «das Zeitliche segnen» bedeutet, daß der Mensch die räumliche und zeitliche Begriffswelt verläßt.

Er tritt in eine andere Welt ein, in der die Gesetze der Zeit – wenn überhaupt eine Zeit vorhanden ist – ganz anders sind.

Vor allem könnte man sich die Zeit im Jenseits nicht als eine Gerade vorstellen, sondern durchaus als ein Knäuel einer Linie, wobei diese Linie wieder andere Zeiten schneiden kann, und so können karmische Gegebenheiten von früher plötzlich wieder aktuell werden.

Womit wir von anderer Seite her bestätigt finden, daß die kürzeste Verbindung zwischen zwei Punkten nicht unbedingt die Gerade ist, sondern daß die Natur, um ihre Ziele zu erreichen, ganz verschlungene Pfade und Zeit-Wege einschlägt.

Ich möchte in diesem Zusammenhang noch andeuten, wie alt die Erde ist. In ungefähr 25 000 Jahren geht die Sonne einmal durch alle Sternbilder. Das wiederholt sich immer wieder, ist also ein kosmischer Rhythmus.

Wenn wir nun einen Blick auf das Periodische System der chemischen Elemente werfen, fällt uns auf, daß auch unter ihnen ein gewisser Rhythmus herrscht.

In der ersten Kolonne steht in der ersten Periode der Wasserstoff; darunter reihen sich bei den weiteren Perioden die Alkali-Metalle, nämlich Lithium, Natrium, Kalium, Cäsium, Rubidium und Francium. Diese sieben Elemente stehen untereinander.

Mit immer höherem Atomgewicht.

Sieht man nun diese periodischen Schichten untereinander, könnte man sich vorstellen, daß in einem Platonischen Jahr immer wieder eine solche Schicht entstanden ist. Daraus ließe sich schließen, daß die Erde, die aus einfachen bis hochkomplizierten Elementen besteht, ungefähr sieben mal 25 000 Jahre alt sein könnte.

Zuvor müßten wir uns einen andern Zustand der Erde, eine Erde ohne feste Materie, vorstellen. Führt das nicht auch zu einer ganz anderen Astronomie?

Wenn ich einen Stern, ein Licht, am Himmel sehe, bedeutet das nicht gleich, daß an diesem Ort etwas zum Anfassen vorkommt. Es ist möglich, daß dort Flüssiges ohne Festes vorhanden ist, oder Gasförmiges ohne Flüssiges.

Oder Wärmeartiges ohne Luft.

Ja, Wärmehaftes oder Lichthaftes ohne irgendwelche Substanz. Licht ist ja nicht an Materie gebunden. Dort gleich Atomteilchen zu vermuten, wo man einen Stern sieht, ist ein unerlaubter Fehlschluß.

Sie denken an selbstleuchtende Sterne, nicht an Planeten? Vom Mond und den wichtigsten Planeten ist ja durch die Raumfahrt bewiesen, daß sie materielle Körper sind, die den Lichtschein der Sonne widerspiegeln. Die Sonne selber hält die heutige Astronomie für einen feurigen Gasball.

... in dem Kernreaktionen stattfinden.

Gehen Sie weiter und sagen: Das ist kein Gas, da finden auch keine Kernreaktionen statt?

Die Fixsterne und die Sonne sind eben Sterne in andern Zuständen; das Feste, das Materielle fehlt. Wir können darum nicht Begriffe der festen Erde wie Materieteilchen hineinprojizieren, sonst verstehen wir die Sprache der Sonne nicht und können sie nicht anfragen, zum Beispiel um Heilungen mitzuvollziehen.

Wenn wir die vorher gemachten Überlegungen hier beiziehen, müssen wir sagen: Sonne und Fixsterne sind Weltkörper in einem jüngeren Zustand als die Planeten. Die Sonne existiert in einem Zustand, den die Erde früher einmal hatte.

Das folgt daraus.

Wir können versuchen, die Sonne auf eine andere Weise zu verstehen. Sehe ich am Himmel eine Kugel, darf ich nicht sogleich schließen, es handle sich um eine ausgefüllte Kugel.

Einen Kreis kann ich mir auf zwei Arten vorstellen. Ich denke zunächst an einen mit Fläche, mit flächenhafter Materie gefüllten Kreis. Diesen Kreis kann ich immer größer werden lassen, die Krümmung streckt sich immer mehr zur Geraden, wird Gerade. Wenn ich diese Bewegung weiterführe, krümmt sich die Kreislinie auf die andere Seite; sie wird konkav und schließt sich rückwärts wieder zum Kreis.

Die frühere Außenseite liegt nun innen, und von der Flächenmaterie ist nichts mehr vorhanden. Der neue Kreis ist hohl.

Genau das ist das Verhältnis der Erde zur Sonne. Die Erde ist die gefüllte, die nach innen verdichtete Kugel, und die Sonne ist ein kugeliger Hohlraum. Der Kreis hat hier ins Negative umgeschlagen. Die Sonne ist eigentlich der ganze Kosmos, der sich in diesem Kreis negativ, saugend, darstellt.

Kommen wir da zum Begriff des Gegenraums zurück?

Ja. Auf der Erde hat es dadurch Raum gegeben, daß durch Auskristallisieren aus dem Lebendigen Raum schaffendes totes Gestein entstanden ist. Wenn ich diesen Erdkreis aufklappe, entsteht auf der andern Seite Gegenraum.

In bezug auf die Erde ist die Sonne Gegenraum?

Die Sonne ist ein Gebilde, in dem nicht nur nichts ist, sondern noch weniger: das Gegenteil von etwas. Kein Räumliches ist dort, aber auch nicht das Nichts – weil das nur ein neutraler Inhalt wäre – sondern das Gegenteil von Räumlichem.

Wenn ich diese Überlegungen auf die Materie übertrage, kommen wir dann dem Begriff der Antimaterie nahe, den die Physiker formuliert haben, oder ist diese Vorstellung noch zu materiell?

Der Physiker ist genötigt, eine Antimaterie anzunehmen, aber er bleibt bei materiellen Vorstellungen, und diese haben in unserem Gegenbegriff nichts zu suchen. Er projiziert Teilchen in Gleichungen hinein, die er durch Rechnen erhält.

Er ist aber wenigstens auf dem Weg zu andern Vorstellungen. Diese können schließlich einmal zu den von uns gemeinten Vorstellungen von Gegenraum und Gegenmaterie führen, wenn er sich von seinen rechnerischen Vorstellungen zu lösen vermag.

Wenn er den Rechenprozeß in der Natur als Vorstellung vollzöge, käme er auch zu Begriffen wie Gegenraum.

Sie meinen den Rechenprozeß, wie ihn die Natur durchführt, natürliches und nicht menschliches Rechnen?

Er muß sich nicht mit seinen Modellvorstellungen, sondern mit den realen Prozessen der Natur beschäftigen.

Wenn wir mit solchen an der Realität gebildeten Vorstellungen arbeiten, lernen wir auch verstehen, warum die Pflanzen zur Sonne hin wachsen.

Die Erde zieht an, Materie zieht Materie an, sie hat eine Schwere. Die Sonne saugt, sie hat eine Gegenschwere, die auch anzieht, aber nicht Materielles, sondern Ätherisches, Lebendes, und sie zieht die wachsenden Pflanzen sich entgegen, im rechten Winkel zur Erde.

Das ist eine reale Vorstellung des Pflanzenwachstums. Die Levitas (Leichte, Schwebekraft) ist von der Physik vergessen worden, man spricht nur noch von der Gravitas (Schwere).

Ich möchte noch ein anderes Beispiel nennen. Der Mediziner verschreibt hie und da ein Heizkissen. Wie der Physiker stellt er sich vor, dieses Gerät wärme den Menschen auf. Das stimmt jedoch nicht. Durch die Saugkraft des Stromes wird das lebendige Element Wärme aus der Umgebung des Drahtes angezogen – Strom zieht immer zusammen –; dann erstirbt diese Wärme am Draht, und der wird glühend. Der Draht strahlt die tote Wärme in den Raum ab. Jetzt verstehen Sie vielleicht, warum ein Heizkissen nicht die gleiche Heilwirkung ausübt wie ein Moxastab, mit dem auf reguläre Weise ein Feuer erzeugt wird, das das Leben wieder zurück ins Licht befreit. Beim Strom ereignet sich ein Abtötungsvorgang. Lebendige Wärme wird abgetötet, und die tote Wärme wird in den Raum gestreut.

Gestehen Sie den Mineralquellen auch lebendige Wärme zu, oder spenden sie tote Wärme?

Es ist lebendige Wärme.

Ist also Thermalwasser gegen Rheuma mehr zu empfehlen als das Heizkissen?

Heizkissen bewirken auf die Dauer selber Rheuma; in einem geeigneten Thermalbad aber kann man das Rheuma lindern oder sogar loswerden.

Die Physiker glauben auch, und das ist ein weiteres ihrer Denkmodelle, daß das Sonnenlicht zusammengesetzt sei und aus einzelnen Farben bestehe. Wenn wir die Sonne durch ein Prisma scheinen lassen, entsteht auf der andern Seite ja ein Regenbogen.

Betrachten wir die Sonne durch eine geschwärzte Platte, sehen wir sie rot, durchquert ihr Licht ein Prisma, bildet sich ein Regenbogen.

Anzunehmen: Im Regenbogen nach dem Prisma sind alle Farben enthalten, also sind sie – nur getrennt – auch vor dem Prisma vorhanden, ist der allereinfachste Schluß. Es ist vergleichsweise der gleiche Fehlschluß wie die Überlegung: Ich habe eine Lehmgrube, einen Töpfer und Vasen; weil hier Vasen sind, besteht die Lehmgrube aus Vasen.

Solche Fehlschlüsse werden in der heutigen Physik immer wieder gelehrt und gelernt; sie stehen in allen Büchern. Das Denkschema bleibt immer das gleiche: Was nachher ist, muß schon vorher vorhanden gewesen sein, nur in einer andern Form. Also läßt sich die Umwandlung durch eine gewöhnliche mathematische Transformation bewerkstelligen.

Lassen Sie uns auf die Sonne zurückkommen!

Das Sonnenlicht besteht überhaupt nicht aus Farben; die Farben werden vielmehr durch den Schöpfer Prisma geschaffen, oder durch schöpferische Wesenheiten, die beim Prisma eingreifen.

Es kann aber auch die Lufthülle der Erde sein, es kann der Wasserfall sein, in den die Sonne scheint, es kann der Regen sein; alle diese Naturerscheinungen können ebenfalls als Prismen verstanden werden. Sind es da überall schöpferische Wesenheiten, die eingreifen und Farben gestalten?

Genauso wie wir genötigt sind, auf Töpfer zu schließen, wenn wir Vasen sehen, müssen wir in der Physik Schöpferkräfte annehmen, wenn prismatische Farben entstehen.

Daß schöpferische Kräfte in unserem Naturgeschehen mitwirken, läßt sich bei allen Naturphänomenen feststellen. Wenn wir in der Wissenschaft genauer werden, schreiten wir von der Metrie zur Nomie vor, von der Astrometrie zur Astronomie.

Vom Messen zum Kennen . . .

. . . und im Bemühen um die dahinter stehenden lebendigen Gesetzmäßigkeiten zur Astrologie . . .

. . . in welcher Bezeichnung bereits die Vernunft, der Logos, enthalten ist.

Schließlich gelangen wir zur Astrosophie.

Zur Sternenweisheit.

Dabei wird dem Forscher klar, daß das, was der Physiker als Effekte von irgendwelchen Teilen interpretiert, Schöpfungsgedanken und Schöpfungsakte von geistigen Wesenheiten sind, die hinter den Sternen stehen.

Somit ist die Vorstellung, daß Gott im Himmel wohnt und die Engel im Himmel sind, gar nicht so lächerlich, sondern kommt den Tatsachen nahe.

Daß der Himmel gar nicht so weit ist, können Sie erleben, wenn Sie in Ohnmacht fallen. Dann stürzen die Gegenstände im Zimmer auf Sie ein, über Sie her.

Das gleiche Erlebnis tritt ein, wenn wir unter freiem Sternenhimmel versuchen, in den Schlaf zu kommen. Dann stürzt der Himmel auf Ihr Auge, auf Sie ein. Dabei treten Sie von der Sinneswelt in die reale Welt über und sehen, daß die Sterne gar nicht so weit weg sind, daß nämlich das Licht der Sterne und die geistigen Wesenheiten unmittelbar um den Menschen herum sind.

Der Himmel ist ganz nahe, wir müssen diese Nähe nur erleben können.

Das kann auch ein Trost für Leute sein, die in großen Städten wie beispielsweise New York leben. Sie sehen nirgends Natur und können sich fragen: Wo bleiben denn ihre Schöpferkräfte? Aber auch im Licht, auch in der Dunkelheit sind rings um den Menschen geistige Wesenheiten vorhanden.

Sind sie auch in der Dunkelheit da? Gibt es auch geistige Wesen, die den Menschen im Dunkeln umschweben?

Dunkelheit ist nur da möglich, wo auch Licht gegenwärtig ist. Wo Dunkles ist, ist das Licht unmittelbar in der Nähe.

Wo viel Licht ist, ist starker Schatten, sagt Goethe.[58]

Der Kristallhimmel ist bis hin zum Menschen besetzt von Schöpfungskräften, von Wesenheiten, und man spürt sehr bald, daß es auch Christuskräfte sind, die darin wirken.

In jungen Jahren habe ich mich oft danach gesehnt, eine große Bergkristallhöhle zu finden, und dieser Traum hat sich nie erfüllt. Ich verstehe nun, wie wichtig es war, daß die materielle Seite meines Wunsches nie in Erfüllung gegangen ist.

Anmerkungen

1 Samuel Friedrich Christian Hahnemann (1755–1843), deutscher Arzt, Begründer der Homöopathie.

2 Rudolf Steiner (1861–1925), im alten Österreich-Ungarn geborener Kulturphilosoph und Kulturerneuerer, lange Zeit in Deutschland und seit dem Ersten Weltkrieg in der Schweiz tätig. Begründer der anthroposophischen Weltanschauung, die unter anderem eine eigene Pädagogik und eine eigene Medizin einschließt; Gründer des «Goetheanums» in Dornach (in der Schweiz, bei Basel) als Mittelpunkt seiner Bewegung. S. dazu Adolf Baumann: ABC der Anthroposophie, Hallwag-Verlag, Bern, 1986. (Im folgenden als «ABC» zitiert).

3 Physischer Leib, Ätherleib, Astralleib und Ich sind in der anthroposophischen Menschenkunde die Wesensglieder des Menschen. Weiteres darüber siehe ABC, Stichwort «Wesensglieder».

4 Albert Steffen (1884–1963); im Kanton Bern (Schweiz) geborener Lyriker, Dramatiker, Erzähler und Essayist; Nachfolger Rudolf Steiners als Vorsitzender der Allgemeinen Anthroposophischen Gesellschaft am Goetheanum, Dornach.

5 ABC, Stichwort «Heilmittel».

6 Homöopathische Taschenapotheke, mit zwölf Medikamenten zur Behandlung häufiger Erkrankungen; dazu Broschüre mit Wegleitung. Zu beziehen in Apotheken, die homöopathische Heilmittel führen, oder direkt bei Dr. Jürg Reinhard & Co., Postfach 404, 3770 Zweisimmen.

7 ABC, Stichwort «Welt- und Menschheitsentwicklung».

8 In seinen naturwissenschaftlichen Kursen hat Rudolf Steiner den Begriff des «Gegenraums» geprägt. Damit ist nicht einfach ein Negativraum um einen Körper zu verstehen, sondern eine Wirklichkeit, die entsteht, wenn sämtliche Eigenschaften eines Raumes durch einen Nullpunkt hindurchgehen und sich in ihr Gegenteil verwandeln. Null ist für Steiner kein Endwert, auch bei physikalischen Größen und Begriffen nicht, sondern immer der kritische Punkt, bei dem sich eine Größe, ein Begriff, in sein Gegenteil umkehrt, und zwar auch qualitativ. In der Geometrie hat der anthroposophische Mathematiker Louis Locher-Ernst den Begriff des Gegenraums ausgearbeitet, z.B. in dem Buch «Raum und Gegenraum».

9 Über die Begriffe «Potenz» und «Potenzieren» s. ABC, Stichwort «Heilmittel».

10 Die von dem österreichischen Physiker Josef Loschmidt (1821–1895) errechnete Konstante $6{,}06 \cdot 10^{23}$ gibt an, wieviele Moleküle eines Stoffes in 1 Mol enthalten sind (1 Mol = Molekulargewicht des betreffenden Stoffes in Gramm.). Verdünnt man den Ausgangsstoff einer homöopathischen Substanz über die Potenz 23 hinaus, dann ist nicht mehr in jedem Mol der betreffenden verdünnten Lösung ein Molekül der Ausgangssubstanz enthalten. In höheren Potenzen verschwindet sie als materieller Stoff praktisch aus dem Medikament.

11 Eurythmie: Von Rudolf Steiner geschaffene Bewegungskunst. S. ABC, Stichwort «Eurythmie».

12 Der amerikanische Biochemiker Stanley Lloyd Miller (geb. 1930) setzte in seinem 1953 erstmals durchgeführten Experiment eine künstliche Uratmosphäre von Ammoniak, Wasserstoff, Methan und Wasserdampf elektrischen Funkentladungen aus. Dabei bildeten sich einfache Fettsäuren, Zucker und Aminosäuren. Er wollte damit die Bedingungen auf der Urerde simulieren, wie sie seiner Auffassung nach in urfernen Zeiten einmal bestanden hatten.

13 Die Erkenntnis, daß Bewußtsein nicht durch die Tätigkeit der Lebensvorgänge – also nicht aus diesen Lebensvorgängen –, sondern durch den Abbau der Lebensprozesse im physischen und im ätherischen Leibe entsteht, ist eine der bedeutenden naturwissenschaftlichen Erkenntnisse Rudolf Steiners. Er formulierte sie zum Beispiel in seinen «Anthroposophischen Leitsätzen»: «Man muß... gewahr werden, daß es innere Wahrnehmungsorgane gibt, die ein Geistiges *schauen* da, wo in Tier und Menschen der physische und der ätherische Leib in ihren Schranken gehalten werden, damit Bewußtsein entstehe. Das Bewußtsein entsteht *nicht* durch ein Fortführen derjenigen Tätigkeit, die aus dem physischen und dem Ätherleib als Ergebnis kommt, sondern diese beiden Leiber müssen mit ihrer Tätigkeit auf den Nullpunkt kommen, ja noch unter denselben, damit «Platz entstehe» für das Walten des Bewußtseins. Sie sind nicht die Hervorbringer des Bewußtseins, sondern sie geben nur den Boden ab, auf dem der Geist stehen muß, um innerhalb des Erdenlebens Bewußtsein hervorzubringen.» (Leitsätze 9 und 10, Gesamtausgabe Band 26).

14 Im Physischen entstehen die Organe durch folgende Planetenprozesse:

durch den Mondprozeß das Gehirn,
durch den Merkurprozeß die Lunge,
durch den Venusprozeß die Nieren,
durch den Sonnenprozeß das Herz,
durch den Marsprozeß die Gallenflüssigkeit,
durch den Jupiterprozeß die Leber,
durch den Saturnprozeß die Milz.

Im polar dazu liegenden ätherischen Bereich wirkt

das Silber	aufbauend, belebend,
das Quecksilber	verbindend (Amalgam!),
das Kupfer	aufnehmend für Seelisches,
das Gold	harmonisierend,
das Eisen	inkarnierend
das Zinn	trennend (Gerinnung!),
das Blei	mineralisierend, abtötend.

15 Goethe: Faust II, 1. Akt, 1. Szene: Anmutige Gegend.

16 Carl Orff (1895–1982). Der Münchner Komponist und Musikpädagoge leistete viel für die Erneuerung der Schulmusik. Mit einfachen neuen, vor allem das Rhythmische betonenden Instrumenten gab er den Schülern die Möglichkeit, wieder aus der ganz ursprünglichen Freude an Klang und Rhythmus zu musizieren.

17 ABC, Stichwort «Ahriman und Luzifer».

18 ABC, Stichwort «Wachen – Träumen – Schlafen – Tod.»

19 Der niederländische Physiker Johannes Diderik van der Waals (1837–1923) untersuchte die in Gasen, Dämpfen und Flüssigkeiten wirksamen intermolekularen Kräfte. Für seine Arbeiten wurde er 1910 mit dem Nobelpreis ausgezeichnet.

20 Karl Baunscheidt (1809–1872) entwickelte ein Heilverfahren, bei dem mit einer Federvorrichtung dünne Stahlnadeln in die Haut geschnellt werden. In die so verursachten feinen Öffnungen wird ein hautreizendes Öl gerieben.

21 Hellsichtigkeit ist die durch Veranlagung vorhandene oder durch Übung erworbene Fähigkeit, in der geistigen Welt wahrzunehmen. S. ABC, Stichwort «Hellsehen».

22 Aura heißen die den Menschen eiförmig umgebenden seelischen Kräfte. Die dem physischen Auge unsichtbare Aura kann vom Hellseher wahrgenommen werden. S. ABC, Stichwort «Aura».

23 ABC, Stichwort «Hierarchien».

24 Ein der Einweihung teilhaftig gewordener Mensch kann in der geistigen Welt nicht nur Wahrnehmungen machen, sondern tritt auch in Verbindung mit den dort vorhandenen übersinnlichen Wesenheiten und wird so befähigt, das hellseherisch Wahrgenommene zu verstehen und zu deuten. S. ABC, Stichwort «Einweihung».

25 ABC, Stichwörter «Erkenntnisarten» und «Bewußtseinszustände».

26 ABC, Stichwort «Wiederverkörperung und Schicksal». (Reinkarnation, genau übersetzt «Wiederfleischwerdung», ist das gängige Fremdwort für Wiederverkörperung.)

27 Nach den vorherrschenden Funktionen in den verschiedenen Körperpartien unterscheidet Rudolf Steiner am Menschen ein Nerven-/Sinnessystem mit Schwerpunkt im Kopf, ein rhythmisches System, dem vor allem die Brustpartie zugehört, und ein Stoffwechsel-/Gliedmaßensystem, das hauptsächlich in den Extremitäten und im Verdauungsapparat tätig ist. S. ABC, Stichwort «Dreigliederung der leiblichen Struktur des menschlichen Organismus.»

28 Es wäre ein verhängnisvoller Irrtum, unter geistigen Wesen, das heißt Wesenheiten, die keinen materiellen Leib annehmen, nur wohlwollende, gute zu vermuten. Es gibt durchaus solche, die dem Menschen Schaden zufügen wollen. Zwei solcher Gruppen bezeichnet Rudolf Steiner mit den Sammelnamen «Ahriman» und «Luzifer». S. ABC, Stichwort «Ahriman und Luzifer».

29 Die Kefe, schweizerischer Ausdruck für eine Art Zuckererbse, die mit der Schote gegessen wird.

30 Die Rande, schweizerischer Ausdruck für «Rote Rübe», «Rote Beete».

31 ABC, Stichwort «Dreigliederung des Menschen».

32 Anmerkung 27.

33 Die herkömmliche Sinneslehre hat Rudolf Steiner auf zwölf Sinne erweitert. Er spricht von sieben äußeren und fünf inneren Sinnen

und nannte diese beiden Gruppen auch Tag- und Nachtsinne. S. ABC, Stichwort «Sinneslehre».

34 S. Anmerkung 11.

35 Sprachgestaltung heißt eine von Rudolf Steiner und Marie Steiner-v. Sivers geschaffene Sprechkunst, bei der die Sprache nicht Instrument der Mitteilung bleibt, sondern mit ihren Vokalen, Konsonanten und Rhythmen selber Stoff des künstlerischen Bemühens wird. S. ABC, Stichwort «Sprachgestaltung».

36 Anningzochin ist ein Medikament der Laves-Heilmittel GmbH, D-3003 Ronennberg/Han.

37 ABC, Stichwort «Sinneslehre». Der nachstehend abgedruckte «Tierkreis» der Sinnesorgane ist dort zu finden; als Vorlage diente die Darstellung in Rudolf Steiners Vortrag vom 8. August 1920 (enthalten in Band 199 der Gesamtausgabe seiner Werke). Unser Gespräch geht den Weg vom Bekannten zum Unbekannten, das heißt, bei den Tagessinnen vom Geschmackssinn zum Ichsinn, gegenläufig zu Rudolf Steiners Numerierung.

38 Der 1926 in Südindien geborene Sathya Sai Baba gilt seinen Anhängern als Avatara, das heißt als eine Inkarnation Gotts. In der Nähe von Bangalore steht sein Hauptashram Prasanthi Nilayam, wo sich jährlich Besuchermassen aus der ganzen Welt einfinden. Gemäß Berichten stehen Sai Baba seit früher Jugend übernatürliche Kräfte zur Verfügung, mit denen er unerklärliche Vorgänge wie Materialisationen bewirkt. So soll es ihm gelingen, gleichsam aus dem Nichts Vibhuti, eine wohlriechende weißliche Asche hervorzuzaubern.

39 Der italienische Anatom Filippo Pacini (1812–1883) entdeckte die bereits von dem deutschen Arzt Abraham Vater (1684–1751) bemerkten Sinneskörperchen.

40 Der ganze Abschnitt in der Einleitung zu Goethes Farbenlehre heißt: «Das Auge hat sein Dasein dem Licht zu danken. Aus gleichgültigen tierischen Hülfsorganen ruft sich das Licht ein Organ hervor, das seinesgleichen werde, und so bildet sich das Auge am Lichte fürs Licht, damit das innere Licht dem äußeren entgegentrete.»

41 ABC, Stichwort «Erkenntnistheorie».

42 Jacques Lusseyran: «Blindheit – ein neues Sehen der Welt/Der Blinde in der Gesellschaft», zwei Vorträge. Verlag Freies Geistesleben, Stuttgart.

43 ABC, Stichwort «Lotusblumen».

44 ABC, Stichwort «Meditation».

45 Rudolf Steiner: Anweisungen für eine esoterische Schulung, Kapitel II: Hauptübungen. Gesamtausgabe Band 245.

46 S. zum Beispiel Rudolf Steiner: Vorstufen zum Mysterium von Golgatha, Vortrag vom 1. Mai 1913. Gesamtausgabe Band 152.

47 Shiatsu ist eine japanische Fingerdrucktherapie. Statt daß wie bei der Akupunktur zur Behandlung von Leiden Nadeln an bestimmte Stellen der sogenannten Meridiane gesteckt werden, wird auf dieselben Punkte durch Fingerdruck eingewirkt.

48 ABC, Stichwort «Wiederverkörperung und Schicksal».

49 Niklaus von Flüe (1417–1487) ist der Nationalheilige der Schweiz. Mit Zustimmung seiner Frau verließ er als Fünfzigjähriger die Familie und lebte fortan als Einsiedler in der Ranftschlucht, nahe bei seinem ehemaligen Wohnhaus im Flüeli ob Sachseln (Kanton Obwalden). Gemäß glaubhaften Quellen kam er jahrelang ohne physische Nahrung aus. In seiner Zelle wurde er von Ratsuchenden aller Schichten aus nah und fern besucht. Dank seiner geistigen Präsenz versöhnte er 1481 die Abgeordneten der eidgenössischen Orte an der Tagsatzung von Stans und rettete so die Eidgenossenschaft vor Bürgerkrieg und drohendem Zerfall.

50 Wallensteins Tod, III/13.

51 Nach anthroposophischer Auffassung tritt das Böse in zweierlei Gestalt auf. Die eine Kraft will den Menschen von der Erde losreißen, ihm einreden, er sei zu gut für diese Welt. Dieser Verführer in der äußeren und inneren Welt heißt Luzifer. Die andere Kraft will ihn zu stark an die Erde binden, indem sie ihn glauben macht, im Leben gebe es nur Irdisches, Materielles. Dieser Erdenteufel trägt den Namen Ahriman. S. ABC, Stichwort «Ahriman und Luzifer».

52 Dr. Jürg Reinhard hat für die Selbstbehandlung vieler Alltagsbeschwerden ein Sortiment von Heilpflanzentüchlein zusammengestellt. Die Tüchlein eignen sich als Hausmittel für Umschläge und Bäder. Die 13 verschiedenen Kompreßtüchlein – Arnika, Johan-

niskraut, Lavendel, Lärche, Rosmarin, Roßkastanien, Sauerklee, Schachtelhalm, Schafgarbe, Schlehdorn, Thymian, Wegerich comp., Wiesengeißbart – sind luftdicht verpackt und können in einzelnen Serien zu je 13 Stück oder als ganzes Set in einem Plastikköfferchen bezogen werden, das auch ein 22karätiges Goldtüchlein für universelle Anwendung enthält. Zur Gesamtpakkung gehört auch das Büchlein «Wegleitung zum Heilpflanzen- und Goldtüchlein». Zu bestellen bei Dr. Jürg Reinhard & Co., Postfach 404, 3770 Zweisimmen.

53 Der englische Arzt Dr. Edward Bach (1886–1936) vertrat die Ansicht, daß die letzte Ursache der Krankheiten in der Seele zu suchen sei. Er entwickelte eine Heilmethode, bei der die Wirkkräfte der Pflanzen eingesetzt werden. Sie werden der Pflanze im Prinzip so entzogen, daß Blüten und Blätter am Ort des Wachstums auf eine mit Quellwasser gefüllt Glas- oder Kristallschale gelegt und drei bis vier Stunden der Sonnenbestrahlung ausgesetzt werden. Das nun mit Pflanzenkräften durchsetzte Wasser ist die Grundlage für die sogenannten Basismittel, die zu den eigentlichen Heilmitteln weiterverarbeitet werden.

54 Lessing: Die Erziehung des Menschengeschlechts, § 91: Geh deinen unmerklichen Schritt, ewige Vorsehung: Nur laß mich dieser Unmerklichkeit wegen an dir nicht verzweifeln. – Laß mich an dir nicht verzweifeln, wenn selbst deine Schritte mir scheinen sollten zurückzugehen; – Es ist nicht wahr, daß die kürzeste Linie immer die gerade ist.»

55 Goethes Spruch steht in der naturwissenschaftlichen Gedichtgruppe «Parabase» unter dem Titel «Epirrhema» und heißt ganz:
«Müsset im Naturbetrachten
Immer eins wie alles achten:
Nichts ist drinnen, nichts ist draußen:
Denn was innen, das ist außen.
So ergreifet ohne Säumnis.
Heilig öffentlich Geheimnis.»

56 S. z. B. Rudolf Steiner: Rhythmen im Kosmos und im Menschenwesen/Wie kommt man zum Schauen der geistigen Welt? (Gesamtausgabe Band 350), Vortrag vom 28. Juni 1923.

57 Götz von Berlichingen, I. Akt, Szene Jaxthausen.

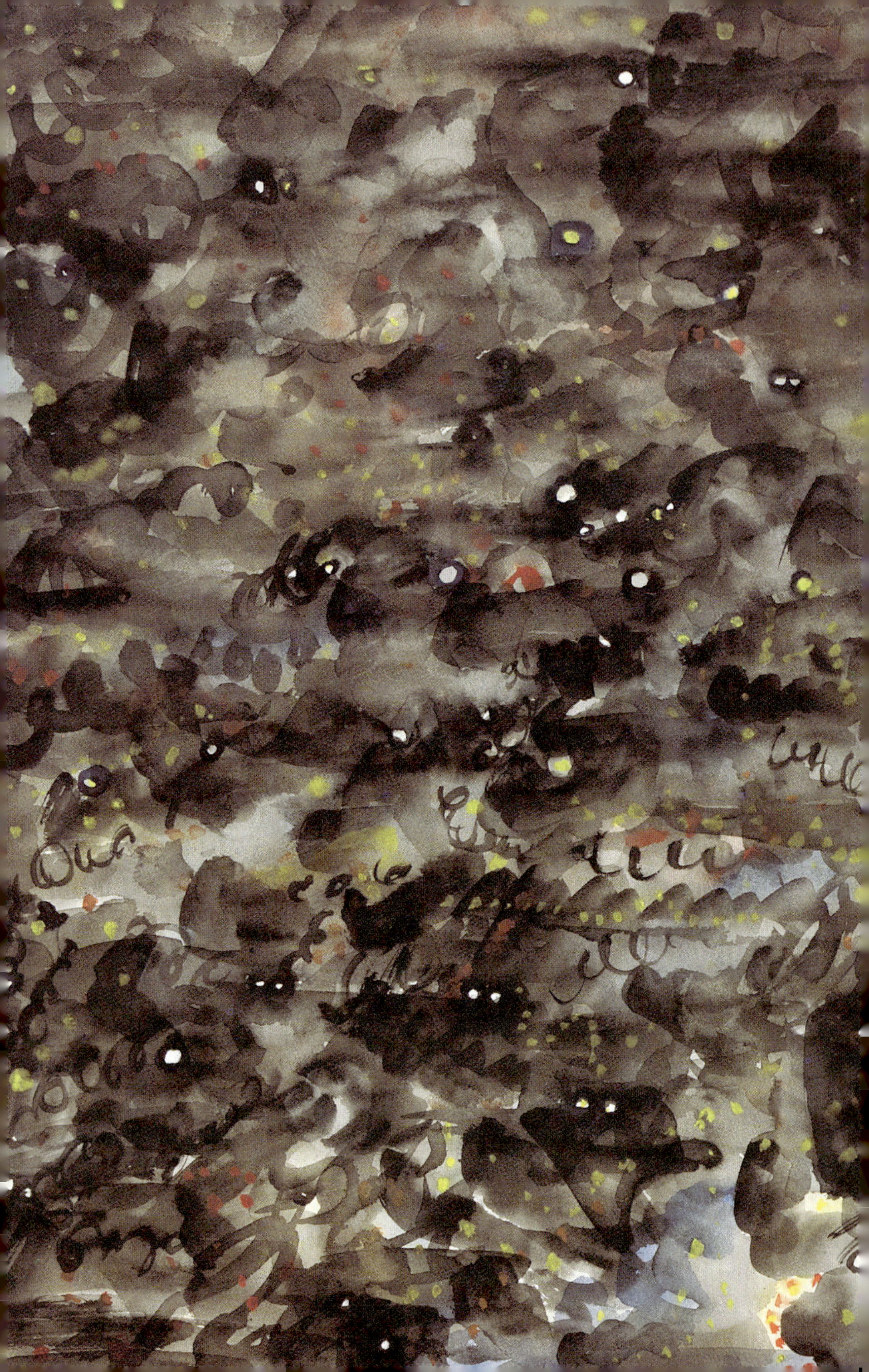